SOCIO-ANTHROPOLOGIE DES PRATIQUES DE SOINS ET DES CHANGEMENTS LOCAUX DANS LA REGION DE BAGRE (BURKINA FASO)

Maurice YAOGO

SOCIO-ANTHROPOLOGIE DES PRATIQUES DE SOINS ET DES CHANGEMENTS LOCAUX DANS LA REGION DE BAGRE (BURKINA FASO)

Préface du Professeur Kamba André-Marie SOUBEIGA

L'Harmattan
Burkina Faso

5-7, rue de l'École polytechnique, 75005 Paris

http://www.harmattan.fr
https://www.editions-harmattan.fr

ISBN : 978-2-343-24600-0
EAN : 9782343246000

« La notion s'impose que la maladie de l'Homme malade n'est pas la maladie anatomique du médecin... Sous les mêmes dehors anatomiques on est malade et on ne l'est pas. »

René LERICHE cité par Georges CANGUILHEM (1966, p. 54)

REMERCIEMENTS

Cet ouvrage est une adaptation d'une partie de notre thèse de doctorat soutenue en 2002 à l'Ecole des Hautes Etudes en Sciences Sociales (EHESS, Marseille), au Département de Sociologie, Histoire et Anthropologie des Dynamiques Culturelles (SHADYC).

Nos remerciements vont en premier lieu à tous ceux qui ont rendu possible l'aboutissement de la thèse et la publication de cet ouvrage. Je citerai d'abord les chercheurs de l'Institut de Recherche pour le Développement (IRD, Centre de Ouagadougou) qui ont facilité notre implication dans la recherche doctorale et l'appui logistique pour sa réalisation (Bernard TAVERNE, Gérard PARENT, Doris BONNET). Dans ce cadre, nous avons bénéficié, de 1995 à 1998, d'une allocation de recherche de l'IRD (ex-ORSTOM). Ensuite, nous exprimons notre gratitude tout particulièrement à M. Jean-Pierre OLIVIER DE SARDAN, Chercheur et Professeur émérite à la retraite (Institut de Recherche pour le Développement, Centre National de la Recherche Scientifique, SHADYC/EHESS à Marseille, Laboratoire d'études et de recherches sur les dynamiques sociales et le développement local - LASDEL à Niamey) pour son immense contribution en tant qu'encadreur à l'aboutissement de la thèse.

Dans le cadre du travail doctoral, nous avons bénéficié d'un appui tout particulier de la famille PIDOUX à Marseille que nous remercions chaleureusement, ainsi que la famille DANCHIN à Nancy.

Il nous est difficile de remercier suffisamment les "gens d'en bas", en particulier ceux qui ont été nos informateurs et nos interlocuteurs, *Bisa* comme *Moose*, sans lesquels nous n'aurions pas pu concrétiser notre expérience de terrain et son aboutissement. Nous citerons particulièrement le chef de Kuilpélé décédé et sa famille. Nous avons également une dette de reconnaissance envers les interlocuteurs devenus des amis par notre expérience d'enquête ethnographique : ZONGO Laalé Jean-Baptiste de Lilbouré et sa famille ; notre ami, guide et interprète, Feu SORGHO Lassané, fils du chef de Bagré et sa famille, Feu KERE Justin (précédemment directeur de l'école de Bagré) et sa famille ; le chef de Goyinga décédé et sa famille pour leur hospitalité et leur amitié ; le thérapeute ZOURE de Dirzé (décédé) qui a accepté de partager son savoir avec nous ; MASSIMBO Amos et COMPAORE Aline qui nous ont aidé pour l'écriture et les traductions du *bisa* ; OUIBGA Patrice (précédemment infirmier major du CSPS de Dassanga), son adjoint et tout le personnel.

Enfin, nous associons aux remerciements nos parents et notre famille proche, particulièrement notre oncle, Feu l'Abbé Georges YAOGHO et tous ceux qui ont manifesté de l'intérêt pour notre travail et nous ont soutenu d'une manière ou d'une autre. Nous n'oublierons pas les amis fidèles qui n'ont ménagé aucun effort pour nous encourager et nous soutenir.

Nous dédions à tous ce travail auquel les uns et les autres ont contribué, directement ou indirectement. *Wênd na rol yâ* (que Dieu vous récompense), ***ab imo pectore*** (de tout cœur).

CONVENTION D'ECRITURE

Pour résoudre certaines difficultés de transcription, il est proposé, lorsqu'une graphie exacte n'est pas possible, une transcription aussi proche que possible des conventions d'écriture admises pour le *moore* et le *bisa*. Ainsi, les termes *Bisa* ou *bisa* (nom et adjectif) sont utilisés pour désigner respectivement les habitants de cette aire linguistique (les *Bisa*) et la langue ou un qualificatif ordinaire au singulier et au pluriel (par exemple, le *bisa* ou la langue *bisa*, des enfants *bisa*). Il en est de même des termes *Moose* (singulier *Moaga*), employés pour désigner les habitants de cette aire linguistique et *moore* pour la langue. En revanche, *moaga* est utilisé comme qualificatif ordinaire au singulier uniquement (par exemple, le pays *moaga*). Pour un qualificatif pluriel, c'est le terme *Moose* qui sera employé (par exemple, les habitudes des *Moose*).

Au sujet des citations, la graphie d'origine est conservée autant que possible en écrivant avec les possibilités offertes par les signes et les symboles disponibles sur le clavier ordinaire d'ordinateur.

Les guillemets typographiques et l'écriture en italique sont utilisés pour les citations à partir de nos matériaux d'enquête. Dans ce cas, les termes vernaculaires ainsi que les termes français employés sont écrits en caractère normal pour permettre leur identification. Pour les citations à partir de documents, nous associons les deux types de guillemets : les guillemets typographiques (« ») servent pour les ouvertures et les clôtures des citations ; quant aux guillemets ordinaires (" "), ils sont employés pour des citations de second niveau à l'intérieur d'une citation donnée. Nous utilisons également les guillemets ordinaires pour des qualifications personnelles ou pour de courts extraits de citations référencées. En plus de cela, ces citations à partir de sources documentaires sont écrites en caractères plus petits pour permettre de les localiser facilement.

Dans les références bibliographiques, les prénoms des auteurs sont écrits intégralement sauf lorsqu'ils ne sont pas connus ; dans ce cas c'est une abréviation (lettre initiale accompagnée d'un point) qui est mentionnée entre parenthèses après le nom. Les abréviations dans l'écriture des références des documents sont précisées dans la notice consacrée aux sigles et abréviations en début de texte et dans la notice des signes conventionnels de la bibliographie.

Les titres des ouvrages référencés en bibliographie sont écrits en italique ; lorsqu'il s'agit d'articles tirés de revues, les titres sont écrits en italiques et les noms de revues en caractères ordinaires avec des guillemets ordinaires. Les renvois aux références dans le texte se font à partir des signes conventionnels cf. (= confer : se reporter à). Lorsqu'il y a plus de trois auteurs, le signe *al.* (*alii* → collaborateurs) est utilisé pour désigner les collaborateurs non nommés. Les noms d'auteurs seront écrits en majuscules.

Il est fourni toutes les indications nécessaires pour la compréhension des légendes et des tableaux.

SIGLES ET ACRONYMES

A

ADDB : Association "Découvertes du Burkina"
ADP : Assemblée des Députés du Peuple (actuellement Assemblée Nationale)
AIS : Agent Itinérant de Santé
AMA : Assistance Médicale Africaine
AMADES : Anthropologie Médicale Appliquée au Développement et à la Santé
AMI : Assistance Médicale Indigène
AMVS : Autorité de Mise en Valeur de la vallée du Sourou
AOF : Afrique Occidentale Française
APAD : Association Euro-africaine pour la Promotion de l'Anthropologie du Développement
ASV : Agent de Santé Villageois
AVV : Aménagement des Vallées des Volta

B

BCG : (bacille de) Bilié de Calmette et Guérin (vaccin antituberculeux)
BDPA : Bureau pour le Développement de la Production Agricole
BEPC : Brevet d'Etudes du Premier Cycle

C

CAMEG : Centrale d'Achat de Médicaments Essentiels Génériques
CAMES : Conseil africain et malgache pour l'enseignement supérieur
CAP : Connaissances, Attitudes et Pratiques)
CEE : Communauté Economique Européenne
CEPE : Certificat d'Etudes Primaires Elémentaires
CEPED : Centre Population et le développement
CERLESHS : Centre de Recherche en Lettres, Sciences Humaines et Sociales
CFA : Communauté Financière d'Afrique
CFDT : Compagnie Française pour le Développement des Textiles

CHN : Centre hospitalier national
CHR : Centre hospitalier régional
CID : Centre d'Information sur le Développement
CM : Centre médical
CMA : Centre médical avec antenne chirurgicale
CMRPN : Comité Militaire de Redressement pour le Progrès National
CNLP : Centre National de Lutte contre le Paludisme
CNLS : Conseil National de Lutte contre le Sida et les IST
CNR : Conseil National de la Révolution
CNRS : Centre National de la Recherche Scientifique (France)
CNRST : Centre National de la Recherche Scientifique et Technologique (Burkina)
COGES : Comité de gestion (centre de santé) CRDP : Centre Régional de la Documentation Pédagogique (France)
CRPA : Centre Régional de Promotion Agro-pastorale
CSCOM : Centre de Santé Communautaire
CSD : Comité de Santé de District
CSPS : Centre de Santé et de Promotion Sociale
CVRS : Centre Voltaïque de la Recherche Scientifique

D

DCI : Dénomination Commune Internationale
D(CSLP) : (Document) Cadre Stratégique de Lutte contre la Pauvreté
DDSP : Direction Départementale de la Santé Publique
DEP : Direction des Etudes et de la Planification
DESS : Diplôme d'Etudes Supérieures Spécialisées
DGRST : Direction Générale de la Recherche Scientifique et Technologique
DMP : Direction de la Médecine Préventive
DPS : Direction Provinciale de la Santé
DRS : Direction Régionale de la Santé
DSF : Direction de la Santé de la Famille

E

EAST : Eau, Agriculture et Santé en milieu Tropical
ECD : Equipe Cadre de District
EHESS : Ecole des Hautes Etudes en Sciences Sociales
ENIIE : Ecole Nationale des Infirmiers et Infirmières d'Etat
ENP : Entités nosologiques populaires

ENPI : Entités nosologiques populaires internes
ENPP : Entités nosologiques populaires polysymptomales
ENSP : Ecole Nationale de Santé Publique
ESSSA : Ecole Supérieure des Sciences de la Santé

F

FAO : Organisation des Nations-Unies pour l'Alimentation et l'Agriculture
FLASHS : Faculté des Langues, des Lettres, des Arts, des Sciences Humaines et Sociales (précédemment INSHUS)
FSS : Faculté des Sciences de la Santé

G

GRC : Groupe de Recherches sur les Communications (Université de Nancy II)
HN : Hôpital national

I

IB : Infirmier Breveté
ICP : Infirmiers Chefs de Poste
IDE : Infirmier d'Etat
IFAN : Institut Fondamental d'Afrique Noire (initialement Institut Français d'Afrique Noire)
IGESS : Inspection Générale des Etablissements et des Services de Santé
INSHUS : Institut des Sciences Humaines et Sociales (Université de Ouagadougou)
NSD : Institut National de la Statistique et de la Démographie
INSULLA : Institut Supérieur des Lettres, des Langues et des Arts (Université de Ouagadougou)
IRBET : Institut de recherche en biologie et écologie tropicale
RD (ex ORSTOM) : Institut de recherche pour le développement RSS : Institut de recherche en sciences de la santé

M

MARPP : Méthode accélérée de recherche et planification participative
MEDIFA : Laboratoire des Médicaments du Faso
MEG : Médicaments Essentiels Génériques
MOB : Maîtrise d'ouvrage de Bagré
MST : maladie sexuellement transmissible

O

OCCGE : Organisation de Coordination et de Coopération pour la lutte contre les Grandes Endémies
OCP (Onchocerciasis Control Programme) : Programme de Lutte contre l'Onchocercose OMS : Organisation Mondiale de la Santé
ONAP : Office National d'Approvisionnement Pharmaceutique
ONG : Organisation Non Gouvernementale
ORD : Organismes Régionaux de Développement
ORSTOM : Office de la Recherche Scientifique et Technique Outre-Mer
OST : Office de Santé des Travailleurs

P

PAM : Programme alimentaire mondial
PNDS : Plan national de développement sanitaire
PDSS : Projet de développement des services de santé
PEV : Programme Elargi de Vaccination
PMI : Protection Maternelle et Infantile
PNUD : Programme des Nations-Unies pour le Développement
PPLS : Projet Population et Lutte contre le Sida
PROMACO : Projet de Marketing social des Condoms
PSN : Programmation sanitaire nationale et Politique sanitaire nationale
PSP : Poste de Santé Primaire

R

RAGE : Raids Africain des Grandes Ecoles françaises
RAP : Rapid Anthropological Procedures
RAP : Rapid Assessment Procedures
REA : Rapid Ethnographic Assessment

REN-LAC : Réseau National de Lutte Anti-Corruption
RNES : Recherche Nationale Essentielle en Santé
RRA : Rapid Rural Appraisal

S

SATEC : Société d'assistance technique
SEDES : Société d'études pour le développement économique et social
SGAMS : Service général autonome de la maladie du sommeil
SGHMP : Service général d'hygiène mobile et de prophylaxie
SHADYC : Sociologie, histoire et anthropologie des dynamiques culturelles (EHESS / Marseille)
Sida : syndrome immuno-déficience acquise
SIRENA : Salon international sur les remèdes naturels
SOGREAH : Société grenobloise d'études et d'applications hydrauliques
SMI : santé maternelle et infantile
SSP : soins de santé primaires

T

TDCI : troubles dus à la carence en iode

U

UERD : Unité d’enseignement et de recherche en démographie
UFR : Unité de formation et de recherche
UNICEF : Fonds des nations-unies pour l’enfance

V

VIH : Virus de l’Immunodéficience Humaine

AVANT-PROPOS

La publication de cet ouvrage après la soutenance, en décembre 2002, de notre thèse de doctorat nouveau régime en Anthropologie sociale et ethnologie, semble arriver tardivement. En effet, la pratique courante veut une valorisation immédiate des résultats du travail doctoral sous diverses formes accessibles et appropriés. Cela n'a pas été possible dans notre cas pour au moins deux raisons majeures que je voudrais évoquer brièvement dans cet avant-propos. La première, purement technique et assez anecdotique, est liée aux conditions dans lesquelles le document de la thèse a été produit. En effet, les péripéties des changements technologiques ont été tels que nous ne disposions pas d'une version numérique complète pouvant être exploitée intégralement en passant de l'environnement Mackintosh à celui du PC à la fin de notre rédaction de thèse. Cet aléa informatique nous a empêché également de bénéficier d'autres commodités dont une base de données bibliographiques commentées des principales références de notre parcours doctoral.

La deuxième raison est plus liée aux opportunités dans notre parcours professionnel, à la suite de notre travail doctoral. En effet, nous avons été engagés dans plusieurs expériences de recherche qui prolongeaient notre travail de thèse. Il s'agissait essentiellement d'activités de recherche collaborative interdisciplinaire sur différentes thématiques convergentes. Ainsi, nous avons travaillé initialement, de 2003 à 2004, dans une perspective comparative, sur les questions liées au processus de décentralisation et aux actions de développement local. Par la suite, nous avons participé à plusieurs travaux de recherche appliquée, spécifiquement sur la santé maternelle et ultérieurement sur la santé reproductive des adolescents et des jeunes. D'autres travaux similaires ont été menés depuis cette période postdoctorale, conjointement à notre implication permanente dans les enseignements universitaires depuis 1999 à l'Université Joseph KI-ZERBO et, à partir de 2007, à l'Université Catholique de l'Afrique de l'Ouest-Unité universitaire à Bobo-Dioulasso (UCAO-UUB).

Le rappel de ces faits qui ont une résonnance particulière aujourd'hui vise à montrer ce qui motive la publication de cet ouvrage sur un travail de recherche qui, de notre point de vue, est toujours d'actualité. En effet, les sujets abordés dans notre recherche doctorale concernant l'analyse socio-anthropologique des conceptions et des pratiques de santé relèvent de thèmes classiques abordés dans la littérature, en focalisant l'attention sur les éléments de contexte locaux. En outre, ces centres d'intérêt reviennent sous un angle nouveau dans l'actualité internationale avec la crise récente liée à la pandémie à coronavirus. A ce sujet, le contenu de l'ouvrage reflète des préoccupations majeures de santé publique concernant la question cruciale des recours aux soins de santé, sous l'angle de l'offre de soins des structures sanitaires, des pratiques courantes des usagers mais aussi ce qui motive et oriente les itinéraires thérapeutiques des malades. En effet, les flambées épidémiques font partie de l'histoire des peuples africains (un chapitre est consacré à ce sujet dans la deuxième partie de la thèse), comme celles analysées par BADO (1996) au temps colonial. L'apparition subite au début de l'année 2020 de la pandémie mondiale de l'infection à coronavirus nous amène au constant de l'avènement d'un fait significatif de santé du troisième millénaire. L'intérêt est qu'elle donne l'occasion de faire le lien avec certains sujets abordés dans cet ouvrage concernant les pratiques de soins et les changements locaux, en référence aux transformations endogènes et celles liées au processus de développement en cours dans les sociétés nationales.

La situation vécue à l'échelle planétaire illustre sans ambages la globalisation des politiques et des pratiques de santé, avec au passage un nouveau mode de gestion de cette crise sanitaire. L'adaptation sans précédent imposée par cette situation d'urgence sanitaire est sensationnelle. Cela fait penser à ce qui est connu de la démarche classique du malade à la recherche de soins, celui-ci mettant tout en branle pour trouver une solution rapide à son problème. C'est la trame majeure de cet ouvrage qui montre diverses pièces du puzzle dont il faut tenir compte pour répondre efficacement à la demande de soins qui s'exprime diversement, en replaçant l'analyse sous l'angle épistémologique. La question des changements locaux est associée à cette réflexion pour deux raisons principales : premièrement, le travail de terrain a été réalisé dans le contexte des aménagements hydrauliques de la plaine de Bagré, projeté en son temps comme une priorité sectorielle de développement ; deuxièmement, les sociétés locales et nationales connaissent diverses transformations dans les modes de pensée et d'agir dont on retrouve des empreintes dans les démarches de recherche et de recours aux soins.

Nous espérons à travers cet ouvrage remettre au goût du jour la réflexion sur la problématique complexe des soins de santé, en mettant d'abord l'accent sur les motivations des pratiques individuelles. Nous questionnons aussi les actions passées qui éclairent sur les priorités des politiques publiques de santé et de développement face aux changements et aux défis actuels. Chacun pourra y puiser des repères sur l'analyse croisée de faits de santé et de changements locaux en contexte d'actions volontaristes continuelles de développement.

PREFACE

L'ouvrage que nous propose Maurice YAOGO, issu des travaux de sa thèse en anthropologie, vient à point nommé pour proposer une approche renouvelée et féconde d'une des thématiques classiques de l'anthropologie de la santé : les pratiques et les itinéraires de soins, en prenant comme terrain, la région de Bagré au Burkina Faso. Mais la perspective de cette œuvre va plus loin et s'attache à éclairer d'un jour nouveau les pratiques de soins, articulées à la dynamique des changements locaux, à la suite du travail antérieur d'Armelle FAURE (1990) sur le foncier dans cette région et de l'œuvre de Sylvie FAINZANG (1986) ancrée sur les représentations sociales et les pratiques culturelles face à la maladie. Armelle FAURE avait proposé également, en 1996, une lecture monographique de différentes facettes du monde physique et culturel du groupe social emblématique de cette zone que constituent les *Bissa*, dans le contexte des transformations liées aux aménagements hydro-agricoles de grande envergure. Dans cette configuration spatio-temporelle, Maurice YAOGO va bien au-delà d'une simple anthropologie de la santé pour questionner les changements qui s'opèrent progressivement dans le contexte spécifique de cette région du Burkina Faso, confrontée du reste comme toutes les autres, aux opportunités et aux aspérités de la « mondialisation ». A ce titre, l'expansion récente de la pandémie de la Covid-19 vient illustrer éloquemment les défis nouveaux auxquels populations, systèmes de santé et pouvoirs publics doivent faire face.

Avec l'irruption de ce nouveau « fléau sanitaire », de nouvelles représentations de la maladie émergent, entrainant dans leur sillage une reconfiguration des interactions sociales et de nouveaux comportements sociaux sous la houlette des autorités sanitaires internationales et nationales (mesures de confinement, distanciation physique, port du cache-nez, résultant d'un ensemble de mesures recommandées, désignées par l'expression « gestes barrières »). L'adhésion ou non des populations à ces injonctions de santé publique censées faire barrage à la progression de la pandémie, peut être décryptée à partir des facteurs sociaux et culturels qui structurent très largement les schémas de pensée des populations. Celles-ci ont leurs propres modes d'appréhension des phénomènes de santé qui ne peuvent être occultés, même en situation d'urgence sanitaire.

La maladie est un fait hautement culturel et la vocation de l'anthropologie est précisément de saisir cette dimension pour la rendre intelligible. La démarche de l'anthropologie dite « médicale » repose en effet sur l'idée que la maladie émerge dans des contextes sociaux particuliers, ayant leurs propres systèmes de croyances et de représentations, et est prise en charge suivant des modalités propres à chaque culture. La société tout entière se donne à voir dans ses manières de faire face au mal, de lui donner sens et de le gérer pour mieux le résorber. Comment peut-on alors élaborer des programmes de santé efficaces si l'on ignore les savoirs médicaux locaux, émanant de la culture des populations ? L'auteur s'est attaché à patiemment observer, comprendre, décrire et analyser minutieusement la réalité propre à ce milieu dont la compréhension en profondeur est indispensable pour saisir les dynamiques à l'œuvre dans les arènes locales. Fidèle à la tradition anthropologique, il a collecté et analysé des données empiriques, en privilégiant l'immersion prolongée et le contact de proximité maintes fois répété avec le milieu d'enquête et la population observée.

Dans cet essai, Maurice Yaogo, à l'image de ses devanciers (Jean-Pierre OLIVIER DE SARDAN, Yannick JAFFRE) nous invite au dépassement d'une anthropologie « traditionaliste » (l'anthropologie classique des pères fondateurs) pour imprimer à cette discipline une posture privilégiant l'ouverture et la synergie avec la santé publique. La description et la compréhension de ces pratiques (sociales et sanitaires) ne sont pas simplement destinées à la seule connaissance des sociétés ; elles peuvent et doivent servir également à la promotion de la santé et du bien-être. Sylvie FAINZANG (2004) ne dit pas autre chose lorsqu'elle clame fort que le rôle de l'anthropologie est non seulement de permettre une meilleure compréhension des problèmes sanitaires des populations, mais aussi, par une connaissance des faits de culture, contribuer à éclairer la pratique médicale. Dans ces conditions, force est de reconnaître que l'anthropologie et la santé publique concourent au même but, celui d'améliorer la santé et le bien-être des populations.

Les recours aux soins des populations obéissent à des logiques multiples mettant en scène une pluralité d'acteurs. Du reste, l'ouvrage s'intéresse à juste raison aux interactions sanitaires multiformes entre populations en quête de soins et agents de santé, en analysant les stratégies et les logiques de ces acteurs ainsi que leurs aspects sous-jacents (difficultés de communications, comportements en situation de consultation, etc.) Toutes ces dynamiques qui se jouent dans le champ de la santé sont scrutées par le regard anthropologique que pose Maurice YAOGO sur ces réalités contemporaines d'une Afrique, théâtre de profondes mutations qui témoignent à la fois des capacités d'adaptation des usagers des services de santé, de leurs certitudes et incertitudes mais aussi de leur résilience.

A travers ce livre, Maurice YAOGO épouse parfaitement l'esprit qui prévaut et caractérise de nos jours l'anthropologie de la santé, à travers sa relation privilégiée avec la santé publique. Ce qui donne tout son sens à cette assertion de Bernard HOURS (1999) : « L'avenir de l'anthropologie médicale consiste probablement à trouver le "bon usage" de l'anthropologie dans la santé publique… ».

Professeur Kamba André-Marie SOUBEIGA
Enseignant-chercheur
Université Joseph KI-ZERBO/Ouagadougou
Président de l'Université de Ouahigouya
Burkina Faso

INTRODUCTION

Contextes, objets, méthodes

Le travail doctoral rapporté ici est le résultat d'un cheminement dont la genèse peut aider à comprendre le contenu. Dans cette perspective, il est question au préalable des expériences qui ont servi de toile de fond à l'approche des faits de santé et des faits de développement que nous proposons. C'est l'histoire d'une implication en cinq ans (1993-1997) dans deux types d'activités : d'une part, celles relevant de deux projets de développement, avec un statut et un rôle différents dans les deux types d'interventions ; d'autre part, celles relevant de travaux de recherche dont les résultats sont décrits et analysés dans cet ouvrage.

1°)- Contextes

Les deux premières expériences que nous relatons ci-après illustrent ce qui est devenu actuellement un phénomène courant, à savoir la mise en place de nombreux "projets", que ce soit par l'intermédiaire d'organismes privés de coopération au développement (premier cas) ou dans la continuité des actions entreprises par l'Etat (deuxième cas), en réponse à des besoins locaux considérés comme prioritaires pour le pays (la santé et l'agriculture dans les cas évoqués, ainsi que l'éducation). Elles témoignent également d'une autre réalité qui est la forte demande actuelle d'expertise en sciences sociales émanant d'institutions de développement. Au-delà d'un certain effet de mode (passager par nature), se pose la question de l'apport de ces domaines du savoir dans les actions réalisées. Servent-ils simplement à légitimer les interventions des opérateurs de développement ou peuvent-ils également servir de repères pour une lecture épistémologique de ces faits actuels révélateurs du changement social en cours ? La réflexion partira des contextes d'implication évoqués ci-dessus dans le domaine de la santé.

Initialement, nous avons participé pendant deux ans (1993-1995) à la mise en œuvre d'un projet sanitaire par une organisation non gouvernementale[1]. L'expérience consistait à tester une méthode d'iodation de l'eau de boisson, à la fois du point de vue de sa faisabilité technique et de son acceptation par les habitants des localités concernées. Pour ce faire, une intervention gratuite (installation et renouvellement de diffuseurs d'iode à la charge des promoteurs) a été réalisée pendant deux ans, période à l'issue de laquelle les habitants avaient le choix de poursuivre ou non cette initiative. Les autres activités qui ont été réalisées conjointement (étude médicale, enquête anthropologique et tournées d'information et d'explication) étaient destinées à tester à différents niveaux (médical, technique, social et micro-économique) les possibilités réelles de poursuite du projet.

Le travail de recherche que nous avions réalisé dans ce contexte était une expérience nouvelle pour nous, à la fois du point de vue de l'activité d'enquête elle-même et du contact avec différents interlocuteurs (les initiateurs et promoteurs locaux du projet, comme la population concernée). Il nous a permis d'avoir connaissance d'une intervention sanitaire et d'un fait de santé : le goitre, son interprétation locale et les méthodes thérapeutiques utilisées pour y faire face. Nous avons pu voir aussi la mise en place de ce qu'on appelle communément un "projet", les stratégies des initiateurs, les réactions de la population concernée et les résultats obtenus à la fin de l'expérience. Dans l'ensemble, ces matériaux concernent à la fois des thèmes classiques sur les conceptions, les représentations de la maladie ainsi que les pratiques thérapeutiques usuelles et des thématiques plus "appliquées" comme les réactions face au projet, la gestion des points d'eau ou les modalités pratiques de prise en charge locale en prévision de la poursuite du projet.

La question qui se posait était d'aborder l'ensemble de ces thèmes, les uns focaux, les autres plus périphériques. C'était tout simplement une expérience de mise en commun de préoccupations à la fois d'ordre heuristique et pragmatique pour répondre à une demande émanant d'une institution de développement. Elle illustre le fait que le domaine d'approche des sciences sociales en matière de "développement" ne se réduit pas à des "études d'impact" ou des études de "faisabilité" ou d'"acceptabilité", comme cela apparaît dans les thèmes fréquemment abordés à la demande des institutions de

---

[1] EAST (Eau, Agriculture et Santé en milieu Tropical) est un organisme dont le siège était à Paris et qui avait une représentation à Ouagadougou dirigée au moment du projet par des coopérants français qui ont été remplacés par la suite par des acteurs burkinabè.

développement. Considérées désormais comme un domaine d'étude à part entière, il n'est plus de bon ton de reléguer les thématiques propres au monde du développement au seul domaine d'une "anthropologie appliquée" conçue comme le parent pauvre d'une "anthropologie fondamentale". Ce débat épistémologique qui ne date pas d'aujourd'hui[2] ne se pose plus ou ne devrait plus se poser en des termes similaires. Ainsi, une expression récente de cette préoccupation apparaît dans les activités associatives centrées sur le thème du développement et du changement social[3] ou directement sur le thème de l'"application"[4]. Au-delà du clivage traditionnel entre le fondamental et l'appliqué qui relève du débat d'idées, les contributions en sciences sociales doivent pouvoir répondre à la fois à des préoccupations propres au monde du développement et à la nécessité de contribuer à une meilleure connaissance des phénomènes sociaux quel que soit le contexte de leur émergence.

La deuxième expérience illustre une implication différente dans le contexte de réalisation d'un autre projet de développement. Il s'agissait d'apporter une contribution à une étude pluridisciplinaire sur la santé[5] commanditée par les responsables du grand projet hydraulique dans la zone de Bagré. Dans la logique d'installation de ce grand ouvrage, il était prévu des études préalables appelées communément des "études d'accompagnement" parmi lesquelles il était demandé au Ministère de la Santé (Direction de la Médecine Préventive) de superviser une étude concernant la "prévention du risque sanitaire" lié aux aménagements.

Nous avons contribué à cette démarche en tant que doctorant engagé dans un travail de terrain sur le thème des pratiques de soins dans la zone du projet. A ce titre, nous avons été associé à l'élaboration d'un des volets de l'étude intitulé "recours aux soins"[6]. En

---

[2] Cf. notamment BASTIDE 1976, OLIVIER DE SARDAN 1985 et 1995, LENCLUD in BARE 1996.

[3] Cf. APAD (Association pour l'anthropologie du changement social et du développement).

[4] Cf. AMADES (Anthropologie médicale appliquée au développement et à la santé).

[5] Elle a été réalisée entre 1995 et 1997.

[6] Le rapport intitulé « Les pratiques de soins dans la zone de Bagré », fait partie du rapport global titré : « Etude de l'impact du barrage de Bagré sur l'état de santé des populations (Ministère de la Santé-MOB, Ouagadougou, 1998, pp. 247-261). Ce rapport rend compte de nos résultats d'enquête, conjointement aux contributions des autres compétences relevant de différentes disciplines et institutions qui avaient participé à l'étude : Ministère de la Santé (DSF, DMP, DEP), Centre IRD (ex

réponse à l'objectif global qui était d'"aider à la prise de décision" dans le domaine sanitaire, plusieurs disciplines avaient participé à ce travail conçu initialement pour intégrer différentes approches dans le champ de la santé. Dans la pratique, un certain nombre de compétences relevant de plusieurs disciplines et de plusieurs institutions étaient réunies pour cette intervention dont les résultats ont été en fait une compilation des différentes contributions mais non pas les résultats d'une approche commune conçue initialement comme "globale et pluridisciplinaire" par les initiateurs. De plus, le travail n'a pas été réalisé jusqu'au bout selon le calendrier prévu, à cause de difficultés de financement des activités, aléas qui font partie du cheminement de ce projet dans le champ de la coopération au développement[7].

Comme la première, cette deuxième expérience nous a également servi de repère pour notre travail en deux aspects : premièrement, les projets de développement qui sont partout présents sont des actions bien connues que nous intégrons dans notre approche des faits locaux de santé et de développement ; deuxièmement, l'implication dans des activités réalisées en collaboration avec d'autres disciplines et d'autres compétences épouse une configuration actuelle de la dimension "appliquée" de l'approche anthropologique.

La troisième étape importante dans la réalisation de ce travail a été notre admission dans l'équipe du programme de recherche régionale sur la santé (IRD-CNRS-EHESS), commencé en 1993 et inscrit dans le cadre d'un réseau plus large d'anthropologie de la santé[8]. Cette opportunité nous a apporté un éclairage complémentaire sur l'intérêt d'une approche qui met l'accent sur le recueil de données

---

ORSTOM) de Ouagadougou, CNRST Ouagadougou, Université de Ouagadougou (FLASHS, FSS), Centre MURAZ Bobo-Dioulasso, CNLP Ouagadougou.

[7] Les institutions locales avaient renégocié certaines clauses de partenariat avec les organismes d'aide pour bénéficier de la poursuite de leur appui financier initialement accordé pour la première phase d'implantation du barrage hydroélectrique, alors que la deuxième phase d'aménagements agricoles est l'objectif principal, selon les promoteurs du projet.

[8] Ce programme de recherche démarré en 1993 était intitulé initialement "concepts et conceptions populaires en matière de santé et de maladie en Afrique de l'Ouest", sous la direction scientifique de Doris BONNET, Yannick JAFFRÉ et Jean-Pierre OLIVIER DE SARDAN. Par la suite, il sera intitulé "interactions entre les systèmes de santé publique et les conceptions et pratiques populaires relatifs à la maladie (Afrique de l'Ouest)". Un réseau africain d'anthropologie de la santé a été constitué (cf. premier bulletin paru en avril 2000).

empiriques, mises en contexte, à partir des principales langues de la sous-région ouest-africaine, dans la perspective d'un comparatisme de proximité. Nous avons assisté à plusieurs rencontres périodiques au cours desquelles des discussions informelles étaient privilégiées et ont permis de rendre compte d'un fond commun de savoirs, de représentations et de pratiques locales à partir des informations issues des différentes zones linguistiques[9]. On retrouvera à différents niveaux quelques aspects relatifs aux différents thèmes explorés : entités nosologiques populaires[10], contagion, contamination et transmission des maladies, symptomatologie populaire, gestion de la fécondité et de la sexualité, et interactions sanitaires (description de quelques logiques des acteurs et ainsi que les enjeux liés aux pratiques de soins).

Initialement, le thème des pratiques de soins a servi de point de départ à l'investigation que nous avons réalisée. Mais il est apparu dès le départ que les acteurs locaux, dont les conduites thérapeutiques constituaient l'objet de notre travail, évoluaient dans un contexte de transformations liées à la réalisation d'un projet de développement qui fait partie du processus de changement que connaissent toutes les sociétés locales. Nous nous demandions initialement si cette situation avait ou non un impact direct sur les recours aux soins. C'est pourquoi cette dimension du changement local avait une place importante dans notre approche du phénomène. Le thème principal concernait donc les pratiques de soins qui ont suscité une réflexion conjointe sur la question du développement tel qu'il apparaissait dans le contexte d'un "projet" local et était susceptible d'influencer des conduites individuelles ou sociales dans le domaine sanitaire. Ce noyau thématique s'est enrichi au fur et à mesure des différentes étapes de notre travail de terrain, en plus des expériences qui ont accompagné le cheminement dont nous avons donné un aperçu.

2°)- Objets

Il est question ici des principaux thèmes abordés à différents niveaux dans cet ouvrage.

[9] Cf. JAFFRE et OLIVIER DE SARDAN 1999 (dir.).

[10] Voir à ce sujet l'étude de cas au chapitre 2 de la deuxième partie.

2.1. Une anthropologie des faits de santé

Sous des appellations variées (anthropologie de la santé, anthropologie médicale, anthropologie de la maladie), les faits de santé et de maladie ont été constitués en objets d'investigation dans la tradition anthropologique. Au-delà des sensibilités différentes liées à des courants de pensée, se dégage l'intérêt d'une approche à la fois théorique et pratique ("appliquée") pour répondre aux besoins d'intervention en santé publique. Face à la maladie et au malheur en général, chaque société dispose de moyens de prise en charge et, éventuellement, de prévention. Le trouble met en branle un ensemble de conduites et de pratiques dont l'aboutissement espéré est la guérison. L'individu souffrant s'oriente vers une recherche de la meilleure efficacité, décrite comme une "quête de soin" *(quest for therapy*), ou un "processus (comportement) de quête de santé" (*health-seeking process, health-seeking behaviour* cf. KROEGER (1983 : 147) ; FASSIN (1992 : 114).

L'étude anthropologique des pratiques de soins permet de rendre compte des logiques culturelles et sociales autour desquelles se construisent les systèmes de représentation de la maladie et les pratiques thérapeutiques. Une telle démarche revêt un double intérêt : d'une part, un intérêt théorique pour la compréhension de modèles culturels d'interprétation de la maladie[11], et d'autre part un intérêt pratique en tant que contribution pouvant servir à orienter certaines décisions d'ordre sanitaire. BENOIST (1996 : 5) disait à ce sujet :

> « La pensée en ce domaine doit procéder à partir de faits, approchés d'aussi près que le permettent les méthodes de la recherche, les affinités des chercheurs, et les mouvements du réel. Il s'agit donc ici de relever comment, dans des sociétés très diverses, se construisent des rapports à la maladie et aux soins, et de suivre la façon dont cohabitent souvent des pratiques différentes. ».

On comprend aisément que le "pluriel" dont il est question est « (...) porteur de sens multiples : pluriel des conduites, pluriel des thérapeutes, pluriel des étiologies, mais aussi pluriel des concepts. » (BENOIST 1996 : 5). Cet éclairage multidimensionnel servira de fil

---

[11] Les référents conceptuels indiqués ci-après situent le champ théorique et méthodologique.

conducteur au travail de description et d'analyse que nous proposons sur différentes caractéristiques des conceptions, des représentations et des pratiques thérapeutiques. Dans le même ordre d'idées, MEBTOUL (2001 : 112) avait réagi contre ce qu'il appelle "l'exclusion des logiques profanes de santé" dont il avait souligné l'importance primordiale lorsqu'on s'intéresse aux itinéraires thérapeutiques, en contexte algérien :

> « L'importance et la force du système interprétatif de l'usager face à la maladie, la santé et la médecine sont au centre des itinéraires thérapeutiques restitués par les différents membres de la famille, produisant leurs propres catégories pour agir sur la souffrance, tout en intégrant des éléments de médecine "moderne". Ces logiques profanes de santé ne se réduisent pas au mal organique et sont à l'origine d'un ensemble de significations qui font référence à la vie quotidienne. ».

Il avait également précisé à la suite le rapport entre "logiques profanes de santé", système interprétatif du malade et regard médical :

> « Le système interprétatif du patient met en scène autant ses contraintes sociales au quotidien que son expérience de la maladie et ses relations familiales ; ces facteurs sociaux expliquent la diversité et la complexité des logiques profanes de santé qui ne peuvent en aucune façon être appréhendées et décodées à partir du regard médical. La cohérence de ce système interprétatif du patient implique autant le sens particulier donné à la maladie que les différents traitements prescrits par le médecin. ».

2.2. Les pratiques de soins comme objet d'étude

L'investigation autour des soins de santé tant en milieu urbain que rural, a donné lieu à une littérature abondante. Il s'agit souvent d'une approche macrosociologique basée sur des facteurs ou des déterminants des pratiques, dans une perspective descriptive très large. Globalement, les contributions portent, d'une part, sur la description et l'analyse de l'événement maladie ; d'autre part, sur l'étude dite "descriptive", "explicative", "qualitative" ou "quantitative" des caractéristiques et des déterminants des pratiques de soins comme l'illustre surtout de nombreux travaux anglo-saxons[12] et des contributions francophones dans des perspectives différentes[13].

Une distinction courante est faite entre ce qui relève de trois types de caractéristiques relatives à la population, aux services de santé et à la maladie (FASSIN *et al.* 1984, KROEGER 1983, CANTRELLE et LOCOH 1990). Ces aspects sont décrits différemment dans les approches classiques : d'une part, comme des facteurs individuels et sociaux (caractéristiques de la population), matériels et structurels (caractéristiques des systèmes de santé) et cognitifs (représentations de la maladie) qui influencent les conduites thérapeutiques ; d'autre part, comme un réseau de variables explicatives en interaction, mais bien plus complexes dans les "sociétés de transition" des pays en développement (une référence est faite au processus de changement culturel à l'origine de nouvelles conceptions et de nouvelles conduites) que dans les pays industrialisés.

L'inconvénient de telles analyses est qu'elles se focalisent habituellement sur des contraintes d'ordre général liées à l'accessibilité aux soins beaucoup plus que sur une description fine, "contextualisée", des pratiques de soins et des conduites des acteurs impliqués, approche différente qui donne un autre éclairage du phénomène. En tenant compte de ces préoccupations, nous considérerons deux niveaux d'approche : d'une part, ce qui relève du vécu de la maladie dont on peut rendre compte par une description fine du langage des symptômes et de l'étiologie[14] ; d'autre part, ce qui relève des conditions de sa prise en charge décrites et analysées non pas seulement sous l'angle de facteurs et de déterminants, selon a lecture qu'en donnent de nombreux travaux sur les recours aux soins qui ont été cités, mais aussi en considérant les logiques et les stratégies thérapeutiques. Ces différentes dimensions constitueront les grands axes de notre analyse des faits de santé et de leurs enjeux locaux.

---

[12] Cf. KROEGER (1983) et d'autres auteurs cités dans cet ouvrage, YOUNG (1981).

[13] Cf. AUGE et HERZLICH 1984 (dir.), FASSIN *et al.* 1984, FASSIN 1986, COPPO et KEITA 1992 (dir.), BRUNET-JAILLY 1994 (dir.), BENOIST et DESCLAUX 1996 (dir.), JAFFRÉ et OLIVIER DE SARDAN 1999 (dir.).

[14] Cf. JAFFRÉ et OLIVIER DE SARDAN (1999) et d'autres contributions dans le cadre du programme de recherche régionale et du réseau d'anthropologie de la santé.

2.3. La maladie et ses causes

Phénomène transculturel par excellence, la maladie a une signification au sein de chaque société. FABREGA, KLEINMAN et d'autres ethnologues (cf. ZEMPLENI 1985 : 14) ont montré que « la notion occidentale de "maladie" recouvre au moins trois réalités distinctes... », qui sont respectivement *disease*, *illness* et *sickness*. L'expérience subjective du trouble (souffrance, douleurs, malaises...) ou *illness* (réalité psychologique) n'est que le signal d'un état d'altération biophysique médicalement attesté ou *disease* (réalité biomédicale), auquel le diagnostic du médecin conférera une légitimité sociale ou *sickness* (réalité socioculturelle de la maladie).

Les conceptions de la maladie ont fait l'objet de nombreuses théorisations, le plus souvent étroitement associées à l'interprétation causale et aux pratiques thérapeutiques. C'est ainsi qu'on distingue traditionnellement deux types de conceptions : d'une part une "conception intériorisante" qui privilégie l'étude des processus internes (biomédecine) et une conception extériorisante qui accorde souvent un sens social à la maladie (autres conceptions et pratiques médicales). Dun côté, on considère comme contingents tant l'origine individuelle de la maladie que la situation de ses agents éventuels dans l'environnement du malade, tandis que de l'autre « le rapport du malade à son milieu social, l'état même de ce milieu et la disposition des agents humains ou extra humains y sont essentiels » (ZEMPLENI 1985 : 22). De même, LAPLANTINE distingue les "médecines centrées sur la maladie" et les "médecines centrées sur l'homme malade". Pour la première catégorie d'interprétation, le primat de la représentation de la maladie est de nature physique (on part de l'idée qu'il existe un "être" de la maladie cf. la médecine hippocratique) tandis que la seconde est de type relationnel et « peut être pensée en termes physiologique, psychologique, cosmologique ou social » (LAPLANTINE 1985 : 55). Les deux modèles étiologiques évoqués sont eux-mêmes reliés à deux conceptions concurrentes de la maladie dont l'une considère la maladie comme un état qualitativement différent de la santé, et l'autre ne reconnaît qu'une différence de degré entre santé et maladie (cf. CANGUILHEM 1966, cité par ZEMPLENI 1985 : 24).

La recherche de la cause accompagne toute manifestation pathologique. Elle part du constat que « l'idée de "cause" est constitutive de la notion même de maladie... » (ZEMPLENI 1985 :

20). Celle-ci relève de plusieurs niveaux d'interprétation, qui dans la terminologie de ZEMPLENI (idem : 21) sont respectivement la "cause" (comment ?), l'"agent" (qui ou quoi ?) et l'origine (pourquoi ?). L'approche biomédicale se contente habituellement de la "cause instrumentale" (comment : traumatisme, morsure, piqûre, etc.) pour étayer son diagnostic, mais dans les sociétés dites "traditionnelles", la recherche étiologique (si recherche il y a) ne s'arrête pas toujours à cette étape. L'identification de la "cause efficiente" (qui ou quoi : vengeance d'un sorcier, mécontentement d'un génie, colère d'un ancêtre, etc.) et / ou de la "cause ultime" (pourquoi : faute sociale, violation d'un interdit, irrespect de règles religieuses, etc.) est souvent associée à l'explication causale.

Il y a tout un "dispositif" (cf. JAFFRÉ et OLIVIER DE SARDAN 1996a, JAFFRÉ 1999a) ou des "contextes de la maladie"[15] (la prévalence, la durée, l'existence d'un traitement efficace, les incidences sociales) autour desquels se réalise la conduite de quête thérapeutique (interactions entre différents acteurs qui interviennent dans le déroulement du processus de quête de soins). On peut donc appréhender le phénomène non pas simplement sous l'angle de déterminants, de facteurs ou de variables (dans une perspective "macro" qui privilégie l'analyse de données quantitatives) et d'"itinéraires thérapeutiques" (dans une perspective diachronique très large comme le montre l'étude de cas ci-après) mais aussi en tenant compte (dans la perspective micro d'une ethnographie fine) des registres d'énonciation des symptômes, d'interprétation de la causalité et de l'implication de tous ceux qui de proche en proche sont associés au déroulement de la quête de soins.

2.4. Quête de soins et itinéraires thérapeutiques

Expérience angoissante et potentiellement porteuse de stigmatisation, la maladie conduit l'individu malade à s'engager dans un processus de quête thérapeutique[16]. Ce cheminement, parfois de longue haleine (ce sont les différentes péripéties des itinéraires thérapeutiques), dont l'aboutissement espéré est la guérison, n'est pas toujours couronné de succès.

La finalité de cette quête thérapeutique a été souvent décrite à la fois comme la recherche d'un soulagement et la recherche d'une

---

[15] Cf. JAFFRE (1999b : 51).
[16] *Health seeking process*, selon la terminologie anglo-saxonne.

explication du mal. Cette quête de sens se comprend aisément dans le cas de certaines maladies à forte connotation symbolique comme les affections à étiologie magico-religieuse, d'où l'analyse qu'en fait FASSIN (1992 : 129) : « donner un sens à l'infortune, c'est en effet la maîtriser à la fois sur le plan cognitif - la mettre à sa place dans l'ordre des choses, dans la vision du monde - et sur le plan concret y remédier ou la prévenir. ». Dans ce cas, la connaissance de la cause du mal (son sens étiologique) détermine le choix du traitement. En revanche, d'autres maladies de sens commun sont perçues habituellement comme naturelles ou des "maladies de Dieu" et font partie d'un ensemble d'entités nosologiques populaires dont on a pu constater de fortes similarités dans les principaux groupes linguistiques de la sous-région ouest-africaine[17] . Pour ces maladies à "représentations fluides et prosaïques" (cf. OLIVIER DE SARDAN 1996), la motivation principale sera avant tout la quête d'un soulagement et de la guérison.

La recherche de la signification du mal n'est pas absente de la démarche du malade, mais l'inconvénient serait de la valoriser à l'excès, comme le précise BENOIST (1996 : 495) : « (…) il serait abusif de le nier, mais n'a-t-on pas tendance à placer au centre de la réflexion anthropologique sur les itinéraires et les demandes des malades ce qui est bien plus périphérique et secondaire qu'on le dit souvent... ». Dans cette perspective, BENOIST (1996 : 496) considère que la "quête de sens" se trouve « (...) peu dans les demandes des malades, mais bien plutôt dans les réponses que les thérapeutes et les rites, les institutions et les cultes leur ont faites, alors qu'ils leur demandaient avant tout un changement de leur état, une cure, une guérison. ».

BENOIST (1996 : 496) ramène la réflexion à la question de l'"émique" et de l'"étique" : « le "sens" est-il vraiment une demande si importante de la part du sujet malade, ou est-ce une idée d'ethnologue ? ». Il suggère alors qu'il s'agit précisément d'une démarche pragmatique de la part du malade :

> « Nous nous trouvons en face d'un pragmatisme, et non d'une recherche de sens, mais d'un pragmatisme élaboré en relation à un mode de perception et de classement de la maladie et de ses causes. Le "sens", au niveau existentiel, vient par surcroît. Et si on le fournit au malade en dehors de toute préoccupation opératoire, on n'agit sans doute pas selon ses attentes. On en

[17] Cf. JAFFRÉ et OLIVIER DE SARDAN 1999 (dir.).

vient alors à se demander s'il n'y a pas parfois un contresens dans la lecture du sens... Ne faudrait-il pas renverser quelques convictions que nous avons communément, lorsque nous voyons dans ce qui a trait au "sens du mal" le rapport entre une demande préalable, et une réponse qui, faite en termes cohérents avec les représentations du malade, comblerait cette demande ? » (BENOIST 1996 : 496).

Contrairement à cette lecture du phénomène, certaines contributions [18] avaient mis l'accent plus qu'il ne le fallait sur une "nécessité du sens" qui suggère une quête omniprésente et systématique du sens des maladies en tant qu'événements analogues à d'autres infortunes, alors qu'il s'agit d'une démarche circonscrite à certains contextes de maladie, en l'occurrence les affections à forte connotation symbolique ou à causalité magico-religieuse. Il nous semble donc qu'il faut considérer cette dimension à sa juste proportion, de même que l'idée d'un bouleversement de l'ordre social par l'avènement de maladies, comme l'interprétation qu'en avait donnée TINTA (1997 : 91) :

> « Dans les représentations locales, la maladie apparaît comme un élément parmi d'autres de l'ensemble des infortunes sociales, au sein desquelles elle ne se distingue pas toujours clairement. La question du maintien ou du rétablissement de cet état de paix et de tranquillité, lorsqu'il a été compromis, n'est donc pas a priori une question qui s'adresse au seul secteur de la santé : ici se trouve le premier hiatus entre une conception biomédicale de la santé (essentiellement basée sur l'idée de dysfonctionnement biologique) et une conception populaire fondée sur l'idée de dysfonctionnement social. ».

Il s'agit là d'une interprétation globalisante à partir d'un postulat holiste. En effet, la maladie est avant tout une atteinte individuelle avec des répercussions au niveau familial, ou éventuellement au niveau plus large du réseau social local ; mais toutes les maladies ne peuvent pas être logées à la même enseigne comme le montrent celles, ordinaires et fréquentes, qui ne font pas l'objet d'un traitement particulier à la différence de celles chroniques de longue durée. La recherche d'un sens au mal trouve donc une

---

[18] Cf. notamment dans AUGÉ et HERZLICH 1986, l'introduction et les articles d'AUGE, de SINDZINGRE et de HERZLICH.

justification pour certaines maladies mais ne s'inscrit pas le plus souvent dans l'interprétation du malheur en général. ZEMPLENI (1988 : 1174) avait abordé dans ce sens lorsqu'il avait évoqué ce qui relève selon lui du "processus" et plus généralement des « mécanismes au moyen desquels l'individuel et le social s'articulent dans la maladie et dans les efforts de sa résolution. ». En effet, il avait indiqué à ce propos :

> « Une maladie à soigner n'est pas nécessairement le signe d'une affection sociale à guérir. Elle devient, en règle générale, lorsque sa durée inaccoutumée, sa brusque aggravation ou apparition, son évolution atypique et surtout sa répétition - dans le même groupe ou chez le même individu - mobilise l'angoisse des autres et fait surgir la question : d'où vient-elle ? » (ZEMPLENI 1988 : 1174).

Il est évident que la prise en charge de la maladie comporte une dimension sociale à travers les interactions entre les différents acteurs (le malade, son réseau de relations et les soignants) mais il est difficile d'inférer une similarité entre la maladie et d'autres infortunes sociales qui relèvent typiquement de cas particuliers. En effet, une telle interprétation n'est valable que pour un petit nombre de maladies à forte connotation magico-religieuse, à la différence de la grande majorité des affections courantes. Cette "survalorisation" de la quête de sens a été déjà soulignée notamment par DESJEUX *et al.* (1993 : 11) et OLIVIER DE SARDAN qui parle du "piège du sens" à la fois dans une perspective générale (cf. OLIVIER DE SARDAN 1985 : 31 et 32 ; 1995 : 29 et 30) et dans le cas des recours aux soins (OLIVIER DE SARDAN 1999a : 16).

2.5. Activités de soins et enjeux sociaux et sanitaires

Il est question ici des pratiques de soins dans le contexte particulier des prestations des agents dans les centres de santé et dans une perspective générale en ce qui concerne les enjeux liés à de telles activités ou d'autres faits locaux.

2.5.1. Les interactions sanitaires

Instaurer résolument un dialogue avec la santé publique : telle est la nouvelle ambition d'une anthropologie de la santé qui voudrait contribuer à une amélioration des prestations de santé. Un dialogue suppose que les partenaires y consentent et comprennent la portée de telles initiatives. On sort des sentiers battus d'une anthropologie traditionaliste qui s'était focalisée beaucoup plus sur la description de la dimension symbolique de la maladie et de sa prise en charge. L'un des axes forts d'une telle approche sera de privilégier « la description et l'analyse de tout le contexte social, . relationnel, institutionnel de la santé » (OLIVIER DE SARDAN 1999d : 1).

Cette démarche se justifie d'autant plus que des difficultés liées à certaines contraintes dans les interactions entre les professionnels de la santé et leurs interlocuteurs (usagers des prestations et autres acteurs du champ de la santé) existent à l'image des rapports entre opérateurs de développement et population locale. On constate de nombreuses similitudes dans ces interactions, selon la description faite par OLIVIER DE SARDAN (1999d : l) « (...) analogues décalages entre les intentions, les modèles, et les discours des bailleurs, des politiques et des spécialistes, d'un côté, et ce qui se passe sur le terrain, ce que vivent, ce que subissent ou ce que font les populations, de l'autre. ».

Il y a également les pratiques généralisées de prévarication qui posent le problème de l'équité dans les activités des agents de santé, comme le souligne le même auteur (cf. OLIVIER DE SARDAN 1999d : l) : « (…) la corruption et le favoritisme règnent dans les centres de soins comme dans les autres services publics, l'absentéisme ou les faibles investissements dans les gestes professionnels au sein d'une maternité ou d'un service de l'élevage ne sont pas sans similitudes, la chasse aux per-diems ou aux bons d'essence se livre partout... ». Les interactions entre les agents de santé et les usagers de leurs prestations sont fortement dénaturées par de telles conduites, mais cet aspect ne sera pas abordé spécifiquement dans notre propos qui portera beaucoup plus sur les difficultés dans les relations de communication et les conduites des acteurs à l'occasion des consultations dans les centres de santé.

Que se passe-t-il lorsqu'un malade se rend au centre de santé et qu'il est reçu par l'agent de santé pour une consultation ? Il est engagé dans une situation d'interaction qui se gère dans le contexte particulier d'une relation thérapeutique dont nous décrirons certaines caractéristiques : décalage entre registres d'interprétation locale de la maladie et signification biomédicale, problèmes de communication résultant de la conduite des agents de santé face aux demandes des malades et enjeux de pouvoir en rapport avec la réalisation des activités sanitaires. Dans une visée pratique, il s'agira de rendre compte de deux aspects : d'une part, l'influence de ces conduites et pratiques défavorables sur l'utilisation des prestations sanitaires ; d'autre part, les enjeux sociaux et professionnels qui se manifestent à l'occasion des activités de soins, d'actions de développement dans le domaine de la santé ou à la perception de leur statut et de leur rôle par des acteurs du métier.

2.5.2. Enjeux sociaux et biais sociologiques

La réalisation d'activités sanitaires, que ce soit dans le cadre d'un projet ou du fonctionnement ordinaire d'un centre de santé sont des contextes d'interaction entre les acteurs en présence. On observe des ratés, des malentendus, des rapports de pouvoir et d'autres enjeux sociaux dans ces situations de contact. Dans le contexte d'un centre de santé, un exemple frappant est celui des violences (en situation de consultation) à l'égard des patients et de leurs accompagnants de la part des agents de santé. Dans le cas d'un projet, sanitaire ou autre, on observe fréquemment des stratégies (appropriation, récupération, détournement...) que déploient surtout les élites locales. Ces conduites engendrent souvent des confrontations, des conflits ou d'autres enjeux sociaux. D'un côté, ce sont des enjeux professionnels relatifs aux conduites inadéquates des agents de santé, ce qui nous amènera à une réflexion concourante sur la perception de leur statut et de leur rôle. De l'autre, ce sont des logiques populaires qui démentent l'idée de sociétés consensuelles unies autour de valeurs héritées de traditions séculaires que traduit l'usage courant mais erroné ou abusif des termes de "collectivité" et de "communauté"[19].

Il en est ainsi de nombreuses actions initiées par les institutions de développement qui interviennent habituellement par le biais d'actions dites "communautaires", par exemple les "groupements paysans", les "pharmacies villageoises", les coopératives ou les associations rurales" (cf. OLIVIER DE SARDAN 1990 : 31). Or, la "communauté" dont il est question est un terme ambigu dont la réalité sociologique est mal interprétée (cf. BENOIST 1993 : 54) :« (…) "la prise en charge communautaire" souffre de ces imprécisions en posant

---

[19] C'est le cas par exemple de la stratégie des "soins de santé primaires", entreprise dans le cadre des résolutions des conférences d'Alma Ata et de Bamako, qui repose sur l'idée d'une prise en charge communautaire" des coûts de santé alors qu'il s'agit simplement d'un appel à une implication locale (beaucoup plus individuelle et familiale que collective dans le contexte actuel).

comme résolues de redoutables questions d'ajustement des décisions administratives à la réalité sociale. ». Il s'agit d'un effet pervers résultant d'une mauvaise représentation de la réalité sociale des zones d'intervention du simple fait que de nombreux opérateurs de développement de par leur formation, soit ignorent la réalité sociale locale et ses transformations continuelles, soit ont encore une vision figée et passéiste de l'évolution des sociétés locales. Or, le mythe passé bâti sur la vision d'un consensus communautaire et d'une solidarité mécanique n'a plus la même résonance à l'heure actuelle où de nombreuses transformations s'inscrivent dans un processus de changements sociaux, économiques et culturels. La contribution des sciences sociales dans les actions de développement devrait aider à éclairer cette dynamique sociale pour une meilleure réussite des opérations de dévcloppement.

2.5.3. Pratiques de soins et dynamiques sociales

Les pratiques de soins dans les sociétés africaines dites "traditionnelles" ont été souvent décrites en faisant référence à une « ... opposition implicite ou explicite entre médecine traditionnelle et médecine moderne, et plus généralement tradition et modernité... », ce qui fait penser qu'il existe « d'un côté l'immuabilité de pratiques séculaires, de l'autre la marche du progrès scientifique... » (FASSIN 1992 : 99). L'éclairage historique en donne une autre lecture comme l'indique l'auteur à la suite dans la même référence :

> « Les recherches historiques ont (...) établi la preuve d'une remarquable perméabilité des sociétés africaines au changement... Ces faits sont connus et pourtant l'anthropologie médicale, parce qu'elle cherche à reconstituer des corpus traditionnels, oublie souvent de prendre en compte les transformations des savoirs et des pratiques. » (FASSIN (1992 : 99).

On se convainc donc facilement que le paradigme traditionaliste ne reflète pas la situation présente et que « (...) l'expression "médecine traditionnelle", si elle peut qualifier un certain type de médecine, a aussi le désavantage de figer dans un modèle binaire (tradition / modernité) une réalité africaine aujourd'hui pluri-médicale et syncrétique... » (BONNET 1988 : 96). En effet, un ensemble de changements locaux s'inscrivent dans une « dynamique sociale et culturelle du changement, du développement et de la modernisation » (BALANDIER 1971 : 13-14) dont l'analyse suggère de prendre en considération tant les mutations historiques, que l'« interaction entre faits religieux et autres faits sociaux (y inclus les dimensions politiques ou économiques) » (OLIVIER DE SARDAN 1995a : 29).

Une telle approche, en rupture avec une « perspective statique et "traditionaliste" » (OLIVIER DE SARDAN 1995a : 29), considère à la fois les transformations sectorielles, les changements progressifs et les innovations syncrétiques qu'ont connu et que connaissent les sociétés locales. Dans une perspective épistémologique, BALANDIER (1970 : 17) avait défini la nature de ces changements :

> « Les réactions à l'encontre des théories évolutionnistes et historicistes du siècle passé ont conduit à valoriser la fonction fondamentale que toute société doit accomplir, et à fixer les structures par lesquelles elle se définit ; elles ont fini par imposer une conception intemporelle, conservatrice et faussement unitaire, des formations sociales... Le terme de mutation (au sens sociologique) s'inscrit dans un champ sémantique élargi où se situent des termes en quelque manière parents : changement, évolution, révolution, développement, modernisation, etc. Tous ces mots sont chargés d'ambiguïté ; ils servent à exprimer les différences qui apparaissent par rapport à la stricte répétition (ou reproduction) des formes sociales, mais les uns soulignent la persistance d'une identité fondamentale malgré les modifications apparentes, les autres la rupture... Cette série de termes implique une seconde différenciation interne ; elle impose de distinguer le changement qui procède de la chose elle-même, ou du système, et qui est reconnu comme processus de développement, du changement résultant de facteurs externes, d'une mise en relation avec l'extérieur. ».

Cette rupture conceptuelle nous servira de référence pour décrire certaines "mutations" qui s'opèrent actuellement dans les sociétés locales.

3°)- Terrains et méthodes

La question de la méthode apparaît sous deux aspects distincts dans ce travail : d'une part, ce qu'il a fallu définir et éclaircir concernant les conditions de validité scientifique de l'approche anthropologique à l'intention de personnes d'autres disciplines : d'autre part, les techniques de méthode elles-mêmes et leur mise en pratique tout au long du recueil des données d'enquête.

3.1. Les enseignements d'une "situation de contact" avec d'autres sensibilités et approches méthodologiques

Notre expérience dans les contextes décrits antérieurement nous a renseignés sur le fait qu'un dialogue avec des opérateurs de développement ou des gens d'autres disciplines souffre de quelques interprétations erronées notamment sur l'approche méthodologique. Il en est ainsi du discours sur le "qualitatif" et sur la validité scientifique des données d'enquête de terrain qui diffèrent d'autres types de données et suscitent des réactions sur leur "représentativité". Dans un cas, la méthode utilisée est d'ordre qualitatif et dans l'autre elle est d'ordre quantitatif. La tentation est forte de vouloir opposer ou discréditer l'une ou l'autre approche lorsque l'on essaye de comparer ce qui n'est pas comparable. En effet, chaque méthode est utilisée dans un but bien précis et ne pourrait pas se substituer à l'autre ; de même, chacune a ses avantages et ses inconvénients.

La différence réside dans leurs approches respectives, comme le soulignait OLIVIER DE SARDAN (1996 : 72-73) :

> « L'enquête par questionnaires prélève des informations circonscrites et codables sur la base d'échantillons raisonnés et dotés de critères de représentativité statistique, dans une situation artificielle d'interrogatoire dont les réponses sont consignées par l'intermédiaire d'enquêteurs salariés. En revanche, l'enquête de type anthropologique se veut plus proche des situations naturelles des sujets - vie quotidienne, conversations dans une situation d'interaction prolongée entre le chercheur en personne et les populations locales, afin de produire des connaissances in situ, contextualisées, transversales, visant à rendre compte du "point de vue de l'acteur", des représentations ordinaires, des pratiques usuelles et de leurs significations autochtones. L'enquête statistique est d'ordre plutôt extensif (cf. la notion anglo-saxonne de *survey*), l'enquête de terrain est d'ordre plutôt intensif (cf. les connotations de "terrain" en français. ».

Tout dépend donc à un premier niveau de la nature de l'information voulue (quantitative ou intensive), du temps et de l'argent dont on dispose ainsi que du profil et de la compétence du chercheur[20] ; à un deuxième niveau, nous conviendrons qu'il y a des niveaux différents dans les procédures de recueil de l'information car des techniques quantitatives comme le questionnaire permettent d'avoir accès à un grande masse d'informations dans un temps limité mais il est nécessaire d'avoir recours aux techniques d'enquête intensive pour les approfondir, les "contextualiser" et leur donner une autre légitimité.

L'une des critiques sur l'approche qualitative d'ordre anthropologique porte sur la longue durée de l'enquête de terrain aux yeux de professionnels du développement qui obéissent à des impératifs de gestion de l'argent et du temps, exigence pour laquelle ils proposent ou imposent des délais limités pour satisfaire leur demande. D'où l'apparition dans cette configuration méthodologique de différentes approches couramment utilisées comme les enquêtes CAP (comportements, attitudes, pratiques)[21], dont l'inconvénient pour certains adeptes serait de s'enfermer dans une vision purement mercantile et alimentaire des consultations au pas de course. En tant qu'outil d'évaluation, l'enquête anthropologique doit pouvoir s'adapter à différentes situations, sans perdre sa crédibilité et sa validité scientifiques par un travail au rabais en voulant aller trop vite en besogne.

Au-delà du débat d'idées et en dehors de tout corporatisme de "chapelle", il apparaît que la réalité actuelle impose que l'ethnographie et l'anthropologie s'adaptent : d'une part, à l'évolution de leurs objets d'étude ; d'autre part, à l'environnement scientifique récent qui n'est plus celui du chercheur enfermé dans sa tour d'ivoire qui fait des découvertes sensationnelles tout seul, mais celui d'une ouverture à des

---

[20] Selon les besoins exprimés par les commanditaires du monde du développement et les orientations disciplinaires, les uns et les autres privilégient soit des techniques quantitatives ou des techniques intensives. Il n'y a pas de dogme en la matière car on peut par exemple intégrer le questionnaire dans une approche intensive globale. Dans ce cas, cette technique pourra être employée comme méthode d'exploration préliminaire qui fournira des pistes pour une approche plus approfondie qui accorde une grande importance aux différents contextes de recueil de l'information. En outre, le questionnaire n'est pas nécessairement destiné à un traitement statistique puisqu'il peut être confectionné pour être soumise à une analyse intensive (analyse de contenu ou analyse du discours).

[21] DESCLAUX (1996) fait un inventaire bibliographique de travaux sur le sida au Burkina relevant de cette approche.

sensibilités disciplinaires appelées souvent à dialoguer. L'utilisation selon les besoins de méthodes rapides différentes de la méthode ethnographique habituelle de longue durée fait partie incontestablement des conditions de cette relation de communication interdisciplinaire, en plus de leurs avantages pratiques. Il n'y a donc pas lieu de tirer systématiquement à boulets rouges sur ces outils, à condition de bien expliciter le contexte de leur utilisation et de pouvoir justifier leur validité scientifique.

En somme, la durée du travail ne constitue pas en soi un obstacle insurmontable à un dialogue avec les partenaires du monde du développement ou d'autres disciplines. Mais il faudrait éviter, lorsque le temps fait défaut, de faire de l'enquête qualitative une banale "extraction minière d'informations" qui s'apparenterait à l'enquête de type quantitatif. En effet, il est indispensable de respecter les règles essentielles de cette approche qui met l'accent sur le recueil de données "contextualisées" et approfondies.

3.2. Les activités d'enquête

Le travail de terrain que nous avons réalisé peut être décrit comme un contexte d'interaction sociale et une situation de communication avec les gens que nous avons rencontrés ; il n'y a donc aucune raison de l'idéaliser[22]. Nous nous contenterons de donner des repères qui permettront de comprendre son déroulement.

3.2.1. Chronologie des activités

Une première phase de l'enquête a consisté en un début d'apprentissage de la langue *bisa*[23] et la mise en route progressive du recueil d'informations : d'une part, sur les conceptions et les représentations relatives à différentes entités nosologiques populaires ; d'autre part, sur les pratiques thérapeutiques mises en œuvre pour la prise en charge de plusieurs catégories de maladies. Cette approche initiale était volontairement globale car il s'agissait au départ d'avoir

[22] C'est le "péché d'impressionnisme et de subjectivisme" dont parle OLIVIER DE SARDAN (1996 : 72) qui évoque « les aspects irritants et parfois grotesques du mythe du terrain, lorsque l'anthropologue s'en autoproclame le héros en dramatisant ses propres difficultés... ».

[23] L'apprentissage de la transcription et de la prononciation des mots de la langue *bisa* a été effectué grâce au soutien de deux animateurs de séances d'alphabétisation d'adultes qui nous ont aidé à constituer un lexique personnel et ont servi d'interprètes dans leur lieu de résidence.

une connaissance élargie de ce qu'on pourrait appeler la "réalité sanitaire" locale en faisant un état des lieux, l'objectif étant de rendre compte de la complexité du pluralisme thérapeutique.

Par la suite, le recueil d'informations sur les conceptions et les représentations des maladies a consisté essentiellement en des entretiens plus approfondis et une observation des interactions sanitaires. A cet effet, nous avons sollicité à la fois des gens ordinaires qui parlaient de leurs propres maux, ceux de leurs connaissances ou ceux relevant globalement d'un "sens commun", et des thérapeutes qui ont accès à un autre palier de connaissances pour certaines maladies.

Un autre type d'activités a consisté à recueillir des informations d'ordre documentaire (consultation de registres de consultation et autres rapports sanitaires) dans les centres de santé concernés.

3.2.2. Principaux thèmes abordés

Nous nous sommes intéressé à certaines entités nosologiques populaires (une partie de l'enquête a porté sur les maladies du ventre et du bas-ventre) à cause de leur fréquence d'apparition mais aussi dans le cadre de notre participation aux activités du programme de recherche sur la santé[24] . Des observations ont été réalisées par l'intermédiaire de personnes atteintes de ces affections dans le but de rendre compte des représentations mais également de mettre en relation les discours et les pratiques locales de soins pour relever des décalages éventuels.

Un autre thème abordé concernait les recours thérapeutiques correspondant aux différents registres d'interprétation exprimés par les gens. Cela nous a amené à nous intéresser à la fois aux pratiques locales et aux activités des centres de soins modernes. Il s'agissait alors de rendre compte par notre travail dans deux centres de santé différents de ce que les agents de santé perçoivent comme une sous-utilisation de leurs prestations. Au nombre des explications, le mauvais accueil des agents est considéré comme l'une des conditions défavorables à la fréquentation des centres de santé. Nous avions donc choisi d'aborder cette question sous l'angle de la relation de communication entre les agents et les malades au cours des interactions sanitaires, c'est-à-dire les échanges entre ces deux

[24] L'un des thèmes importants portait sur les entités nosologiques dites "polysymptomales" (description de plusieurs symptômes, souvent sans liens apparents, caractéristiques de ces maladies).

catégories d'acteurs et leurs conduites respectives dans le contexte des activités de soins.

Dans un autre registre relatif à la nomination des maladies, nous étions attentif à la difficulté de faire une correspondance terme à terme entre les significations biomédicales et les entités nosologiques décrites par les gens, par exemple pour ce qui concerne l'énonciation des maux du ventre.

3.3. Les techniques d'enquête

Le travail de terrain est une expérience personnelle qui se construit à travers la mise en pratique des techniques de recueil de données propres à l'enquête qualitative d'ordre anthropologique. Rien ne se fait au hasard mais conformément à une "politique du terrain" (cf. OLIVIER DE SARDAN 1995b) car il s'agit d'une véritable stratégie scientifique explicite ou implicite avec ses biais et ses conditions de validité (cf. les thèmes développés auparavant).

Les deux techniques classiques de l'entretien et de l'observation in situ ont été combinées en ayant en vue la règle de base de triangulation selon laquelle toute information pour être valide doit être vérifiée auprès d'autres sources. Lorsque cela n'est pas le cas, il faut au moins préciser l'auteur ou le contexte.

3.3.1. Enquête par entretien et par observation

3.3.1.1. Les données recueillies en situation d'entretien ou de causerie informelle

Selon le contexte et en fonction de l'information recherchée, nous avions recours soit à des conversations fréquentes ou des échanges occasionnels (avec ou sans prise de notes) avec les interlocuteurs (informateurs au village, agents de santé et certains malades ou leurs accompagnants au centre de santé), soit à des entretiens formalisés. En effet, il ne s'avérait pas toujours opportun de recourir à un entretien mais à de simples causeries de voisinage non formalisées ou des interrogations ponctuelles. C'est le cas notamment lorsqu'il était demandé de décrire des symptômes. Dans ce cas, le langage des maux obéit à une certaine logique de communication car il est nécessaire de savoir quel mal peut être dit par qui et dans quelle circonstance. Autrement dit, il faut ménager la susceptibilité de l'interlocuteur (malade ou "témoin informateur") pour ne pas l'indisposer.

De même, pour le recueil d'informations sur la contraception auprès des femmes (à domicile ou au centre santé), l'objectif n'était pas d'avoir des interactions prolongées et approfondies mais plutôt des causeries que nous voulions informelles. Ainsi, des relations ponctuelles étaient nouées à l'occasion des séances de consultations, ce qui était perçu par certaines interlocutrices comme une causerie sanitaire pour leur montrer la bonne conduite en matière de contraception. Il fallait alors leur faire comprendre qu'il ne s'agissait pas d'une séance d'information sanitaire mais d'une demande d'informations auprès d'elles, et leur signifier aussi que ce qu'elles disaient était intéressant. Dans ce contexte, certaines interlocutrices se montraient réservées ou au contraire plus loquaces[25] .

Pour certaines entités nosologiques du ventre et du bas-ventre, nous avons recueilli des témoignages de malades en temps de crise ou non, et pour certains après une intervention chirurgicale. Il y avait également des témoignages de thérapeutes et de personnes qui n'avaient pas fait l'expérience de la maladie. Le principe était de recueillir les informations, autant que possible, auprès de personnes de statuts social et professionnel différents. En cela, la préoccupation était de rendre compte à la fois des savoirs populaires (autrement dit, ce qu'on peut qualifier de savoirs de "sens commun") et des savoirs populaires spécialisés[26].

Nous sollicitions les entrevues et les entretiens en tenant compte de différents registres d'énonciation. En effet, le discours n'est pas le même selon qu'il est exprimé au centre de santé ou dans un autre endroit (au domicile ou au marché par exemple). Il n'est pas non plus le même selon le statut de la personne qui parle. Ainsi, le témoin bien portant qui a une vision rétrospective du mal qu'il évoque n'en parlera pas de la même manière que le malade qui ressent la douleur et

[25] L'enjeu n'était pas le même qu'en situation de consultation de soins curatifs ou de santé maternelle et infantile. Il ne s'agissait pas non plus d'une conversation ordinaire, même si l'interaction avait lieu dans un endroit où les interlocutrices étaient libérées de contraintes sociales, à la différence de ce qui se passe en famille ou en présence de tierces personnes.

[26] Il s'agit du "savoir savant" détenu par ceux qui ont un statut social ou professionnel particulier comme ceux appelés familièrement les "vieux" (à cause de leur âge avancé considéré comme une marque de sagesse), ou les thérapeutes sans distinction de profil, les forgerons, etc.

décrit ses sensations immédiates. De même, le soignant du village ne parlera pas de la même manière que l'agent officiel, même si leurs propos pourront être convergents sur certains aspects.

Le contact approfondi avec les informateurs[27] a permis d'avoir, pour certains entretiens, des situations d'interactions langagières très peu directives (on peut dire en cela qu'elles se rapprochent de la conversation ordinaire). Parmi les matériaux recueillis par entretien figure le récit d'une expérience de maladie dans lequel l'intéressé relate des séquences vécues par le passé et au cours d'un épisode plus récent qui nous avait permis d'observer de visu la manifestation des symptômes.

Le problème mnémonique que pourrait poser la restitution d'événements éloignés (à partir du discours et des documents personnels de l'informateur) incline à penser que les "séquences de vie" (c'est-à-dire des « récits d'épisodes biographiques limités choisis en fonction de leur pertinence pour » (cf. OLIVIER DE SARDAN 1995 : 82) sont plus faciles d'accès que l'"histoire de vie" admise comme une « autobiographie "guidée" de l'interlocuteur qui devient le thème même de l'entretien... » (OLIVIER DE SARDAN 1995 : 82).

Selon la terminologie adoptée par d'autres auteurs, une distinction est faite entre le "récit de vie" qui "retrace toute « l'histoire d'une vie telle que la personne qui l'a vécue la raconte » et l'"histoire de vie" qui « comprend le récit de vie accompagné de différents autres documents (...) ou bien encore, du témoignage des proches » (cf. WERNER 1993 : 85).

Une telle approche permet d'accéder à des informations intéressantes mais elle doit s'enrichir d'une observation directe des pratiques de soins. Ainsi, l'étude de cas sur les itinéraires thérapeutiques (cf. premier chapitre de la deuxième partie) est

---

[27] Dans le contexte de notre travail de terrain, il s'agissait d'une proximité sociale mais pas de familiarité. Ces deux caractéristiques de la relation à autrui influencent les interactions verbales, en situation de conversation ordinaire ou en situation d'entretien. Elles sont décrites par BOURDIEU (1993 : 907) comme « deux des conditions principales d'une communication "non violente"... ». L'idée de "passion de l'échange" qu'exprime le titre d'un ouvrage (cf. GENEST 1985) rend compte, sans exagérer, de cette dimension de la communication en situation d'entretien. On peut décrire aussi cette interaction avec les informateurs comme un « ... creuset d'expérimentation du processus de communication interculturelle sur lequel se construit la recherche... » (TAVERNE 1990 : 96) ou un "processus de communication transculturelle" (TAVERNE 1990 : 98).

constituée du récit du malade et des données relatives à notre propre observation.

3.3.1.2. Les données d'observation et d'interactions sanitaires

L'observation des conduites et des pratiques a été réalisée dans plusieurs situations : au cours d'un séjour dans une famille d'accueil, par les contacts à différents endroits notamment aux domiciles de nos informateurs, au centre de santé ou chez des thérapeutes locaux. Nous avons également effectué une visite dans deux pays voisins (Ghana et Togo) où il y a deux institutions caritatives de soins souvent citées par les informateurs au sujet du traitement de certaines maladies.

Au cours de l'observation de consultations dans deux centres de santé officiels, nous avons recueilli des informations sur deux caractéristiques de la situation de consultation en médecine officielle[28] : d'une part, le mode populaire d'expression des symptômes ; d'autre part, les interactions langagières les malades et les agents de santé (cf. chapitre 3 de la troisième partie).

- **Les discours sur la maladie**

- La symptomatologie populaire

Nous avons eu la confirmation que les patients ne nomment pas le plus souvent leurs maladies mais énoncent des symptômes à partir desquels l'agent de santé fait son diagnostic. Il ne le communique pas habituellement au patient mais se contente de faire une ordonnance.

- Les registres d'énonciation

Il y avait, d'une part. les gens qui racontaient leurs maladies passées ou des maladies déjà vécues par d'autres personnes ou encore des maladies disparues et connues de quelques témoins ; d'autre part, les malades qui relataient directement leur expérience personnelle de la maladie ou la maladie d'un proche.

Les discours dans ces deux registres d'expression sont à différencier. Dans le premier cas, il s'agit de discours rétrospectifs, c'est-à-dire une interprétation a posteriori, plus ou moins fidèle par le

---

[28] En plus des activités de soins curatifs, l'investigation a été élargie aux autres activités des centres de santé (service de santé maternelle et infantile, pharmacie villageoise) afin d'appréhender la dynamique globale de leur fonctionnement.

témoin selon son degré de souvenance de l'épisode évoqué. En revanche, dans le deuxième cas, il s'agit de ce qu'on pourrait appeler une "interaction en temps réel" à cause de l'expérience directe de la maladie qui est décrite ou de la perception médiate qui est exprimée.

Par ailleurs, la connaissance acquise des maladies déjà vécues fait que le mode d'énonciation du mal ne sera pas le même que dans le cas d'un épisode nouveau marqué par la présence de la douleur. Le discours sur une maladie passée est libéré de toute contrainte (ou beaucoup moins) de malaise, d'inconfort physique ou de gêne pour décrire les symptômes. En revanche, la censure est plus présente pour ce qui est d'un épisode présent ou récent. D'où l'intérêt de l'observation directe qui est difficile à réaliser mais apporte un éclairage complémentaire sur les conduites du malade, ses discours avec d'autres personnes (proches, thérapeutes) et les discours des autres sur le malade et sa maladie.

Le mal étant déjà connu et bien identifié après un épisode vécu, il est directement nommé tandis que pour un épisode présent ce sera beaucoup plus souvent le langage des maux (symptomatologie populaire) qui sera utilisé pour en parler. Mais il y a des maladies dont la lisibilité des symptômes donne une interprétation claire de la nature du mal qui sera nommé plus facilement : c'est le cas de *kuiiga* et de *pondagã*, par exemple. Selon le type de maladie, on aura une nomination précise avec une description des symptômes ou à défaut une simple énonciation des symptômes en situation d'entretien d'enquête ou de conversation ordinaire. Ces modes populaires de désignation du mal et d'énonciation des symptômes révèlent l'utilisation fréquente de certains termes biomédicaux par des personnes non scolarisées et non habituées à cette terminologie. Le recours à cette pratique langagière est vraisemblablement l'expression d'une appropriation et d'une vulgarisa-tion de ces référents qui sont introduits de fait dans le lexique local.

- **Les contextes d'interaction : une interaction à triple configuration**

Les informations recueillies au centre de santé relèvent de trois types d'interaction : les échanges entre les agents de santé et les malades, nos propres échanges avec les agents de santé, et nos propres échanges avec les malades et leurs accompagnants. La première configuration est largement évoquée dans la troisième partie (cf. chapitre 3) de la thèse dont les centres d'intérêt ne seront pas spécifiquement traités ici. La seconde et la troisième sont celles auxquelles nous avons été directement impliquées ; elles sont brièvement décrites dans les deux paragraphes ci-après.

Notre rencontre avec différentes catégories d'agents de santé nous a permis d'avoir des échanges en plusieurs occasions sur les activités sanitaires et les motivations professionnelles. Au début de l'enquête, ce dialogue a été favorisé par notre collaboration avec des professionnels de la santé au cours de notre enquête de terrain dans la région de Bagré. Par la suite, nous avons rencontré une grande disponibilité de la part de plusieurs praticiens. Cependant, nous étions sensibles dans cette interaction au clivage qu'il y avait entre ce qui était du domaine de l'action (les prestations sanitaires du personnel de santé) et ce qui était du domaine de la réflexion sur l'action (notre activité de demande d'informations auprès des agents de santé ou des malades et leurs accompagnants venus en consultation au centre de santé).

La troisième configuration était celle de la relation de communication avec des informateurs au centre de santé. Les femmes venues en consultation nous serviront d'illustration. Nous demandions à chacune d'elle de décrire sa situation personnelle. Dans cet environnement du centre de santé où sont véhiculés des savoirs et des pratiques d'ordre médical, le discours n'était pas toujours le même qu'à la maison (en présence du mari, des membres de la famille ou de connaissances proches) où le respect des normes sociales influence les propos, contrairement à ce qui se passe lorsque la causerie se déroulait dans l'une des salles du centre de santé.

Ainsi, nous avions constaté que certains propos étaient au moins en partie dictés par le contexte[29] car l'infirmier du CSPS leur avait dit que nous voulions leur parler des questions de planning familial[30] ce que certaines concevaient comme une occasion de parler et de recevoir des conseils, comme elles le suggéraient parfois au début de l'échange. De notre côté, jouer le rôle d'un partenaire des agents de santé voudrait que nous fassions l'éloge des méthodes contraceptives comme pour une séance d'information sanitaire, ce qui

---

[29] La plupart des femmes admettaient qu'elles n'utilisaient pas de méthode contraceptive et suggéraient qu'elles envisageaient de le faire, mais il n'est pas exclu que certaines le disent pour faire bonne figure pendant l'entrevue, en usant d'un discours normatif.

[30] L'expression *rog yaagre* qui désigne cette pratique vient de *rogom* (procréation, accouchement, naissance) et *yaagre* (de *yaage*, élargir, espacer).

n'était pas notre objectif. Cependant, il n'y avait pas que ce registre de discours qui semblait conforme aux recommandations sanitaires car il y avait aussi des femmes qui exprimaient un besoin réel de contraception en rapport avec des contraintes familiales qu'elles vivaient (soumission au mari qui impose ses désirs, "fatigue" due aux nombreuses grossesses rapprochées).

3.4. Le traitement des données

Toutes les transcriptions en langue bisa ont été faites sur le terrain. Afin de rendre compte au plus près de la dimension essentielle que constituent les différents indices fournis par le contexte dans lequel a eu lieu le recueil de l'information, ces transcriptions étaient faites préférentiellement dans les deux jours qui suivaient l'enregistrement d'un entretien[31]. En effet, plus l'intervalle de temps entre la réalisation d'un entretien et sa transcription est grand et plus le risque est accru, malgré les précautions d'usage que sont les notes complémentaires de carnet, de perdre du contexte car la mémoire des faits n'est pas extensible à souhait et l'enquêteur s'investit dans plusieurs situations d'interactions qui sont autant de repères spatio-temporels pour l'exploitation des données. Toutefois, certains entretiens ont fait l'objet de transcription dans un délai de temps plus long mais en prenant la précaution de bien préciser le contexte au moment du recueil des données en explicitant les procédures et les techniques d'enquête utilisées, nous sommes animés par le souci à la

[31] Tenir compte du contexte ne signifie pas tomber dans l'excès positiviste en voulant tout rendre (jusqu'au moindre soupir) de la production discursive de l'informateur. En revanche, il est indispensable de tenir compte du déroulement séquentiel car la relation de communication, instaurée le temps d'un entretien (une situation d'interaction langagière et d'interaction sociale) est un processus d'accomplissement d'une série d'actes de langage qui obéissent à une intention ou une quête de sens de l'anthropologue. A cela, une transcription intégrale est préférable à une transcription séquentielle d'extraits de discours (cf. GULICH 1990 : 82-84, au sujet des principes de travail en analyse conversationnelle) car cela permet de rendre compte de l'évolution de la pensée de l'informateur. Mais cela suppose qu'une certaine "politique de l'entretien" (il s'agit de tenir compte des règles de l'art) soit respectée. La transcription rend possible une exploitation convenable des constituants du discours si un effort est fait pour rester au plus près des significations des termes employés par l'informateur. La traduction terme à terme n'est sûrement pas la solution convenable, ce d'autant plus qu'elle est impossible à réaliser en pratique car il n'y a pas de correspondances strictes d'une langue à l'autre.

fois de donner une légitimation scientifique à nos matériaux et de rendre visible le cheminement par lequel ils ont été recueillis.

En cela, il ne s'agit nullement d'un "essai d'anthropologie introspective" comme RIESMAN (1974) qualifiait son travail sur les Peul Djelgôbé. Celui-ci disait, selon une vision très proche de l'approche ethno-méthodologique (cf. COULON 1990, GULICH 1990), qu'il avait choisi de « ... laisser évoluer mes rapports avec les gens pour voir où cela pourrait mener... » (RIESMAN 1997 : 233). A la suite, tout en se disant sceptique sur l'utilisation de tests projectifs et sur l'interprétation de celui qu'il avait privilégié (le test du Rorschach), le même auteur se disait convaincu néanmoins que « lorsque le test est passé avec sérieux, le sujet comme le chercheur auront l'impression que quelque chose de profond, de caché même, a été exposé (mais pas nécessairement compris)... » (RIESMAN 1997 : 234). Cette démarche relève d'un autre type de rapport à la fois avec la population locale et de perception de l'objet même de l'enquête comme il le souligne lui-même en parlant de rapports avec ses "sujets" "à un autre niveau". A la lumière de la contribution de RIESMAN, nous dirons qu'il est difficile de « pénétrer la mentalité des Peul », comme il le disait dans la dernière référence, à l'aide de techniques d'investigation introspectives et individuelles qui ne permettent pas d'accéder à la dimension plus large des interactions sociales globales. Dans ce cas de figure, c'est plutôt la dimension psychologique des interactions qui a vraisemblablement été privilégiée, selon une vision introspective[32], ce qui se situe dans un registre différent de celui qu'aborde l'approche socio-anthropologique telle que nous l'avons décrite précédemment.

4°)- Présentation du contenu de l'ouvrage

La première partie est consacrée à une présentation de la zone d'enquête, en apportant un éclairage sur quelques repères spatio-temporels, historiques, sociaux et culturels qui constituent la toile de fond du travail d'enquête et des résultats qui seront exposés par la suite.

Dans la deuxième partie, sont présentées des études de cas, en considérant deux niveaux d'analyse : d'une part, la description des itinéraires thérapeutiques au long cours d'un malade qui nous introduit

---

[32] La psychologie moderne s'est depuis longtemps débarrassée de ce penchant originel pour s'orienter vers une psychologie des conduites, moins métaphysique.

dans ce qui relève d'une approche diachronique des pratiques de soins avec ses limites, d'où une ouverture à une approche transversale des savoirs locaux en relation avec les pratiques thérapeutiques curatives et préventives pour deux catégories de maladies (entités nosologiques populaires et maladies reconnues contagieuses) ; d'autre part, un aperçu des caractéristiques descriptives des registres nosologiques et étiologiques considérés.

PREMIERE PARTIE

Du passé au présent : repères contextuels et thématiques pour le travail de recherche

Des informations sont données dans cette partie sur différentes caractéristiques de la zone d'enquête (localisation spatiale et événements historiques majeurs) en nous intéressant à deux domaines qui ont été initialement associées dans les actions officielles, à savoir les aménagements agricoles et la lutte contre les endémies qui sévissaient dans la région. Cet aperçu vise à mettre en lumière la chronologie des approches de l'État pour la résolution des problèmes de ces secteurs. L'implantation progressive des structures et du personnel de la médecine moderne fait partie de ces actions pionnières.

Chapitre I

La région *bisa* : aire géographique, contexte linguistique et organisation sociale

1°)- Espace géographique

L'enquête a été réalisée dans deux zones administratives : d'une part, dans le village autochtone de Bagré et la zone d'aménagement hydraulique qui font partie de la Province du Boulgou, avec pour chef-lieu Tenkodogo ; d'autre part, dans les villages de Dirzé, Goyinga et Dassanga qui font partie du Département de Gomboussougou rattaché à la Province du Zoundweogo, avec pour chef-lieu Manga. Les villages de Dirzé, Goyinga et Dassanga se situent dans une zone limitrophe entre les provinces voisines du Boulgou et du Zoundwéogo (cf. carte de localisation en annexe). Quant à Gomboussougou, le chef-lieu de département, il faisait partie auparavant de la Province du Boulgou avant d'être rattaché à la Province du Zoundweogo, après un remodelage du découpage administratif.

Cependant, si on peut opérer une nette distinction entre les entités territoriales, il est difficile de séparer certaines caractéristiques (nous évoquerons les principales) qui constituent un trait commun régional : proximité du grand fleuve Nakambé (ex Volta Blanche) qui a donné naissance au barrage ; situation de coexistence de plusieurs groupes linguistiques avec une prédominance des *Bisa*, mobilité du peuplement et contexte sanitaire des grandes endémies.

Cette zone fait partie de ce qu'on appelle le "pays *bisa*" ou la "région *bisa*." Cette appellation courante est utilisée pour désigner l'espace où habitent des *Bisa* en majorité mais également d'autres groupes linguistiques comme les *Moose* et les *Peuls*. Il comprend les régions de Garango et de Zabré (cf. carte de localisation en annexe / principaux groupes linguistiques).

Une délimitation a été donnée de cette zone (cf. FAURE 1996 : 13) : située au sud-est, elle est entourée par des zones de peuplement *moaga* à l'ouest, à l'est et au nord. L'étendue géographique de cette région a été définie par quatre types de références selon le même auteur : linguistique, administrative, politique et sociologique (cf. FAURE 1996 : 15-16). Nous retiendrons les deux premières qui sont plus facilement identifiables. Du point de vue de leur appartenance linguistique, les *Bisa* sont entourés par les *Moose* au nord, à l'est et à l'ouest : ils sont mélangés aux *Moose* dans la région de Tenkodogo et de Manga et sont entourés au sud par les *Nankana* et les *Kusacé*. Selon le découpage administratif de 1985, la région *bisa* s'étend sur 9 départements (Niagho, Béguédo, Boussouma, Komtoega. Garango, Zabré, Yargatenga, Bittou, et Bané) dans la Province du Boulgou, et sur deux départements (Gomboussougou et une partie de Gogo) dans la Province du Zoundweogo. La population était estimée à 330 000 habitants en plus des émigrés et des immigrés (près de 11 %).

2°)- Caractéristiques linguistiques

Le terme *Bisa* (pluriel *Bisano*) désigne à la fois la population qui constitue ce groupe linguistique et la langue elle-même. Un autre terme, *Boussanga* (pluriel *Boussansé*) est une appellation d'origine *moore*. Les circonstances de cette nomination ont été décrites par FAURE (1996 : 89) :

> « Les *Bissa* se trouvaient à côté de Yala, près de la tombe de Bama leur ancêtre. En ce temps-là on ne les appelait pas "*Bissa* ". Ils étaient de bons tireurs de lances et d'habiles archers. Les *Mossi* de Yala-Yaoghen leur ont demandé de s'installer à côté de la tombe de Naba Zombré pour la garder.
> A cette époque il y avait une troupe de guerriers qui enlevait les gens pour les vendre en esclavage. Cette troupe venait de Gandaogo près de Zorgho. Les *Mossi* de Yala ont envoyé quelqu'un demander à Ouagadougou qu'on ne touche pas "les enfants de Zoungrana", ceux qui gardent les tombes des *Mossi*. On les a appelés *Bisanga* en *moore*, c'est-à-dire "l'enfant étranger". Ces *Bisansé* étaient épargnés par les guerriers *Mossi* chasseurs d'esclaves. Les *Mossi* n'ont pas tardé à transformer le nom *bisanga* en *busanga* ce qui signifie par raillerie "la chèvre étrangère" en *moore*. ».

Selon les zones géographiques, les dialectes parlés sont différents. PROST (1950 : 8) cite le dialecte utilisé dans la partie orientale appelé *barka* et le dialecte utilisé dans l'ouest et le sud de la région, du nom de *lebir* (cf. carte de localisation en annexe). En plus de ceux-là, FAURE (1996 : 15) évoque un troisième dialecte nommé *gormene* parlé au sud-est et à l'est.

PROST avait proposé une explication de l'origine des dialectes en évoquant une hypothèse sur l'histoire du peuplement (cf. PROST in LAHUEC et MARCHAL 1979 : 32) selon laquelle « les différences linguistiques entre les *Bissa* de l'est et ceux de l'ouest sont la conséquence d'un peuplement du pays *bissa* en deux grandes phases ». LAHUEC et MARCHAL réfutent cette analyse selon laquelle la limite géographique entre *Bisa* de dialecte *barka* et *Bisa* de dialecte *lebir* serait significative de deux vagues de peuplement. LAHUEC et MARCHAL (1979 : 33) déclarent à ce sujet :

> « Il est (...) difficile d'expliquer le pourquoi des formes dialectales, ou tout simplement des différences de prononciation, d'une même langue de village à village. Mais il tombe sous le sens qu'une communauté issue d'une aire linguistique donnée finit - et cela très rapidement - par adopter le parler de l'aire d'accueil. Inversement, l'usage d'un dialecte peut se perdre à l'intérieur d'un groupe autochtone cerné par des populations arrivées postérieurement, mais numériquement dominantes, ou pratiquant certaines formes de "colonialisme linguistique".
> La période d'histoire considérée ici portant sur 4 à 5 siècles, il est évident que certaines communautés ont pu abandonner leur dialecte originel - et même le souvenir de l'avoir utilisé - en changeant d'aire linguistique ou en se trouvant minoritaires par suite d'une forte immigration étrangère. Examinée sous cet angle théorique, la "classification historico-linguistique" de PROST perd beaucoup de sa pertinence. ».

Concernant les caractéristiques de la langue, une erreur de classification linguistique avait été rectifiée, comme l'indique PROST (1950 : 9) :

> « Pendant longtemps, les *Boussancé* ont été classés, faute de renseignements précis, comme des Voltaïques. Le premier, M. TAUXIER signalait la parenté linguistique des *Boussancé* et des *Samo* d'une part, des *Boussansé* et des *Boko* ou *Busa* de l'autre... DELAFOSSE, dans son étude sur les Langues soudanaises (...) faisait siennes les conclusions de TAUXIER et classait les *Boussansé* à côté des *Busa*, dans le groupe *mandé*, sans toutefois faire la liaison avec les *Samo*. ».

Des traditions orales recueillies par PROST attesteraient l'existence d'un tronc commun historique *Samo-Bisa* expliquant leur apparentement linguistique, comme la légende bien connue de la tête du chien[33] :

> « Les *Samo* formaient une seule famille entre eux et habitaient au pied de la montagne de Garango : on y montre leurs tombeaux et l'emplacement de leurs cases. Ils représentaient une branche cadette. Lors d'un sacrifice de chien immolé au fétiche appelé *Kusi*, fétiche d'un clan, les ancêtres des *Samo* réclamèrent la tête du chien : or la tête est toujours pour l'aîné de la famille. Les ancêtres des *Boussansé* refusèrent, d'où brouille et séparation. Ces faits auraient eu lieu avant l'invasion des *Mossi*. ».

3°)- Organisation sociale, conceptions et représentations locales

Les conceptions sur la santé et la maladie ainsi que les pratiques thérapeutiques sont inséparables de l'ensemble des savoirs locaux aussi bien que du rapport au monde des groupes sociaux concernés. Il s'agira donc ici d'évoquer au préalable quelques traits essentiels de l'organisation et des relations sociales mais aussi des conceptions cosmologiques que nous avons retrouvées pendant notre travail d'enquête[34].

3.1. Organisation sociale

De nombreux villages *bisa* reflètent encore aujourd'hui l'organisation clanique (cf. l'histoire des lignages) d'antan : un clan par village, un village par clan[35] , avec le plus ancien comme chef de village. Tous les membres d'un village portaient donc le même nom et étaient étroitement apparentés au point de ne pouvoir se marier entre eux. Mais certains événements comme la colonisation et les migrations ont modifié ce schéma classique. C'est le cas des villages de la zone d'enquête : à l'exception du village autochtone de Bagré, les

---

[33] Cf. PROST (1953) in LAHUEC et MARCHAL (1979 : 31) ; voir également FAURE (1996 : 62).

[34] Nos références principales sont Sœur JEAN-BERNARD (1966) et FAINZANG (1986, 1990) ; nous élargissons aux sociétés voisines dans une visée comparative.

[35] GOSSELIN (1970 : 36) parlait de "villages-clans".

villages de Dirzé, Goyinga et Dassanga ont été constitués à partir de migrations en provenance d'autres zones. Ainsi, le père du vieux chef de Goyinga (il est décédé en 2000) était originaire de Batto, dans la région de Garango où se trouve le noyau du peuplement *bisa*, selon les récits sur l'installation des autochtones.

Du fait que la société *bisa* était peu structurée[36] comparativement à celle des *Mossi*, le groupe familial occupait une place importante dans l'organisation sociale. Sœur JEAN BERNARD désignait par "famille" les "membres d'une même *sukala* (concession) : le chef de famille avec ses femmes et leurs enfants, les filles non encore mariées, les frères du chef de famille avec leurs femmes et leurs enfants. Ainsi, une *sukala* peut être composée d'un ou de plusieurs ménages. Ce schéma est caractéristique de l'habitat en pays *Bisa*.

A la différence de la concession *mossi* unitaire et sans subdivisions internes, la concession bisa se distingue par une séparation des cases des résidents par de petits murs internes, d'où une répartition des membres de la famille en fonction du statut matrimonial et de l'âge qui constituent la base des relations sociales familiales. Ainsi, la concession du vieux G. est constituée d'une enceinte de 10 cases entourées par un mur. L'entrée unique donne sur une petite cour intérieure où toute la famille peut se réunir. On y trouve les meules qui servent à écraser le mil (le moulin situé sur la place du marché est maintenant utilisé pour cette tâche) ou les condiments pour la cuisine. A partir de là, de petites portes donnent accès aux cours intérieures des cases des adultes de la maison : la première et la deuxième épouse du chef de concession, son frère cadet et ses deux épouses, le fils adulte de la deuxième épouse. Une case non occupée servait de lieu d'hébergement des hôtes, tandis que deux autres étaient utilisées l'une pour la cuisine et l'autre pour rassembler les animaux la nuit. Au total, il y avait 15 personnes dans cette concession familiale et son étendue était celle de la plupart des habitations dans les villages, à la différence d'autres concessions constituées d'une trentaine de cases pouvant abriter de 30 à 50 personnes.

---

[36] C'est un système de clans et de lignages dans lequel l'organisation politique reflète l'organisation familiale.

3.2. Les éléments de référence de la cosmologie bisa

FAINZANG (1986) décrit un ensemble d'instances perçues et représentées selon un ordre de grandeur. Au sommet, *woso* (une traduction courante est "Dieu") représente l'entité suprême à l'intérieur d'un système hiérarchisé de catégories symboliques. On y fait référence à travers toutes sortes de formules de souhaits et de politesse, éléments du discours qui témoignent de la prédominance accordée à cette instance dans l'ordre des puissances. On souhaitera une bonne nuit en disant : *« woso domirê kana »* (que Dieu nous donne demain). Le sens de *woso* renvoie à l'idée de "principe singulier, supérieur", selon la formulation de FAINZANG. Il ne correspond pas pour autant à la croyance en l'existence d'un dieu unique car *woso* ne fait l'objet d'aucun culte. Il n'est pas directement accessible par l'intermédiaire de la communication entre les hommes et lui .on ne peut pas non plus influer sur le cours de sa volonté par des prières et des offrandes ou modifier, supprimer ou prévenir ce qui provient de son action en certaines circonstances.

II en est autrement des ancêtres qui se situent à un autre niveau de l'échelle cosmologique. En effet, il existe un culte destiné aux ancêtres de sexe masculin en considérant que ceux-ci prennent en charge la vie de la collectivité comme les hommes de sexe masculin dans la société des vivants. Des sacrifices réguliers sont faits à leur intention pour assurer la protection des demandeurs. Les ancêtres sont réputés punir les actes de transgression aux prescriptions majeures du système social dont ils exigent l'observance. Ils sont considérés comme les auteurs de punitions infligées aux vivants qui ont failli au respect des règles élémentaires de la vie sociale, en particulier l'inceste, le vol ou le meurtre.

Ce qu'on appelle habituellement les "génies" constitue une troisième composante de l'univers cosmologique *bisa*. Considérés comme des puissances distinctes de *woso* et des ancêtres, leur présence et leur rôle sont sans cesse réaffirmés dans l'univers symbolique *bisa*. FAINZANG adopte une distinction entre deux catégories de génies, *zina* et *tono*, mais elle précise que cette bipartition ne prévaut pas dans l'ensemble du pays *bisa*. Dans notre zone d'enquête, l'usage commun assigne la même signification aux deux termes mais *tono* renvoie à une conception pré-islamique alors que *zina* a été introduit avec l'islam. Il ressort que l'expression de "génies de lieux" employée par PROST (1950) et reprise par Sœur

JEAN BERNARD (1966) rend compte pour une grande part de cette catégorie du système symbolique *bisa*. Comme le suggère cette désignation, on considère qu'il existe des lieux d'habitation pour les génies. Ces endroits sont souvent matérialisés par des éléments particuliers du paysage (collines, rochers, arbres, clairières, croisement des chemins, etc.) qui sont supposés abriter un ou plusieurs génies.

Il est reconnu que seuls les devins peuvent voir les génies car ceux-ci sont invisibles aux hommes ordinaires. Toujours est-il que des descriptions précises sont faites de leur apparence physique, en proposant une identification morphologique de *zinaro* et *tono* qui sont présentés comme des êtres opposés, les premiers étant considérés comme des géants dont la taille peut "aller jusqu'au ciel" et les seconds comme des nains. De même, le beau visage des *zinaro* s'oppose à la figure des *tono* dont certains caractères sont communs avec les *kinkirsi* de la mythologie des *Moose*, ou avec les *pola* de la culture *gourmantché*, selon les indications de FAINZANG.

Les génies sont supposés pourvus d'un corps et habillés comme les humains. De même, ils ont des besoins biologiques comme les hommes ; ainsi, on dit qu'ils mangent, qu'ils marchent et utilisent parfois les animaux comme moyens de locomotion, et qu'ils ont des relations sexuelles avec des humains (cas du *zina* masculin ou féminin, à la différence de *tono*). Mais l'origine de leur puissance est le *nyi*, sorte de principe d'animation qui désigne plusieurs catégories symboliques (âme, esprit, force vitale, double). Cela sert d'explication au fait que grâce à la puissance supérieure de leur *nyi*, les *zinaro* sont plus puissants et ont une plus grande longévité que les *tono*.

En plus de leurs caractères physiques opposés, *zinaro* et *tono* s'opposent sur le registre de l'action généralement conçue comme bénéfique pour les premiers et maléfiques pour les seconds. Une bonne action des *zinaro* serait par exemple offrir de l'argent aux humains (on interprète ainsi le fait pour un homme de trouver de l'argent sur son chemin) à la différence des actions mauvaises (par exemple envoyer la maladie à un humain) des *tono*. Mais l'opposition entre *tono* et *zinaro* ne se réduit pas à l'opposition entre action négative (provoquer le mal) et action positive (provoquer le bien ou effacer le mal). Elle s'explique surtout par l'intention qui guide leur action. Contrairement aux *tono* aptes à faire le mal sans raison, par pure méchanceté, il est suggéré que les *zinaro* le font généralement dans un but précis qui est de mettre en garde ou de punir quelqu'un en appelant sur lui la maladie. Il s'agit là d'un ensemble de conceptions et de représentations qui pourraient être mobilisées dans le registre de l'imputation causale.

Du point de vue de leur origine, les génies sont perçus comme ayant existé avant les hommes, et comme étant organisés en une société dont ils auraient ensuite transféré la forme chez les humains. Quant à leur rôle, il est perçu comme étant complémentaire de celui des ancêtres car comme eux ils veillent à ce que les délits sanctionnés ne restent pas impunis. Il semble même que les ancêtres soient plus indulgents que les *zinaro* qui se chargeraient de sanctionner les humains quand les ancêtres omettent de le faire. En plus des trois délits punis ordinairement par les ancêtres, ils sont censés sanctionner d'autres actes comme la destruction par méchanceté, notamment lorsqu'elle porte atteinte au patrimoine économique du terroir. C'est le cas, par exemple, de ceux qui tuent des animaux pour des raisons autres qu'à des fins de sacrifice ou de consommation, ou ceux qui détruisent fortuitement les fruits d'un arbre ou urinent dans un puits. Ainsi, les *zinaro* peuvent intervenir dans diverses situations (cf. notamment les conceptions étiologiques de certaines maladies).

En dehors des instances supérieures, les hommes et les choses occupent également une place dans la configuration cosmologique. Les hommes ont un rang subalterne du fait qu'ils sont dans une position de cadets à la fois par rapport aux ancêtres et aux génies. Les choses sont aussi perçues comme rattachées soit à *woso*, soit aux génies, soit aux hommes. Ainsi, les "choses du ciel" (*birema ho*) appartiennent à *woso* (soleil, lune, les étoiles, les nuages, la pluie), les "choses de la brousse" appartiennent aux génies et les "choses du village" appartiennent aux hommes, conformément à la définition spatiotemporelle de leur territoire respectif (la brousse pour les génies et le village pour les humains). Il existe entre les génies et les humains tout un réseau de relations qui se manifestent sous des formes diverses selon la position sociale occupée par les hommes et leur rôle. Globalement, il y a ceux qui en retirent un pouvoir bénéfique et ceux qui en retirent un pouvoir maléfique. Dans le premier cas, on peut citer par exemple le chef de village qui est en relation avec les génies de la chefferie (*kiribar tono*) voués à sa protection et auxquels il doit rendre un culte ; c'est le cas aussi du chef de terre (*taraza*) qui est en relation avec la terre (*tara*) et qui est habilité à gérer les relations que les hommes entretiennent avec elle. Dans le deuxième cas, il y a ceux dont l'efficacité de leur pratique repose sur une complicité avec des génies bénéfiques ou maléfiques. Ce sont les détenteurs de *nyese* (traitements curatifs ou pouvoirs de persécution) ou les sorciers (*bidero*) communément appelés "mangeurs d'âmes".

Une troisième catégorie de personnages est représentée par les devins (*buro*, *bu* au singulier) qui sont les seuls reconnus capables à la fois de parler et d'entendre les génies, ce qui fait d'eux des intermédiaires privilégiés entre le monde des humains et le monde des instances supérieures, surtout les *zinaro*. C'est pourquoi on les appelle les *zinarogwo* (les "hommes des génies"), à l'image de la place importante qu'ils occupent dans la société *bisa*.

Ces différentes instances servent de référence pour expliquer les événements d'ordre surnaturel, comme ceux qui sont relatés ci-après. Le premier concerne le pouvoir de guérison d'une mare par le passé et le second décrit un fait récent qui s'est déroulé au moment de la construction du barrage de Bagré.

- La mare aux vertus curatives

Selon les indications du chef de Bagré, il y avait une mare dont le pouvoir de guérison était reconnu dans la région. Il n'était pas situé dans Bagré même mais dans un endroit du voisinage, comme il l'avait précisé en disant :

> *« C'était une clairière* (zi peelle) *entourée de nombreux arbres, avec de l'eau au milieu où se trouvait un gros granite ; le vendredi on pouvait voir des poules qui se promenaient, ou parfois un vieillard aux cheveux tout blancs assis là, ou un caïman couché à cet endroit, avec des "cauris "* (ligd peela) *au cou. Lorsque les bœufs venaient boire, il n'y avait plus beaucoup d'eau et on pouvait voir les poissons faire des bonds, mais avant que les animaux ne soient allés loin le niveau de l'eau était rétablie ; certaines personnes étaient allées se baigner là et elles avaient constaté que le ver de Guinée ne les avait jamais atteints ; on avait alors montré aux gens que lorsqu'on s'y baigne on ne pouvait pas avoir le ver de Guinée ; ceux qui l'avaient déjà étaient guéris... ».*

Ainsi s'était bâtie la réputation thérapeutique de la mare qui prendra fin à la suite d'événements relatés à travers ces propos :

> *« Avec l'occupation progressive de la zone, un camp de circoncision avait été installé dans les environs ; c'est alors que des circoncis* (bankoese) *étaient allés attraper des poissons de la*

mare que certains avaient grillés et avaient mangés ; ceux-là en étaient morts peu après et ceux qui n'en avaient pas mangé avaient été épargnés ; le camp d'initiation avait été levé. C'est à la suite de cet événement que la mare avait perdu son pouvoir. Il y avait là un vieux qui s'occupait des sacrifices (tengana) *; après son décès la mare s'est asséchée et tout a pris fin... ».*

Le chef avait indiqué que le même phénomène s'était reproduit dans une autre localité de la région, ce qui lui avait fait dire : « *(...) les* tengana (les puissances ancestrales maîtres de la terre) *ont choisi un autre endroit... ».*

Cette histoire rend compte d'un phénomène qui avait une signification dans les pratiques religieuses traditionnelles puisque les ancêtres étaient considérés comme l'instance supérieure responsable du phénomène observé qui était perçu comme la manifestation de forces surnaturelles.

Le deuxième événement que nous relatons ci-après montre l'importance du rituel dans les conceptions et les pratiques religieuses locales. Il s'agit d'un fait inattendu (les témoignages concordent sur l'origine surnaturelle du phénomène) qui a eu lieu au moment des travaux de construction du barrage de Bagré entre 1989 et 1992. Selon plusieurs témoignages, les puissantes machines, auxquelles rien ne résiste habituellement, n'avaient pas réussi à terrasser un baobab. Le chef de Bagré avait confirmé ce qui s'était passé en décrivant l'endroit où se trouvait l'arbre. Il avait précisé que tout le monde, à commencer par les responsables des travaux (nationaux ou étrangers) étaient au courant de la situation car tous les arbres avaient été enlevés sauf le baobab qu'on avait essayé en vain d'arracher.

La décision avait été prise alors de consulter les instances traditionnelles. C'est ainsi qu'en sa qualité de chef, il avait envoyé des gens à Zabré pour demander ce qu'il y avait au sujet du baobab. C'est ainsi qu'il avait appris que l'origine de ce baobab était liée à l'histoire d'un enfant disparu dans des circonstances particulières, selon l'histoire qu'il avait racontée :

« Un enfant faisait griller des arachides pour manger lorsqu'un autre s'était approché de lui pour s'en servir ; le premier qui ne voulait pas le laisser faire avait agité la paille du feu sur lui ; après cet incident, le deuxième enfant qui avait été victime de cette conduite avait suivi son père et d'autres personnes pour aller à la pêche au fleuve. Au cours de cette sortie, ce malheureux

enfant avait été "mangé par l'eau" à l'insu des pêcheurs qui n'avaient constaté sa disparition qu'après leur retour à la maison ; ils étaient repartis à sa recherche en suivant sa trace mais ne l'avaient pas retrouvé : c'est en allant à la pêche une autre fois avec des filets de pêche appelés zulumsi (pluriel de zulunga) *qu'ils avaient repêché des os et qu'ils avaient compris ce qui était arrivé à l'enfant : pour cela, ils avaient planté un bois mort* (ra koenga) *à cet endroit et c'est là que le baobab avait poussé...* ».

Il avait été prescrit de faire un sacrifice avant de pouvoir terrasser ce baobab à cause de son origine surnaturelle (présence de génies à cet endroit selon l'histoire de l'enfant mort dans l'eau). Cette tâche revient à celui qu'on appelle le *kulg-naaba* ("chef de l'eau") en *moore* ou *garba* en *bisa*, qui habite dans le village de Goyinga[37] situé à une vingtaine de kilomètres du barrage. Celui-ci aurait demandé un bœuf blanc, un coq blanc et une pintade blanche pour implorer le baobab afin qu'on puisse poursuivre le travail. Selon le chef, *« (...) c'est le "gouvernement" et Torno* (l'entreprise italienne chargée des travaux de construction du barrage) *qui ont donné l'argent pour l'achat des animaux ; c'est seulement après le sacrifice qu'on a pu faire sauter le baobab à la dynamite... »*.

FAURE confirme cet événement en précisant que ce sont les quatre "maîtres de la pêche" chargés de la gestion coutumière de l'eau du Nakambé qui s'occupent de ces pratiques rituelles (cf. FAURE 1991 in FAURE 1996 : 264) :

> « L'un d'entre eux réside à Goyinga et gère à lui seul 17 mares. Ces quatre personnages, plus deux autres (à Lergo et à Loaba) ont été sollicités par l'administration et les entreprises qui construisent le barrage, sur le conseil du chef de Bagré et du chef de Tenkodogo. On leur a demandé de procéder à des sacrifices rituels sur les mares et pour permettre l'abattage d'un baobab situé sur la -rive gauche de Nakambé, afin de démarrer les travaux sous de bons auspices. ».

Les deux événements qui ont été relatés montrent l'importance des conceptions et des représentations cosmologiques ainsi que la place du rituel dans les pratiques religieuses traditionnelles.

[37] C'est l'un de nos sites d'enquête.

Chapitre II

Quelques repères historiques sur la région *bisa*

1°)- "Autochtonie" et mobilité du peuplement

Parmi les auteurs qui ont contribué à la connaissance de l'histoire du pays *bisa*, nous nous référons essentiellement aux travaux de PROST (1945, 1950), ceux de Sœur JEAN BERNARD (1966) et de LAHUEC ET MARCHAL (1979), et ultérieurement ceux de FAURE (1990, 1996).

Plusieurs hypothèses ont été émises sur la mise en place du peuplement dans la région et sur l'identité des autochtones. Du fait de l'incertitude des sources citées par les auteurs, nous ferons cas essentiellement des indications données par FAURE (1996 : 49-50).

La première hypothèse est que les *Bisa* sont des autochtones comme le montrent tous les auteurs qui apparentent Rialé (l'un des ancêtres des *Moose*) aux *Bisa* dans la légende de Yennenga. La deuxième hypothèse est que les *Bisa* sont arrivés d'ailleurs. Enfin, la troisième interprétation est discordante d'un texte à l'autre. L'idée globale qui se dégage est que « (…) la mise en place du peuplement d'origine *mossi*, comme celle d'origine *bisa* (...), repose très souvent sur un processus d'essaimage de noyaux initiaux. » (LAHUEC et MARCHAL 1979 : 23). Dans cette perspective, il est suggéré une succession de plusieurs phases de peuplement dans la région *bisa*, à partir d'un « (…) vieux fond de peuplement *bisa* qui occupait la région avant l'arrivée des groupes plus récents (*bisa* ou *mossi*). » (LAHUEC et MARCHAL 1979 : 33). Telle est la situation décrite par Sœur JEAN-BERNARD (1966 : 164) :

> « (...) le peuplement du territoire actuel se fit en trois temps. D'abord, les *Bisa*, ou mieux les *Bisa-Samo*, montent de Yendi (Togo sous mandat anglais à l'époque, actuel Ghana) et s'installent en deux centres importants : Loanga et Garango. L'ancêtre de ce tronc commun s'appelait Bambara, nom très répandu chez les *Bisa*. En un deuxième temps, les *Mossi*

montent de Gambaga, dans l'actuel Ghana, vers Tenkodogo. Les *Mossi* s'arrêtent à Ouagadougou, petit village à l'est de Tenkodogo, ne pouvant s'installer à Tenkodogo même, occupé par les *Bisa*. Par ruse les *Mossi* vont surprendre les *Bisa* de Loanga, un jour de marché ou de grand sacrifice. Ils arrivent ainsi à se faire reconnaître comme les chefs du pays et occupent Tenkodogo, de là ils remonteront vers Ouagadougou, actuelle capitale voltaïque, jalonnant la route de deux tombeaux de leurs *naba*. Les *Bisa* de Garango restent indépendants. Le troisième temps correspond à l'arrivée de la deuxième vague *Bisa* avec des *Mossi*. Certains *Bisa* quittent les *Mossi* dès la période de "Ouagadougou de Tenkodogo" et descendent s'installer au Léré, région de Zabré, tout au sud de la Haute-Volta. D'autres *Bisa* ont suivi les *Mossi* jusqu'à Ouagadougou, capitale pour redescendre ensuite de l'autre côté de la Volta Blanche en former les cantons de l'ouest. ».

Les indications de LAHUEC et MARCHAL (1979 : 35) concernant la zone de Garango vont dans le même sens :

> « (…) la S.P. (sous-préfecture) de Garango, avant la conquête mossi est occupée par un vieux fonds de peuplement *bissa*... Celui-ci fait partie du stock de populations diverses "autochtones" (*Nyonossé*, *Kibbilsi*, *Foulsé*... etc.) que rencontrent les *Mossi* à leur arrivée dans la région. Les *Bissa* de Loanga font aussi partie de ce vieux fonds. Plus au nord, celui-ci a été effacé par l'invasion *mossi* : il n'en subsiste plus que des témoignages archéologiques... Les attaques des *Mossi* aboutissent à la mise sous tutelle de presque tout le nord du pays *bissa*. La partie Est est intégrée au royaume de Tenkodogo au début du XIXe siècle, selon KAWADA. La partie ouest est soumise à l'influence du Mogo Naba de Ouagadougou à la suite de différentes campagnes militaires. Cette domination s'exerce en particulier au niveau des institutions : toute investiture officielle d'un nouveau chef de village n'est accordée que par le Mogo Naba... Seul, le centre de la région étudiée reste indépendant, avec Garango et Tangaré comme principales places fortes de la résistance aux *Mossi*. ». Ces interprétations des faits historiques sont convergentes avec celles données par PROST (1945 : 50-51).

FAURE (1996 : 51) qui cite les travaux de LAHUEC et MARCHAL (1979) au sujet de la mise en place du peuplement régional, donne la lecture suivante de ce qui constitue l'entité sociale et géographique *bisa* :

> « (…) le peuple *bissa* résulte d'un mélange de populations d'origines géographiques variées qui se sont réfugiées sur ce territoire à des périodes différentes. Sont *Bissa* les populations qui vivent dans la région *bissa*, parlent *bissa* et se disent *Bissa*. L'histoire des *Bissa* est inséparable de celle des *Mossi*. Le peuple *bissa* est né progressivement d'absorption d'autochtones, de conquérants et de migrants. ».

L'interprétation des faits historiques (cf. ci-dessus) montre que les *Bisa* de souche ont été les premiers à occuper l'espace régional[38]. Mais FAURE (1996 : 54) souligne l'absence d'une référence à la succession chronologique dans l'interprétation locale de l'"autochtonie" : « l'autoch-tonie est rarement envisagée par les *Bissa* comme un fait historique relatif à un ordre d'arrivée chronologique : cette notion est interprétée en relation avec les représentations de l'espace sauvage, et doit donc être analysée en priorité en termes anthropologiques. ».

Les conceptions locales de l'"autochtonie" sont basées sur deux éléments, selon FAURE (1996 : 54-55) :

> « (…) dans tous les récits de l'histoire des clans deux idées dominent : la mobilité des populations et la "segmentarité" des clans. Un clan se "segmente" lorsqu'une partie du patrilignage quine le village pour s'installer sur de nouvelles terres. Un nouveau clan est créé lorsque ce groupe "fonde un nouveau village. Les récits font référence aux représentations de l'espace... De ce fait, tout *Bisa* est autochtone dans le village de ses ancêtres ; il appartient au clan installé sur le territoire conquis par son fondateur... C'est le principe des deux notions d'autochtonie développées par IZARD : l'étendue, la durée. ».

[38] Voir en annexe la carte sur l'origine du peuplement *bisa* et *moaga*.

2°)- Relations entre *Bisa* et *Moose*

Les faits cités auparavant montrent que les relations entre les *Moose* et les *Bisa* constituent une caractéristique importante de l'histoire locale. Nous mentionnons quatre événements majeurs rapportés par des récits qui en témoignent.

- Le contexte historique de coexistence des deux groupes linguistiques

TAUXIER (1924 : 170) décrit l'occupation de l'espace régional avant la colonisation française :

> « (...) avant l'arrivée des Français, les *Boussansé* indépendants formaient des villages et de petits cantons indépendants. Ainsi le Léré avait un chef suprême qui commandait à 17 000 âmes environ et qui interdisait aux villages de son obéissance de se battre ou décidait, en cas de combat incertain entre deux villages, qui était vainqueur, qui était vaincu. Les *Boussansé,* partagés en cantons indépendants, étaient en tout 78 000. Mais il y avait 40 000 *Boussansé* dans le royaume de Tenkodogo qui n'étaient plus indépendants et obéissaient au *naba Mossi* de Tenkodogo. Celui-ci commandait en tout à 60 000 âmes (20 000 *Mossi* et 40 000 *Boussansé*). Ce petit royaume reconnaissait la suzeraineté de Ouagadougou. ».

- La région *bisa* a été le berceau de la royauté *moaga*

La légende bien connue sur la fondation des royaumes *moose*, rapportée par plusieurs récits, situe l'événement initial (la rencontre de la princesse *mamprusi* Yennenga avec le chasseur bisa Rialé) dans la région *bisa*... De leur union serait né Ouédraogo, le fondateur du clan des chefs *moose*. Selon FAURE (1996 : 70), on ne recense pas moins de 15 versions de l'histoire de Yennenga au nombre desquels cinq indiquent que Rialé est un *Bisa*, un autre qu'il est *Mandé*, et un autre encore qu'il est *Gourmantché*, en plus des récits qui ne se prononcent pas sur la question.

- L'histoire des royaumes *moose* est ponctuée d'incursions en pays *bisa* d'où les chefs ramenaient des esclaves (cf. FAURE 1996 : 79) :

> « (…) on sait que les premiers esclaves des *Mossi* étaient tous *Bousanga.* Le canton de Garango, dans le cercle actuei de Tenkodogo, constituait le réservoir dans lequel les guerriers de l'Empereur et de ses vassaux allaient puiser par centaines de jeunes esclaves... On raconte à ce sujet que les guerriers des chefs *Mossi* surprenaient toujours les habitants de Garango le jour du marché. ».

Trois types de traitements étaient réservés aux captifs : ils étaient enrôlés dans les armées (les Bisa étaient réputés pour leur habileté d'archers), ils devenaient des serviteurs dans les cours royales ou ils étaient vendus comme esclaves.

Les *Moose* n'étaient pas les seuls à aller chercher des esclaves dans la région car il y avait aussi d'autres groupes de populations comme les *Ashanti* et les *Dagomba* (cf. FAURE 1996 : 79). Les *Bisa* initialement tenus à l'écart de cette pratique seront également des acteurs de premier plan dans la région. Ainsi, les traditions locales témoignent de fréquentes batailles entre les villages, notamment des querelles provoquées par des vols de femmes, évoquées par la suite par l'auteure :

> « (…) la famille qui voyait ainsi une de ses femmes disparaître avertissait le chef de village du rapt... Si un chef tuait l'autre, il prenait ses gens, ses femmes et ses enfants, les mettait dans un enclos et les vendait ensuite comme esclaves. » (FAURE 1996 : 92).

Face à cette situation d'insécurité, les responsables coutumiers avaient pris certaines mesures rappelées par le même auteur qui parle aussi de la situation d'insécurité due aux razzias révélés par les écrits de cette période :

> « Le vol des femmes destinées au marché d'esclaves préoccupait les chefs responsables de la défense du territoire, et l'on peut remarquer devant la cour des chefs de Garango. Lenga et Komtoega un objet protecteur planté sur un trépied, appelé *yarso* : c'est un "fétiche" de guerre destiné à prévenir le rapt des femmes du village. » (FAURE 1996 : 93).

> « Les textes des voyageurs européens s'accordent sur l'hostilité de la région *bisa* à la fin du XIXe siècle. La réputation de la région est telle que les voies des caravanes passent de part et d'autre. KAWADA (1979) remarque que ni BARTH ni

BINGER ne signalent Tenkodogo dans les voies du XIXe siècle... Binger écrit (1892) que de nombreux commerçants *Haoussa* venant de Salaga préféraient faire un détour par le pays *Yorouba* et Yendi, plutôt que d'utiliser "'les itinéraires peu sûrs passant par le Gourma et le "*Bisa*". » (FAURE 1996 : 82).

Ces expéditions en territoire *Bisa* des *Moose* de Tenkodogo alliés à ceux de Ouagadougou n'étaient pas toujours couronnées de succès. Ainsi, vers 1500 ils se seraient fait battre à Komtoega, bataille durant laquelle le Mogho Naba de Ouagadougou fut tué. Vers 1600, une nouvelle tentative contre Garango, point fortifié des *Boussancé* de l'ouest, aurait échoué[39].

- La relation entre les *Bisa* et les *Moose* a été marquée par des emprunts linguistiques[40] et des interpénétrations culturelles caractéristiques des situations de contact entre les deux groupes linguistiques. Cette dimension apparaît à un double niveau : d'une part dans les régions de souche *moaga* (Lenga, Boussouma, Komtoega, Niago, Sanogo-Lergo), où la population a été progressivement assimilée par les *Bisa* ; d'autre part, dans la région de Tenkodogo où la population d'origine *bisa* a été conquise et assimilée par les *Moose*. Dans le premier cas, les conquérants et les migrants *Moose* ont adopté la langue et la culture de leur terre d'accueil *bisa*, contrairement à ce qui se passe habituellement dans l'histoire des conquêtes des *Moose*. En effet, dans les autres régions du pays, la domination des *Moose* se manifestait par une dissolution totale du groupe autochtone qui perdait sa langue, la gestion administrative du terroir, le pouvoir politique, mais conservait parfois la chefferie de terre.

Cette situation n'est pas valable pour Tenkodogo, comme l'indique KAWADA (1979 : 214) au sujet des villages *bisa* intégrés à la domination *moaga* :

> « Cette intégration reste partielle et précaire étant donné que les agglomérations *bisa* jouissent toujours d'une autonomie politique assez large dans la plupart des cas, avec des chefs *bisa* créés à l'exemple *mosi*, et que les *Bisa* ne remplissent

[39] Cf. FROGER in TAUXIER (1924 : 163).

[40] Evoquant une remarque de PROST, Sœur JEAN BERNARD (1966 : 218) indique que « les termes relatifs aux cultures, au tissage et à l'habillement, qu'on trouve dans la langue *bisa*, sont des emprunts au *mörë*... ».

aucune fonction particulière et complémentaire – telle que celle de maître de terre ».

- L'influence de la présence des *Moose* s'est traduite par l'adoption par les *Bisa* de leur modèle d'organisation politique. Ainsi, deux types de chefferies sont apparues parmi les *Bisa* : d'une part, celles qui font partie de l'aire d'influence du pouvoir *moaga* de Ouagadougou[41] ; d'autre part, celles qui sont restées indépendantes de Ouagadougou et de Tenkodogo, à savoir Garango et Zabré. Initialement, les *Bisa* issus de sociétés de lignages n'avaient pas de pouvoir politique centralisé comme chez les *Moose* mais étaient organisés selon un principe de hiérarchie sociale. En effet, c'était le plus âgé du lignage fondateur, le *gutarè* (ou *jitaare* selon le dialecte) qui détenait le pouvoir local (selon l'âge et la proximité généalogique avec l'ancêtre fondateur à l'intérieur du clan ou par ordre d'arrivée depuis la fondation du village entre différents clans).

FAURE (1993 : 136) distingue deux modèles d'organisation politique selon la période :

- avant le XIXe siècle, il y avait deux types de chefferies : au modèle d'organisation bisa qui est celui d'une société initialement sans classes constituée de clans apparentés ou non (chefferie paysanne) s'est ajouté le modèle *moaga* qui est celui d'une société de classes[42]. La spécialisation guerrière a été à l'origine de l'émergence d'un pouvoir de classe dans toute la région.

- au XIXe siècle, avec l'adoption du modèle de chefferie *moaga*, il y a eu l'émergence de deux types de légitimités : d'une part, les chefferies dépendant de l'aire de domination politique *moaga* ; d'autre part, les chefferies indépendantes (Garango et Zabré).

L'avènement de la chefferie a transformé les habitudes locales puisque le *gutarè* (l'aîné) devient le *kir* (chef), mais le mode de transmission du pouvoir reste le même[43]. D'autres pratiques sont également conservées : ainsi, les aînés du clan s'occupent des enterrements, des funérailles, et ils consomment la viande de sacrifice

---

[41] On dit dans ce cas que les chefs vont "chercher leur bonnet à Ouagadougou".

[42] IZARD (1985) parlait des "gens du pouvoir" et des "gens de la terre".

[43] Le chef est intronisé par l'"aîné du clan apparenté" qui le coiffe de son bonnet, selon les rites locaux.

du culte des ancêtres. Globalement, l'organisation politique et sociale d'antan a évolué en intégrant rapport extérieur d'origine *moaga*[44] :

> « Le système politique *bissa* actuel apparaît comme un combiné de l'organisation traditionnelle fondée sur l'aînesse et du système de la chefferie d'inspiration *mossi*. En effet, le pouvoir du chef est tempéré par l'institution des *gutanno* (pluriel de *gutarè*), qui sont les frères, les oncles du chef défunt et qui correspondent à une sorte de conseil des anciens donc une sorte de protection, un moyen de préserver au sein du système de la chefferie un principe gérontocratique. ».

Les indications ci-après[45] montrent également que l'adoption d'un modèle politique inconnu jusqu'alors a eu des répercussions sur l'organisation sociale :

> « L'introduction du système de la chefferie s'est accompagnée de la transformation de groupes sociaux distincts : les *nabiro*, qui sont tous les membres masculins de la lignée du chef, et *talgaro*, qui sont tous les autres membres. Cependant, la notion de *talga* désigne une autre catégorie très large qui inclut aussi bien les individus membres du lignage majoritaire du village ; autrement dit appartenant au groupe de descendance de l'ancêtre fondateur et donc anciennement partie prenante du pouvoir...
> Aussi existe-t-il un terme (*sana* = étranger en *bissa*), appliqué aux descendants des familles dont l'arrivée dans le village est plus tardive, qualificatif permettant de les distinguer des individus descendants du lignage fondateur et les plaçant dans une position subalterne par rapport à ces derniers. Le système de la chefferie a ainsi fait apparaître la notion de lignée dominante (*nabiro*), donnant du même coup à la société *bissa* un caractère plus stratifié que ne le faisait le système traditionnel dans lequel la hiérarchisation entre groupes et individus se fondait sur la seule existence de statuts plus ou moins favorisés (aînés/cadets ; hommes/femmes). ».

---

[44] Cf. communication personnelle d'Alain BAMBARA.
[45] Idem.

Dans le cas de villages où cohabitent des *Moose* et des *Bisa* autochtones, la chefferie est détenue habituellement par les premiers tandis que les seconds accèdent à la fonction de chef de terre comme le montre le cas de Niagho, où les premiers résidents d'origine *bisa* sont venus du Ghana actuel d'où ils sont arrivés jusqu'en territoire *moaga*, à Kila de Manga.

Cette évolution politique en contexte *bisa* marque aussi un changement dans l'organisation sociale avec l'apparition d'une hiérarchie politique (lignée du chef et autres résidents). L'organisation en clans est aussi battue en brèche par la fondation de nouveaux villages sans origine clanique, à partir de migrations à l'intérieur de la région *bisa* (c'est le cas de Dassanga, Dirzé et Goyinga, nos trois sites d'enquête).

3°)- Une histoire de la chefferie à Bagré

La création de la chefferie à Bagré est similaire à celle d'autres villages de la région et les circonstances de l'occupation de ce terroir ainsi que la domination politique des *Moose* sont ainsi rapportées par FAURE :

> « Plusieurs chefferies sont créées de toutes pièces par l'administration... Les chefs et les "notables" qui forment l'appareil politique de la chefferie, composé le plus souvent des frères et des oncles des chefs, sont assimilés à l'organisation territoriale en suivant le modèle de la société *mossi*. La création du village de Bagré suit exactement ce schéma...
>
> Jusqu'aux années 1914, Bagré était une brousse qui s'est peuplée de réfugiés fuyant les contraintes coloniales. Néanmoins, chaque réfugié considérait qu'il relevait du commandement de son village de départ (Tenkodogo, Loanga, Garango...) et il n'y avait pas d'autorités sur place. Pendant les années 1930, alors que les chefs coutumiers devaient fournir de la main-d'œuvre à l'administration coloniale pour l'envoyer travailler sur les chantiers et les plantations de la Basse Côte d'Ivoire, chaque chef venait puiser ses hommes dans le village de Bagré. Le *rima* (roi, chef) de Tenkodogo a voulu organiser Bagré sous son commandement et il a envoyé un de ses frères en 1931. Celui-ci a été nommé chef en 1936 sous le nom de Naaba Bulga. Il est décédé en 1981 et son fils lui a succédé le

13 juin 1987 après 6 ans d'interruption de la chefferie. » (FAURE 1991 in FAURE 1996 : 107).

Le chef de Bagré est le descendant direct d'une lignée de chefs sous l'autorité du grand *naaba* (chef, empereur) de Tenkodogo. A ce titre, il est nommé et intronisé par ce souverain dont l'autorité remonte à la mise en place du peuplement dans la région. L'autorité coutumière de Bagré est hiérarchisée, comme le précise FAURE (1996 : 263) : « ... coutumièrement, le terroir de Bagré est divisé en plusieurs "commandements" pour lesquels on distingue des chefferies primaires, secondaires et tertiaires. Cette distinction existe aussi pour les prêtrises de terre. ».

Tableau 1 : chefferies du terroir de Bagré

Chefferie principale	**Chefferie secondaire**	**Chefferies tertiaires**
BAGRÉ	Niambo Sembo Guingale Pata Dirlakou Boakala	Pata : - Sassere - Kihure Boakala : - Guiella - Dounka - Boudayaré - La Bega - Biré - Kisimparé

Source : FAURE (1996 : 264)

C'est l'histoire de l'implantation d'une chefferie d'origine *moaga* dans une région à fort peuplement *bisa*. Le chef de Bagré dit, à ce sujet, que la population autochtone *bisa* qui occupait la région jadis n'avait pas de chef en ce moment si bien que certaines régions de l'actuelle zone amont du barrage (il cite notamment Niagho et Garango) venaient y prélever des "impôts". Face à cette situation, Naaba Kiiba de Tenkodogo aurait désigné un de leurs ancêtres pour être le chef de ce qui s'appelait déjà "Bagré" à l'époque, à cause surtout de la forte présence d'hyènes (*kata*, en *moore*), mais aussi de lions (*wenaaba*) et de tigres, panthères, léopards (*gigemde*) qui faisaient régner la peur. Ainsi, la nuit il fallait bien fermer les habitations, mais cela n'empêchait pas parfois un lion de transpercer les clôtures et les toitures pour capturer l'un des occupants qu'il dévorait, quand il n'avait pas eu une autre proie. C'est pour cela qu'on appelait la zone *gigemtenga* ("le pays du *gigemgde*" ou du léopard) en *moore* ou *baaga talla* en *bisa*. Cette appellation *bisa* serait à l'origine du nom du village. Une interprétation similaire est donnée par FAURE (1996 : 107) : « Bagré signifie en langue *bissa* "les lions vont te prendre" ou le "trou des fauves", du terme *baaga* "lion", à cause du baobab que l'on voit au bord de la route à l'entrée du village qui abritait des lions... ».

> KAWADA (1979 : 209) confirme cette tendance expansionniste des *Moose* :
> « Comme on s'en aperçoit sur la carte de la région de Tenkodogo, il y a une curieuse intrusion de la domination de la dynastie actuelle de Tenkodogo vers le sud qui se prolonge vers une région où les villages *bisa* sont nombreux. Les étapes de cette intrusion sont marquées en trois points cruciaux, par trois de ces huit villages. Ce sont, du nord au sud : Zabo, important village *bisa* au sud de Loanga ; Bagré, village *bisa* très peuplé et Nabenda, village *bisa* moins peuplé mais avant-poste *mosi* vers le sud. Les chefs de ces trois villages sont tous des descendants de Naaba Karongo, et leur lignage ne représente qu'une très faible partie de la population. ».

Cette logique de conquête a permis l'extension de ce qui était la dynastie de Tenkodogo (cf. KAWADA 1979 : 210) :

> « L'installation comme chefs de villages des descendants de Naaba Karõngo et de Naaba Koom a revêtu un caractère expansionniste visant à étendre la domination de Tenkodogo... L'histoire de ces villages montre, d'une part, que le passage d'autochtones *bisa* sous le commandement de chefs *mossi* descendant d'une dynastie dominante ne s'est produit que tardivement : d'autre pan que les installations des descendants d'une dynastie dominante comme chefs de village ont toujours été très limitées jusqu'à une époque récente (presque contemporaine de l'époque de la pénétration coloniale. ».

Aujourd'hui encore la tradition se maintient à Bagré (intronisation d'un chef *moaga* par le chef de Tenkodogo), mais on constate que les temps ont bien changé car les rivalités n'existent pas tant entre les détenteurs du pouvoir de souche moose et la population *bisa* mais à l'intérieur même de la famille du chef pour l'accès au titre[46]. En revanche, dans les trois villages typiquement *bisa* de la zone d'enquête, les chefs désignés sont sous l'autorité d'une autre localité [47].

4°)- L'influence du chef de Tenkodogo et son action en faveur du projet

Tenkodogo occupe une place importante dans la hiérarchie des royaumes *mossi*, ce qui explique le prestige dont jouit son chef (*naaba* ou *rima* en *moore*). Depuis 1957, cette fonction dont le prestige est similaire à celui du Moogo Naaba[48] à cause de la grande valeur symbolique du (Tenkodogo a été le berceau légendaire des Ouédraogo, la famille royale *mossi*), était assumée par Naaba Tigré.

L'histoire de cette dynastie montre le rôle important qu'ont toujours joué les souverains dans l'arène politique locale. En effet, c'est par eux que s'est perpétuée la domination du système de chefferie *moaga*. Comme nous l'avons indiqué pour Bagré, le chef de Tenkodogo nomme et intronise directement ou indirectement les chefferies secondaires sous le des chefs que lui-même a désignés. Naaba Tigré, est le descendant de 12 chefs (*naaba*) qui se sont succédés au trône. Les trois derniers avant lui sont Naaba Karongo (1879-1904), Naaba Koom (1904-1933) et Naaba Kiiba (1933-1957). Après son décès début septembre 2001, il a été remplacé par son fils[49].

---

[46] L'importance que prend l'espace régional à cause de l'implantation du barrage dans le terroir de Bagré accentue ces antagonismes car le chef est un personnage de premier plan en tant qu'interlocuteur incontournable des opérateurs de développement impliqués dans les aménagements hydrauliques en cours de réalisation.

[47] Il s'agit de Foungou - Yakala qui dépend administrativement de Gomboussougou, dans la Province voisine du Zoundweogo.

[48] C'est l'autorité suprême de l'univers *moaga*, descendance de la lignée d'Oubri, le fondateur du royaume des *Moose* de Ouagadougou.

[49] Une nouvelle ère s'ouvre vraisemblablement pour la royauté de cette entité régionale avec l'intronisation de ce qui occupe une place importante dans l'échiquier politique moderne en tant que député à l'Assemblée nationale. Les dernières années de vie de Naaba Tigré auront été marquées par un événement qui avait défrayé la

Naaba Tigré avait manifesté son engagement en faveur de la réalisation du grand projet hydraulique de Bagré, comme le précise FAURE (1991 : 5) :

> « Naaba Tigré a œuvré à la construction du barrage depuis 1974, par de nombreux déplacements à et une opiniâtreté qui a favorisé ce résultat. Il rivalisait à l'époque avec SOME Yorian Gabriel, chef d'état-major sous le CMRPN[50] alors que celui-ci voulait faire construire le barrage de Loumbiel, et avec OUEDRAOGO Mahamadou alors de l'Equipement et décidé à réaliser le barrage de Kompienga (opérationnel depuis novembre 1988). ».

C'est l'exemple d'un courtage en développement similaire à ce qui se passe à d'autres endroits, par l'intermédiaire des hommes influents[51]. Un événement pourrait aussi expliquer l'engouement de la chefferie locale pour l'avènement des aménagements hydrauliques. Selon une histoire racontée par le fils du chef de Bagré (cette famille fait partie de la lignée royale des Sorgho détenteur de la chefferie à Tenkodogo), l'origine de la décision d'entreprendre un aménagement dans la zone provient d'un concours de circonstances. Un "Blanc" qui avait un statut très important survolait la zone avec sa famille lorsque l'avion qui les transportait a eu un accident et s'est écrasé dans ce qui était décrit comme une brousse connue pour ses fauves. Le chef du village de cette époque (l'un de leurs ancêtres), aurait secouru ces étrangers avec sa cavalerie et ils auraient été ses hôtes pendants quelques jours. En guise de reconnaissance pour l'action de sauvetage et l'hospitalité, le "Blanc" aurait promis d'aménager la zone en y faisant construire un grand barrage. En plus, il aurait offert un beau fusil au chef avant de partir. Selon cette version des faits, les récents aménagements hydrauliques sont l'aboutissement de la promesse de ce bienfaiteur.

---

chronique, puisqu'une action judiciaire était engagée contre le souverain accusé d'être impliqué dans la mort d'un *Bisa*, à la suite d'une mésentente avec ses sujets.

[50] Comité Militaire de Redressement pour le Progrès National (CMRPN, 1980-1982) dirigé par le Colonel Saye ZERBO.

[51] Nous citerons, pour mémoire, l'ouvrage de BIERSCHENK, CHAUVEAU et OLIVIER DE SARDAN 2000 (dir.) sur cette question.

Chapitre III

Onchocercose et stratégies d'action agricole

L'histoire de la région *bisa* (plus précisément la région de Bagré pour ce qui nous concerne) a été marquée par une action sanitaire de grande envergure destinée à éradiquer l'onchocercose qui y sévissait. Cette maladie avait été mise en cause en tant qu'obstacle à la mise en valeur des grandes superficies de plaine arrosées par le grand fleuve Nakambé (appelé Volta Blanche auparavant). L'action sanitaire d'antan destinée à l'éradiquer faisait donc partie à la fois de l'histoire agricole locale (cf. actuellement le projet hydraulique et agricole de Bagré) et de l'histoire de l'implantation sanitaire locale. C'est pourquoi nous en rendrons compte, en essayant de mettre en perspective les motivations à la fois agricoles et sanitaires qui ont marqué l'évolution historique de cet espace régional. Dans cette perspective, nous décrirons d'abord le rapport la prévalence de l'onchocercose et les mouvements de populations, tel qu'analysé par plusieurs auteurs. Cet aperçu historique nous situera sur la continuité des événements qui ont abouti à l'aménagement de la zone dans lequel prend place le projet hydraulique de Bagré dont l'implantation, ainsi que les enjeux liés à cette intervention étatique, sont évoqués par la suite.

Le barrage de Bagré est l'aboutissement tardif d'une double stratégie d'action destinée initialement, d'une part à assainir les zones infestées par l'onchocercose, peu peuplées ; d'autre part, à installer des paysans qui devaient contribuer à une stratégie d'accroissement de la production agricole par l'exploitation de cultures irriguées. Dans cette perspective, avait été mise en place une structure dénommée "Aménagement des Vallées des Volta" considérée comme un moyen d'action qui « prolonge et amplifie à l'échelon local le vaste programme régional multinational d'éradication de l'onchocercose » (*Europe Outre-Mer*, n° 600-601 : 27).

Le projet d'aménagement des vallées des Volta était considéré comme « la plus importante opération de développement du pays sur le quadruple plan de la superficie concernée, des populations intéressées, des objectifs de production et de la durée de l'opération. » (*Europe Outre-Mer*, n° 600-601 : 27). Cette intervention figurait au nombre des grands projets de mise en valeur des "terres neuves" qui avaient été entrepris dans d'autres pays de la région (Mali, Togo, Niger, Côte-d'Ivoire, Sénégal). Nous évoquerons trois justifications qui avaient été données de cette intervention.

1°)- L'argument démographique

L'idée de départ était l'occupation d'un espace faiblement peuplé :

> « L'autorité pour l'aménagement des vallées des volta est l'outil national créé en 1974 par la Haute-Volta pour résoudre la contradiction entre la forte densité de population sur le plateau mossi (plus de 100 habitants au km^2) et le sous-peuplement ou le dépeuplement des vallées des Volta, riches en eau, en terres, en flore et en faune, tel qu'il devenait possible de mettre en valeur en luttant contre l'onchocercose - ou cécité des rivières - et son vecteur, la simulie. » (*Europe Outre-Mer*, n° 600-601 : 27).

Trois types d'explications ont été donnés de l'origine du dépeuplement des vallées ou leur faible occupation : celle des administrateurs, celle des médecins qui étaient impliqués dans la lutte contre les endémies et les épidémies, et celle des ethno-géographes qui se sont intéressés au phénomène par la suite. Toutes ces justifications ont pour point de départ un même présupposé, à savoir une mise en accusation de l'onchocercose dans les mouvements de population observés en cette période. Nous confronterons les trois types d'interprétation des faits historiques.

1.1. Les données fournies par les archives administratives sur l'évolution générale de la population bisa

ROLLAND et BALAY distinguent deux périodes caractéristiques de l'évolution démographique :

- de 1921 à 1946, le fait certain est que « (...) la population globale diminue dans de fortes proportions, certains cantons disparaissent au point de vue administratif (...) et ce recul démographique inquiète fortement les administrateurs. » (ROLLAND et BALAY 1985 : 46).

- à partir de 1946, le mouvement inverse est amorcé avec le retour de nombreux déplacés :

> « (…) au cours des années qui vont suivre, la population va augmenter dans des proportions importantes. L'enquête démographique (a..) de 1960 indique pour le groupe bisa un taux d'accroissement annuel de 22 pour 1000 (par ordre d'importance, le deuxième taux d'accroissement des différentes ethnies de Haute-Volta). » (ROLLAND et BALAY 1985 : 46).

Les quatre causes évoquées sont : premièrement, le recrutement obligatoire de main d'œuvre pour les plantations de Côte-d'Ivoire et les grands travaux sur les voies ferrées ; deuxièmement la sévérité du régime fiscal ; troisièmement les abus de certains chefs coutumiers ; quatrièmement, à certaines périodes et plus accessoirement les disettes et les épidémies (variole et méningite cérébro-spinale).

Il ressort de ces indications qu'aucune référence n'est faite à l'onchocercose ou à la trypanosomiase comme cause de dépeuplement.

1.2. La recherche des causes d'abandon des villages au cours des interventions médicales

Une enquête auprès de la population directement concernée par l'abandon des vallées a été réalisée dans le cadre d'une étude réalisée par ROLLAND et BALAY (1985)[52]. Il s'agissait d'un questionnaire soumis à trois catégories de personnes interrogées : premièrement, « les survivants des villages et des quartiers abandonnés » ; deuxièmement, « les habitants des villages en bordure de la zone dépeuplée (notables, chefs de familles, sujets âgés) » ; troisièmement, « les autorités coutumières dépositaires du fonds historique de leurs circonscriptions » (ROLLAND et BALAY 1985 : 50).

Le questionnaire était composé de cinq thèmes : premièrement, la « recherche des villages abandonnés » ; deuxièmement, la « recherche des causes de cet abandon pour chacun des villages cités » ;

[52] Le premier rapport sur ce travail a été publié en 1969.

troisièmement, les « mouvements du front de culture » ; quatrièmement, la « recolonisation des zones abandonnées » cinquièmement, la « connaissance de l'onchocercose » (ROLLAND et BALAY 1985 : 49-50).

Les résultats de l'enquête ont fait apparaître trois principaux motifs déclarés par les résidents locaux au sujet de l'abandon des villages. La première cause est relative aux « dégâts causés par les animaux sauvages » (lions, singes, antilopes, éléphants, hyènes), premier motif qui est mentionné comme la « cause la plus souvent invoquée... » (ROLLAND et BALAY 1985 : 53) même si ce rôle est nié à certains endroits. La deuxième cause évoquée dans la même référence concerne le « recrutement forcé de main d'œuvre pour la Côte-d'Ivoire ou la construction du chemin de fer (Dakar-Niger, Abidjan-Niger) » qui est décrite comme une « une cause essentielle du dépeuplement des villages avant 1946 ».

D'autres contraintes similaires ont été évoquées : prestations locales de main d'œuvre, culture et fourniture obligatoire de certaines denrées (coton), portage pour l'administration. Le témoignage d'anciens des villages qui a été rapporté était que « ... *beaucoup de villageois sont revenus dès que le recrutement forcé a été supprimé* (1946) ... ».

La troisième cause affirmée concerne les maladies dans la même référence :

> « Selon la plupart des survivants des villages abandonnés le pays qu'ils habitaient "n'était pas bon". Les gens étaient tués par la brousse. Les décès étaient très nombreux. Les gens mourraient un à un, avant d'être vieux. Les jeunes, par contre se portaient bien jusqu'à 7-8 ans. Après les gens manquaient de force et tombaient malades. » (ROLLAND et BALAY 1985 : 53).Les maladies suivantes étaient citées comme responsables des décès : « (…) la maladie des arbres (*Gono* en *Bisa* et *Tiisé* en *Mossi*) a été toujours invoquée, plus rarement la maladie du sommeil. ». Il ressort également que « (…) tous les habitants ont insisté sur le grand nombre de cas de cécité dans les villages abandonnés. ».

Il se dégage de ces différentes observations deux éléments majeurs : d'une part, l'onchocercose ou d'autres maladies n'étaient pas citées comme la première cause de déplacement de la population ;

d'autre part, le rôle de l'onchocercose est reconnu comme cause secondaire mais sous la forme d'une interprétation locale du phénomène : on reconnaît la cécité des rivières à travers les symptômes décrits de la maladie *gono* (*goro* ou go selon le dialecte) en *bisa* et *tiise* en *moore*. Les signes caractéristiques ont été évoqués (cf. ROLLAND et BALAY 1985 : 54) : les enfants se portent bien jusqu'à 7-8 ans ; en vieillissant, la peau devient dure et rugueuse comme celle des caïmans ; des kystes apparaissent (*po* en *Bisa* cf. l'une des entités nosologiques décrites dans la deuxième partie) ; on se gratte beaucoup ; (...) puis on perd les yeux, au début, la vue diminue à la tombée du jour ; la maladie atteint le ventre et on meurt.

La description faite de la manifestation de la maladie correspondait à sa signification biomédicale, selon la même référence à l'enquête des deux auteurs cités : « (...) comment mieux décrire l'onchocercose avec son syndrome cutané, oculaire et général ? ». Les causes de la maladie sont ainsi décrites : « (...) la maladie s'attrape en buvant l'eau où tombent les feuilles des arbres ; en se lavant avec cette eau, on se gratte beaucoup. ». Une autre variante de ces conceptions étiologiques[53] est que la maladie est transmise par des génies en brousse lorsque la victime traverse leur gîte.

En définitive, les résultats montrent que ce travail qui est l'un des premiers à être réalisé par des médecins sur l'onchocercose et le phénomène de dépeuplement des vallées ne mettait pas en cause en priorité ou systématiquement l'onchocercose comme cause principale des mouvements de population dans la zone.

1.3. Les travaux des ethno-géographes

Les travaux d'HERVOUET (1978 et 1990) démentent ridée selon laquelle l'onchocercose est la cause principale d'abandon des terres dans les vallées et mettent en avant d'autres facteurs de dépeuplement des zones considérées. Nous retiendrons deux éléments de son analyse : d'une part les indications relatives au mouvement général de la population dans la région ; d'autre part, les indications au sujet du rôle de l'onchocercose, dans l'abandon des terres de la vallée des Volta. Cette analyse sera confrontée aux autres thèses évoquées auparavant.

[53] Cf. chapitre 3 de la deuxième partie sur la contagion.

La contribution d'HERVOUET situe d'abord sur des faits historiques qui ont été décrits pour expliquer les déplacements de population. En effet, certains événements ont été à l'origine d'une fuite massive de la population. La forêt qui était perçue auparavant comme une zone d'insécurité était devenue un lieu de refuge à cause surtout des faits historiques suivants :

- les razzias

Les expéditions étrangères étaient fréquentes :

« (…) les multiples razzias effectuées par les *Mossi*, les *Dagomba* et les *Djerma*, en avaient fait des zones d'insécurité où il était risqué de s'aventurer seul ou en groupe réduit. Le seul espace de sécurité étant alors constitué par les zones densément peuplées où l'on pouvait se prémunir contre l'attaque des bandes armées pillardes et esclavagistes. » (HERVOUET 1978 : 9).

- **les conséquences de la conquête et de l'administration française**

D'importants mouvements de population ont concerné la zone d'occupation *Bisa* pendant cette période. Elles étaient dues à plusieurs exactions de l'administration coloniale (corvées, réquisitions et prestations obligatoires) mais aussi à d'autres déplacements relevant d'une stratégie d'occupation de l'espace régional, conjointement à d'autres groupes linguistiques, notamment les *Moose* qui leur disputent une partie de leur aire d'influence.

Après l'échec de la politique du gouverneur HESLING et le démantèlement de la Haute-Volta en 1933, le mouvement de fuite vers la Gold Coast s'accentua selon les indications données par HERVOUET : « (…) à travers les recensements cantonaux de Haute-Volta, on peut raisonnablement estimer que le centre-sud voltaïque perdit plus de 150 000 personnes de 1928 à 1947 soit près de la moitié de la population de 1928 (321 000 habitants). » (HERVOUET 1978 : 17).

Le gouverneur HESLING a été le premier administrateur de la colonie de Haute-Volta. Il a été nommé à la création de la colonie le 1e mai 1919 par démembrement (7 cercles détachés) de l'ancienne colonie du Haut-Sénégal-Niger (Afrique occidentale française) devenue par la suite la colonie du Soudan français.
L'administration du gouverneur HESLING a été sévèrement critiquée à son terme en 1927 car la Haute-Volta traversait une grave crise. Face à cette situation, Bernard SOL (1893-1936), un inspecteur influent des colonies avait proposé la suppression de la colonie, ce qui fut le cas en 1932 avant son rétablissement en 1947. L'œuvre du gouverneur HESLING avait été désavouée mais il aura contribué à forger une certaine image des habitants du pays, celle de gens travailleurs.

2°)- A propos du rôle de l'onchocercose dans les mouvements de population

La réflexion critique de HERVOUET s'appuie sur deux éléments de base : premièrement, il situe l'origine de la mise en cause systématique de l'onchocercose, ou cécité des rivières, comme cause du dépeuplement des vallées à la période où a été engagée la campagne d'éradication de cette maladie familièrement appelée la "cécité des rivières". Il apporte une nuance à cette interprétation (cf. HERVOUET 1978 : 27) en considérant que le rôle attribué à l'onchocercose dans le dépeuplement n'était pas exclusif.

Deuxièmement, il suggère que la trypanosomiase dont les ravages ont été décrits antérieurement à ceux de l'onchocercose n'était pas mise en cause (cf. HERVOUET 1990 : 33) :

> « Il existe (…) une concordance spatiale étroite entre les divers foyers de trypanosomiase humaine et ceux d'onchocercose, mais aussi une antécédence généralisée de la trypanosomiase sur l'onchocercose qu'il faut d'autant plus affirmer que l'on ne connaît guère de foyers onchocerquiens où la maladie du sommeil n'ait sévi quelques années ou dizaines d'années plus tôt, et ce jusque sur les très petits foyers d'onchocercose du Niger. ».

On en arrive au constat que la "mise en accusation" de l'onchocercose comme cause principale du dépeuplement des vallées, dont celle de la Volta Blanche (la vallée du Nakambé actuellement) n'est pas historiquement fondée. Il est certifié que des mouvements de population parfois importants ont eu lieu dans la région depuis avant même la conquête coloniale, mais il est difficile de leur attribuer une cause unique. Il ressort de ces éléments de preuve rapportés par les géographes que l'onchocercose a certainement joué un rôle dans les dynamiques de l'occupation de l'espace régional, mais il est difficile de lui imputer la « responsabilité entière et exclusive des divers états de peuplement des vallées » (HERVOUET 1990 : 33) ou de désigner ce fléau comme cause et non simple acteur de ces situations géographiques diversifiées. Certains faits historiques en donnent une illustration contraire selon HERVOUET (1992 : 276-277), citant une source ancienne :

> « Les descriptions de fuite de populations installées dans des vallées en dehors de toute présence de l'onchocercose ne manquent pas. Il en est ainsi dans la région de Boromo, sur la Volta Noire, au début du siècle où les autorités sanitaires constatent la disparition de sept villages riverains : or l'onchocercose est absente de cet espace (...) ; de même, sur la Léraba Ouahirmabougou passe à la même époque de plus de 3 000 à moins de 200 habitants et ce en l'absence de simulies, véhicules de la cécité des rivières. ».

Considérée comme un obstacle à la mise en valeur des vallées riveraines des fleuves infestés, l'onchocercose a fait l'objet d'une grande campagne sous-régionale pour son éradication[54]. L'action sanitaire était considérée comme un préalable à la réalisation des stratégies d'action agricole comme celle de l'Aménagement des Vallées des Volta dont l'une des interventions sera le démarrage de la première phase de l'actuel projet hydraulique de Bagré.

---

[54] L'Organisation de coordination et de coopération pour la lutte contre les grandes endémies (OCCGE était chargée de cette mission.

Le programme de lutte contre l'onchocercose (OCP) est incontestablement l'un des plus grands projets sanitaires réalisés en Afrique. Lancé en 1974 pour enrayer la maladie dans une zone couvrant initialement sept pays (le Bénin [précédemment le Dahomey], le Burkina Faso [précédemment la Haute-Volta], le Ghana, le Mali, le Niger et le Togo), le programme a été étendu par la suite à quatre autres pays (Guinée, Guinée-Bissau, Sénégal et Sierra-Leone). Plus de 20 ans après son démarrage, I'OCP est considéré comme l'un des programmes régionaux de santé les plus efficaces jamais mis en œuvre. Cette intervention sanitaire de grande envergure a bénéficié du parrainage des grandes institutions de développement (Organisation des Nations Unies pour l'Alimentation et l'Agriculture [FAO], Programme des Nations Unies pour le Développement [PNUD], Organisation Mondiale de la Santé [OMS] et Banque Mondiale). Cette implication se justifiait par le double objectif sanitaire et économique qui était poursuivi, à savoir : d'une part, éradiquer cette maladie transmissible ; d'autre part, promouvoir le développement économique des zones libérées du fléau (cf. carte de localisation). Le défi sanitaire a été relevé puisqu'actuellement l'onchocercose n'est plus un danger pour la santé publique dans les pays de la zone initiale, à l'exemple de la région de Bagré qui faisait partie d'une zone d'intervention (celle de la vallée des fleuves Volta et leurs affluents) où avait été mise en place un plan d'aménagement[55].

Les justifications données par HERVOUET renseignent sur le fait que les abandons de villages ne sont pas dus seulement à des causes sanitaires comme la prévalence de l'onchocercose. On peut différencier deux types d'événements : d'une part, il y a les mouvements de population non spécifiques aux zones de prévalence de l'onchocercose qui sont caractéristiques d'une évolution démographique régionale liée à des contraintes autres que sanitaires ; d'autre part, pour les zones d'habitation qui étaient infestées par l'onchocercose, la prévalence de la maladie était certainement l'une des causes d'abandon des villages dits de "première ligne", comme l'avaient souligné ROLLAND et BALAY (1985 : 60) qui

[55] Voir l'aperçu ci-après relatif à la politique agricole du pays.

mentionnaient l'onchocercose comme « (...) cause indiscutable des cas de cécité» et comme facteur majeur de ces troubles de l'état général. ».

Ces indications suggèrent que la situation était différente entre, d'une part, les villages dits de "première ligne" fortement atteints par l'onchocercose (décrit sous la forme d'une entité nosologique populaire locale) ; d'autre part, les zones géographiques plus lointaines des zones de prévalence Elles précisent les analyses d'HERVOUET puisque l'onchocercose n'est citée comme cause principale de déplacement de la population que pour les villages dits de "première ligne". Il faut rappeler qu'à l'époque, la préoccupation d'ordre utilitaire était l'occupation de l'espace des vallées fertiles pour l'agriculture, précisément cette zone d'influence de l'onchocercose. Ainsi, les actions entreprises en cette période visaient à réunir les conditions favorables à l'implantation de volontaires pour une migration planifiée, selon une stratégie de développement qui associait interventions sanitaires préalables et actions agricoles.

Il apparaît de l'analyse de différents auteurs que l'onchocercose a eu une influence dans les faits de peuplement locaux mais ce n'était pas la seule contrainte ni la plus importante dans toutes les zones considérées. C'est ce qui ressort aussi des travaux de LAHUEC (1982) qui nous serviront de conclusion à cette analyse. Les résultats décrivent trois dimensions : premièrement l'absence de peuplement précolonial des vallées : deuxièmement, une tentative de peuplement des marges née du refus des contraintes coloniales ; troisièmement, le rôle de l'onchocercose dans l'échec de cette tentative jusqu'à la mise en place du programme de lutte contre l'onchocercose.

Comme HERVOUET, LAHUEC fait une lecture diachronique du phénomène depuis la période précoloniale. On retiendra deux éléments principaux : d'une part, à partir d'informations recueillies par des sources orales, il suggère que les vallées n'étaient pas occupées avant la colonisation (cf. LAHUEC 1982) :

> « On ne trouve nulle part, dans les témoignages historiques la preuve d'une occupation humaine des vallées avant que ne s'ouvre la période coloniale (1896). Pluralité des provenances, importance des souches *mossi* assimilées à la culture *bissa*, très grande ancienneté des implantations, absence de relation globale entre habitat ancien des vallées et habitat actuel, telles sont les principales conclusions de l'analyse des traditions orales. ».

LAHUEC (1982 : 4) relève néanmoins des mouvements intermittents dans cette zone :

> « Nous pensons que les vallées ont été le siège de turbulences migratoires, à l'époque précoloniale, dues à l'installation de communautés de bannis ou de vaincus cherchant un refuge temporaire à la suite de conflits de chefferie ou des pillages mossi ou dagomba très fréquents. La crainte de nouveaux pillages, les conditions difficiles d'existence en vallée, ou la disparition des causes qui avaient motivé le départ, entraînaient le retour dans les villages d'origine. ».

LAHUEC rejoint l'analyse d'HERVOUET en décrivant une phase de peuplement de ces zones sous l'effet des travaux forcés pendant la colonisation :

> « Partout en Haute-Volta, les refus des contraintes coloniales (impôts, recrutement militaire, travail forcé en Côte-d'Ivoire ou au Sénégal, culture collective du coton...) ont entraîné des déplacements de population vers des zones peu contrôlées par l'administration ou hors de contrôle de celle-ci... Certains secteurs de vallée difficilement accessibles sont particulièrement attractifs pour les fugitifs. » (LAHUEC 1982 : 4).

L'onchocercose figure en bonne place dans les "multiples causes" évoquées par LAHUEC pour expliquer l'abandon des villages créés pendant cette période :

> « Ces groupements se sont installés entre les rivières et le front de peuplement en zone d'hyper-endémie onchocerquienne. De ce fait, leurs habitants ont été soumis au travail de sape de l'onchocercose limitant les possibilités de survie du groupe à travers un enchaînement de conséquences économiques, sociales et démographiques... ». D'autres causes d'abandons citées sont la présence des fauves, la trypanosomiase, les famines d'origine climatique ou provoquées par des invasions acridiennes ou tout simplement lorsque « (...) les motifs de l'installation avaient disparu ou quand de nouvelles contraintes ou exactions ont provoqué une fuite en avant et l'implantation de familles dans un nouveau site. » (LAHUEC 1982 : 9).

Finalement, comme HERVOUET, LAHUEC décrit différents faits explicatifs des mouvements de population dans l'espace géographique considéré. A ce propos, il évoque ce qu'il appelle les « forces du couple "contraintes historiques - onchocercoses" » (LAHUEC 1982 : 11). Globalement, le rôle de l'onchocercose dans le mouvement de peuplement puis de dépeuplement ultérieur des zones riveraines des cours d'eau fortement infestées par l'onchocercose est unanimement admis. En fait, il s'agit de préciser si l'on parle des zones dites de "première ligne" où le rôle de l'onchocercose est indéniable, ou des mouvements de population dans l'ensemble de la zone considérée pour lesquels le rôle de l'onchocercose est plus secondaire car ils sont tributaires d'autres contraintes historiques plus importantes.

Les causes de déplacement de population vers les zones de prévalence de l'onchocercose qui ont été évoquées sont de deux ordres : d'une part, dans le passé lointain, il y avait surtout les contraintes extérieures comme les razzias ou les exactions de l'administration coloniale qui occasionnaient des migrations forcées ; d'autre part, après la colonisation il s'agira beaucoup plus d'extensions agricoles vers ces zones désertées jusque-là. à l'initiative de la population avoisinante ou par le biais de migrations volontaires encouragées par l'administration, notamment depuis la mise en place d'une structure officielle, à savoir l'Autorité aménagement des vallées des Volta[56].

Les motivations sont différentes dans ce deuxième cas, comme l'exprime LAHUEC (1982 : 11) :

« (…) la colonisation actuelle, purement agricole et spontanée des marges de la circonscription n'apparait pas le fait du hasard. Les contraintes sont cette fois inhérentes au cercle vicieux : pression démographique, sols épuisés, baisse des rendements, difficultés vivrières... Les champs de villages sont abandonnés au profit de champs de brousse - généralement sur l'aire antérieurement colonisée puis désertée à 15-20 et quelques fois plus, des lieux de résidence. ».

Selon ces précisions données par LAHUEC, les pratiques agricoles n'étaient pas accompagnées d'une occupation permanente de l'espace dans la zone d'influence de l'onchocercose.

---

[56] Les premières initiatives dans ce domaine ont commencé à cette période, au moment où se poursuivait le programme d'éradication de l'onchocercose dans les Etats concernés.

Pour conclure sur cet aperçu historique sur l'influence de l'onchocercose, en tant que fait de santé, sur les mouvements de population dans la zone actuelle du projet hydraulique de Bagré, on peut retenir des différents événements décrits que la mise en avant de l'onchocercose comme cause ultime des déplacements de population a vraisemblablement été accentuée du fait d'une large campagne autour des interventions sanitaires du grand programme de lutte contre ce fléau. En effet, cette logique d'action sanitaire reposait sur l'idée que les zones de prévalence étaient désertées et que l'urgence d'une intervention s'imposait à la fois pour juguler le mal et pour favoriser la réinstallation des habitants dans ces zones réputées très favorables à l'agriculture. De ce fait, le phénoménal de la situation (la cécité d'un grand nombre de personnes concernées ainsi que des exemples de villages désertés) et l'argument économique (investir dans des régions à grand potentiel hydraulique et agricole) ont été mis en avant pour justifier l'impératif de l'action sanitaire. Il faudrait donc considérer les faits historiques évoqués dans leur contexte jusqu'à l'avènement du programme de lutte contre l'onchocercose.

Cette action était reliée essentiellement à la réalisation d'activités agricoles[57] locales comme en témoigne le programme d'aménagement des vallées des Volta dont le prolongement actuel sera la mise en place d'aménagements hydro-agricoles dans les principaux sites de vallées[58].

3°)- De l'opération d'aménagement des vallées des Volta au projet hydro-agricole de Bagré

Au nombre des expériences entreprises pour la promotion de l'agriculture figure en bonne place la contribution de l'Autorité d'Aménagement des vallées des Volta (AVV) mise en place depuis les années 1970 :

---

[57]La préoccupation initiale qui était une occupation de ces terres "vierges", dans une visée démographique, répond actuellement à une stratégie d'action agricole pour tenter de résoudre le problème chronique d'insuffisance alimentaire.

[58] C'est le cas des aménagements de la vallée du Sourou (cf. AMVS), de la vallée du Kou (région de Bobo-Dioulasso) et de ceux de la zone de Bagré en cours depuis les années 80.

« En 1971 a été défini le schéma d'aménagement des vallées des Volta Blanche et Rouge. En 1973 a eu lieu le premier essai d'installation de paysans, alors que l'éradication de l'onchocercose n'a commencé qu'en 1974 dans la Volta Noire, et en 1976 dans les Volta Blanche et Rouge. » (*Europe Outre-Mer* n° 600-601, 1980 : 27).

Le projet d'aménagement des vallées des Volta a connu sa première application pratique avec l'implantation, en 1973, d'agriculteurs dans la zone expérimentale de Linoghin. Entre janvier et mai 1974, on compte 212 familles installées dans les terroirs de Linoghin, Kaïbo, Mogtido et Bané. Une ordonnance présidentielle créait en septembre de la même année l'"Autorité des aménagements des vallées des Volta". Celle-ci avait reçu pour mission de mettre en valeur deux périmètres. Premièrement, dans le périmètre des Volta Blanche et Rouge avaient été installés 275 villages de 600 habitants chacun, sur des terres représentant une superficie de 970 000 ha, soit une population de quelque 175 000 personnes, dans un intervalle de temps d'une quinzaine d'années environ. Deuxièmement, dans le périmètre de la Volta Noire qui avait été découpé en deux vallées principales, celle de la Bougouriba (500 000 ha) et celle du Poni (150 000 ha), il était envisagé l'installation de 9 500 familles sur la Bougouriba et 2 000 familles sur le Poni. Au total, il était prévu l'installation de 29 000 familles sur les deux périmètres, sans tenir compte des possibilités d'irrigation.

Pour les Volta Blanche et Rouge, les objectifs définis concernaient à la fois une infrastructure routière de 5 330 km et une infrastructure villageoise, à savoir la construction dans chaque village de puits, d'une école, d'un hangar, en même temps que d'un dispensaire pour 14 000 habitants et d'une maternité pour 40 000 habitants (cf. *Europe Outre-Mer* n° 540-541, 1980 : 21).

3.1. Stratégie de peuplement

C'est l'une des justifications qui avaient été données de cette action à la page 28 de la même source :

« Si l'AVV a pour perspective de développer toutes les activités possibles, son objectif premier est le peuplement. La priorité des actions a donc été accordée au développement de l'agriculture pluviale par création de villages d'agriculteurs.

Après les études d'aménagement, la réalisation des infrastructures collectives (exécutées avec du matériel appartenant à l'AVV), et la sélection des migrants volontaires, dont le nombre est supérieur aux possibilités d'installation, vient la phase d'installation et d'exploitation. Le transport du migrant, de sa famille et de ses quelques biens meubles est assuré par l'AVV. A l'arrivée, le migrant construit lui-même son habitation, il reçoit une dotation en outils manuels et une aide alimentaire jusqu'à sa première récolte. ».

L'utilité de l'intervention est également évoquée à la page 29 :

« L'aménagement des vallées des Volta est un projet exemplaire puisqu'il vise à améliorer de façon substantielle les conditions de vie de 600 000 paysans, tant du point de vue des revenus que de l'état sanitaire, et puisqu'il vise aussi à contribuer à l'autosuffisance alimentaire du pays, en utilisant un potentiel agricole, objectif prioritaire (...) de tous les Etats africains où le problème de l'alimentation se pose de façon de plus en plus aiguë. ».

Un bilan des actions réalisées a été fait à la fin de ramée 1979 selon la même source :

« Au total, en tenant compte des départs et des démissions, environ 1700 familles étaient présentes sur les périmètres AVV pour la campagne agricole 1979-1980 ; elles représentaient 1830 exploitations agricoles. La période 1980-1981 devrait permettre l'installation de 1575 familles nouvelles. » (*Europe Outre-Mer* n° 600-601, 1980 : 28-29).

Les infrastructures suivantes ont été réalisées de 1973 à 1979 : 27 écoles, 7 dispensaires, 41 puits (travaux AVV seuls), 149 forages équipés, 530 km de pistes (provisoires et de desserte) et 120 km de routes définitives. Cependant, les prévisions très optimistes étaient loin d'être réalisées car l'objectif de départ était l'installation de 55 000 familles en quinze ans.

3.2. Des conditions jugées favorables à Bagré

L'un des arguments était la situation géographique favorable aux aménagements hydrauliques :

> « Sur quatre sites de barrages repérés sur la Volta Blanche, ses affluents et la Volta Rouge, l'un d'eux, celui de Bagré, semble particulièrement favorable. Les études préliminaires effectuées laissent espérer la possibilité d'irriguer 30 000 ha (soit 20 000 familles supplémentaires). Des sites sont également en cours d'étude sur la Bouzouriba et le Poni. Les études d'avant-projet et de projet du barrage de Bagré doivent durer trois ans et un appel d'offres pour la construction pourra être alors lancé. Un premier périmètre de 5 000 ha pourra être irrigué... L'aménagement d'un périmètre irrigué rendrait possible une double culture annuelle et entraînerait une immigration plus importante. » (*Europe Outre-Mer* n° 540-541, 1975 : 2122).

Un autre argument d'ordre démographique était relatif au dépeuplement des zones concernées à cause de la situation sanitaire défavorable :

> « Sur le plan démographique, il apparaît que l'ouest et le sud-ouest du pays, plus favorables à l'agriculture et aux aménagements hydroagricoles, couvrent de grandes superficies pratiquement dépeuplées, situées principalement dans les zones très humides, insuffisamment drainées, ou encore le long des Volta. L'insalubrité de ces zones semble responsable de ce dépeuplement. » (*Notes et études documentaires* n° 2693, 1960 : 14-15).

Les aménagements hydrauliques[59] étaient considérés comme la solution à la fois au problème démographique (installation de migrants), au problème agricole (augmentation des disponibilités alimentaires dans un contexte de déficit chronique), et préalablement au problème sanitaire qui était d'éradiquer les endémies locales, comme annoncé par les instances officielles « (...) le Ministre de l'agriculture et de la coopération avait souligné en se référant notamment à l'exemple de Loumana, que des aménagements hydro-agricoles peuvent supprimer rapidement l'insalubrité d'une région. » (*Notes et études documentaires* n° 2693, 1960 : 15). Dans cette perspective, il était admis que la construction d'un barrage en elle-même contribuait à la lutte contre l'onchocercose : « (...) la création du barrage permettra de renforcer la lutte contre l'onchocercose, [a plupart des gîtes larvaires se trouvant noyés. » (*Europe Outre-Mer* n°

[59] Voir en annexe les principaux sites d'aménagement pour l'ensemble du pays.

540-541, 1975 : 22). Aménagement hydraulique et action sanitaire seront donc associés dans une même stratégie d'intervention. La situation a changé depuis ce temps car le risque sanitaire liée à l'onchocercose est pratiquement écarté après une décennie d'intervention du programme onchocercose de l'Organisation mondiale de la santé.

3.3. Le cas du projet hydraulique de Bagré : une continuité dans le changement historique ?

La construction du barrage de Bagré[60] était envisagée depuis 1972 (choix du site) mais les travaux n'ont commencé qu'en 1989 et se sont achevés en 1992. Au moment de son implantation, il représentait le plus coûteux et le plus médiatisé des actions de développement réalisées dans le pays. L'ensemble des travaux était estimé à plus de 30 milliards de francs CFA alors que le premier ouvrage hydraulique de grande importance (celui du barrage hydroélectrique de Kompienga) avait coûté près de la moitié[61].

Réalisé dans un contexte économique des plus moroses qui avait abouti à la dévaluation de la monnaie commune aux Etats de la zone CFA (Communauté financière d'Afrique) la veille de l'inauguration de l'ouvrage en 1993, ce projet avait été présenté comme un symbole d'une volonté de surmonter les difficultés[62]. En fait, le plus important du travail restait à accomplir après la fin des travaux de construction du barrage puisque l'objectif principal est l'irrigation pour l'agriculture et secondairement la production d'électricité qui était le résultat le plus immédiat. A cet effet, un périmètre pilote d'environ 80 hectares avait été mis en place dès 1980 pour servir de zone d'expérience avant les futurs aménagements. Un barrage alimentait ces premières exploitations pour lesquelles 114 familles avaient été initialement installées. Ces aménagements du "Petit Bagré" devaient se poursuivre après la construction du grand barrage avec le projet principal d'irrigation de 7 400 hectares et l'implantation de 75 nouveaux villages pour accueillir environ 100

[60] Le site est situé à 250 km au sud-est de Ouagadougou, sur le fleuve Nakambé (ex Volta Blanche).

[61] En cours de réalisation, le barrage de Ziga qui est destiné à l'alimentation en eau de la ville de Ouagadougou coûtera presque cinq fois plus cher, mais la dévaluation monétaire y est pour quelque chose.

[62] Cf. "Jeune Afrique Economie" n° 76, 1994 : 145.

000 personnes. Les premières interventions initialement programmées pour 1995 ont commencé en 1997 avec des travaux d'aménagement d'une superficie de 1 000 ha réalisés par la mission de coopération chinoise. Depuis 1999, le volet agricole est officiellement lancé avec l'aménagement de 600 ha par les responsables du projet (2 100 hectares étaient prévus pour la première phase d'aménagement qui devait débuter en 1995). En l'étape actuelle, le projet est donc en marche. Une autre étape sera l'implication des acteurs locaux qui démentira ou non les résultats mitigés des actions antérieures.

- Un "projet" à vocation hydro-agricole

Un projet doit répondre à un ou des besoins jugés prioritaires pour susciter un engagement financier de la part des institutions chargées de raide au développement. Le projet d'aménagement de la plaine du fleuve Nakambé n'a certainement pas échappé à cette exigence puisque la justification qui est donnée au sujet de sa réalisation est l'augmentation des disponibilités alimentaires. La situation alimentaire du pays caractérisé par un déficit chronique dû à l'effet néfaste des aléas pluviométriques a fait de ce secteur d'activité un domaine prioritaire logiquement investi par les "projets".

Par le passé, l'implication de l'Etat dans le secteur agricole s'était traduite par des actions volontaristes dont l'objectif affirmé était d'atteindre ce qu'on avait convenu d'appeler l'"autosuffisance alimentaire" (il est question aujourd'hui de "sécurité alimentaire"). Il s'agissait, en priorité- de l'installation de nombreuses retenues d'eau et de l'exploitation de surfaces irriguées. L'installation des deux premiers grands ouvrages hydrauliques (les barrages de Kompienga et de Bagré) rompait avec cette politique de "projets" de petite ou de moyenne importance (cas des vallées du Kou et du Sourou) initialement privilégiée[63] . Comme par le passé, il se pose le problème de la pérennisation de telles actions qui s'inscrivent dans la durée et en prolongement d'initiatives antérieures dont les résultats n'avaient pas souvent été à la hauteur des attentes.

---

[63] La situation actuelle défavorable aux investissements exorbitants que nécessitent les grands ouvrages hydrauliques aux résultats incertains a vraisemblablement amené les autorités politiques à affirmer à nouveau, comme au temps du Président Thomas SANKARA, l'intérêt des petites retenues d'eau (cf. discours du premier ministre du 12 avril 2001 sur l'état de la nation) qui pourront être implantées dans toutes les localités et auront plus de chances d'être utilement exploitées par les résidents locaux.

Ces nouvelles interventions représentent en même temps des contextes de transformations rapides qui font l'objet d'un préjugé favorable avant leur concrétisation, du fait de prévisions basées sur des normes techniques. En fait, les contraintes d'ordre psychologique ou sociologique liées à l'appropriation du savoir et du savoir-faire par les intéressés, ainsi que les incertitudes qui résultent de la confrontation entre les différents acteurs, souvent minimisées ou mal appréciées. Or, il est évident que la prise en compte de ces logiques locales sont l'une des conditions nécessaires au succès escompté, que ce soit par le passé ou actuellement. L'agriculteur volontaire doit s'approprier un nouveau statut (celui d'un "entrepreneur agricole", selon les prescriptions) et remplir un nouveau rôle (pratiquer une agriculture plus intensive à laquelle il n'est pas habitué). Il faudra donc qu'il soit préparé à cette tâche (cf. l'expérience du "Petit Bagré" à petite échelle), mais cela ne suffit pas car il faudra surtout que son activité soit rentable, conformément à la logique économique de cette action.

3.4. Des logiques de "projet"

Les périmètres et la retenue du "Petit Bagré", antérieur au grand barrage, ont été réalisés entre octobre 1979 et décembre 1980. Le coût de l'investissement initial était de l'ordre de 59 millions de francs CFA. L'"Autorité de l'Aménagement des Vallées des Volta" (AVV) était l'institution gouvernementale chargée d'organiser l'installation des migrants.

Une telle initiative, décrite comme un "pari", comportait ce que VERSAT décrit comme des « incertitudes de différents ordres » dont nous citerons deux : d'une part, il y a ce qui relève de l'"acceptation du changement technique", c'est-à-dire les difficultés inhérentes à un transfert de savoir et de savoir-faire techniques : « l'adaptation de paysans familiers des cultures pluviales (sorgho, mil, arachide) aux techniques et aux contraintes des cultures irriguées n'était pas garantie » (VERSAT 1987 : 203) ; d'autre part, un autre aspect souligné est celui des "relations sociales" entre des migrants d'origines diverses, la vision de l'évolution future étant la constitution d'une « communauté paysanne stable et solidaire... » (VERSAT 1987 : 204) alors que l'enjeu est d'abord économique (les conditions d'une stabilité seront liées à l'évolution favorable du projet). Comme l'a déjà suggéré TOE (1994 : 4), ces deux dimensions font partie d'un même « axiome de base des responsables du développement agricole » qui est que « les sociétés rurales devraient désormais produire plus et s'intégrer aux réseaux d'échange internationaux » ; d'où une « une approche résolument moderniste » qui s'appuyait sur le « principe de l'inefficacité des techniques de production et de l'organisation de la société. ». L'analyse de TOE mettait en relief le fait que cette vision prônait comme préalable au progrès des campagnes, le remplacement des techniques anciennes de production :

> « (…) substituer aux méthodes traditionnelles de production des techniques et des moyens exogènes à plus forte productivité, remplacer les anciennes structures sociales, changer la mentalité des paysans. C'est alors un nouveau projet de société qui est défini par opposition à l'ancien. Le succès de l'un impliquait la disparition de l'autre. » (TOE 1994 : 4).

Nous admettrons qu'en l'étape actuelle, il faudrait nuancer l'idée de projets de société antagoniques caractéristique de la description classique d'un dualisme entre, d'un côté, les savoirs et les pratiques autochtones et, de l'autre, les savoirs et les pratiques des "développeurs". En effet, il y a des possibilités d'ajustement, de recomposition et d'accommodation caractéristiques de ces situations d'innovation introduites de l'extérieur, si l'on considère que les agents de développement sont avant tout des "médiateurs de savoir et de savoir-faire" (cf. OLIVIER DE SARDAN et PAQUOT 1991).

Trois critères principaux étaient exigés pour le recrutement des volontaires intéressés par la phase d'essai des cultures de riz à Bagré : premièrement, la priorité était accordée aux villages voisins. Puis aux migrants spontanés et enfin aux ressortissants d'autres régions : deuxièmement, le candidat devait être marié et sa famille comporter de 2 à 4 membres actifs ; troisièmement, une préférence était donnée aux candidats avant déjà eu d'autres expériences que l'agriculture traditionnelle dans leur village (commerce, artisanat). Il est précisé que ce dernier critère avait été adopté dans le but de « (...) choisir ainsi des candidats plus ouverts aux changements techniques. » (VERSAT 1987 : 205).

Le rôle de l'encadrement technique était d'assurer la formation des paysans et la fourniture de services, notamment la vente d'engrais et de produits de traitement, la vente de semences et l'achat de la production de riz. L'organisation des activités prévoyait chaque semaine une réunion obligatoire de tous les exploitants et une matinée de travail en commun pour l'entretien des aménagements. Ensuite, il était prévu également des séances de travail en commun (réalisation de pépinières, repiquage en groupe d'exploitations suivant un calendrier imposé par les promoteurs du projet) avec une vérification de la présence journalière des exploitants. Un système d'exploitation était donc mis en place dans le but d'atteindre des résultats conformément à des normes techniques.

Pour les paysans, l'enjeu n'est pas le même ; par exemple, ils comprennent bien, selon les indications techniques qui leur sont données, qu'il faut une quantité suffisante d'engrais pour avoir un bon rendement, mais cela ne les empêchera pas de penser également que plus la terre est utilisée plus elle est "fatiguée" et "n'accepte plus", selon l'expression courante en *moore* qui avait été employée par le chef de Bagré. Il évoquait le fait que le rendement avait décru avec le temps, sans d'autres facteurs extérieurs que l'état de la terre qu'on doit laisser en "repos" selon le principe de jachère connu de tous. Il expliquait que cette baisse de la production différait de ce qu'ils avaient connu au début de leur activité :

> *« (...) nous ne pouvions pas finir de manger le riz car nous pouvions avoir facilement de 150 à 200 sacs. Les gens venaient aider à battre le riz la nuit jusqu'à être fatigués ; maintenant c 'est difficile d'avoir deux tonnes sur deux ha alors qu'avant on pouvait avoir jusqu'à huit tonnes ; on vendait une partie pour payer les dettes et il en restait encore de quoi satisfaire les besoins de sa famille ; aujourd'hui les terres ont bu assez d'eau et "n 'acceptent plus"* (ne conviennent plus), *il y a beaucoup de maladies et de mauvaises herbes : si on a un nouveau terrain, on fait de bonnes récoltes pendant dix ans mais pas au-delà... ».*

Les résultats initiaux étaient décrits comme inégaux suivant les agriculteurs, variables selon les deux saisons, et susceptibles d'être améliorés (le rendement prévu à priori était de 9 tonnes et demi par ha et par an). Il est apparu que les cultures pluviales destinées à l'alimentation de base gardaient toute leur importance, d'où la coexistence de deux systèmes de production aux logiques différentes. Ces informations renseignent sur le fait que les exploitants dont la plupart pratiquaient une agriculture extensive de subsistance préfèrent produire eux-mêmes ce qu'ils consomment que de produire d'autres denrées qu'ils doivent vendre pour satisfaire leurs besoins alimentaires. Il s'agit là d'un autre enjeu lié à l'ancrage des habitudes locales, à la différence de la logique d'"entrepreneur agricole" axée sur la capacité de rentabiliser une surface réservée à la riziculture irriguée en toute saison.

De telles conceptions courantes sur les activités agricoles ne plaident pas, à priori, pour une implication permanente des intéressés qui apprécient défavorablement la rentabilité à moyen terme des activités agricoles. La mise à l'épreuve de ces savoirs locaux à travers l'expérience progressive des volontaires sera donc un autre défi dans le déroulement des actions entreprises, même si les responsables avaient fait un bilan positif sur le travail déjà réalisé et émis un avis favorable pour la suite des activités. Ainsi, Sabné KOUANDA, le directeur de l'ouvrage au moment de son inauguration disait que les dix ans d'expérience du Petit Bagré avaient permis à l'administration de « capitaliser les échecs et les performances » (cf. *Jeune Afrique Economie* n° 76, 1994 : 174). Trois exemples avaient été donnés dans le même propos pour illustrer les succès de l'expérience.

Le premier succès évoqué est relatif à la confirmation du potentiel agronomique favorable des sols ; comme indiqué, « les sols de Bagré sont aptes à la riziculture. ». Le deuxième succès suggéré concerne « l'organisation des paysans dans le cadre de la coopérative du petit périmètre », l'appréciation positive étant que « (…) les paysans étaient aptes à s'organiser ; ils sont aptes, aussi, à s'adapter aux méthodes culturales modernes. ». Enfin, le troisième "succès" identifié était relatif aux rendements, le constat étant que « (...) le paysan qui travaille quotidiennement et qui applique les techniques et les enseignements que lui apporte l'encadrement sur le terrain, produit 8 tonnes par hectare de riz. Le plus paresseux arrive à 3,5 tonnes par hectare. ». Ces dernières indications ne concordent pas avec celles, plus précises, données auparavant par l'exploitant sur l'évolution à la baisse du rendement, ce qui témoigne d'un décalage avec le discours fort optimiste du responsable. Quant aux difficultés évoquées comme des leçons à tirer de l'expérience antérieure du Petit Bagré, il a été question de trois aspects principaux : premièrement, les insuffisances liées à la commercialisation des produits ; deuxièmement, l'« influence de personnalités locales qui occupent une position dominante dans certaines organisations » (cf. "Jeune Afrique Economie" n° 76, 1994 : 175) ; troisièmement, les difficultés attendues de la procédure pour l'installation des volontaires dans le site d'aménagement. Tous ces aspects concernent les incertitudes liées à la réalisation de cette action qui s'inspirent d'autres interventions antérieures dans le cadre de la politique agricole nationale.

Chapitre IV

Du local au global : politique agricole, stratégies d'aménagement hydraulique et action sanitaire

Une brève présentation est faite ici des actions entreprises dans le domaine agricole dont les aménagements hydrauliques (cf. Bagré, entre autres) ayant nécessité des interventions sanitaires préalables qui font partie de l'histoire de l'implantation médicale locale.

1°)- Chronologie d'une "politique agricole"

La politique agricole de la Haute-Volta reposait sur trois idées forces : les aménagements agricoles, la culture mécanisée limitée aux défrichements et gros labours, une conception plus pratique de l'action des encadreurs en contact direct avec les utilisateurs.

Les grandes lignes de l'intervention de l'Etat en faveur de la résolution des difficultés que connaît l'agriculture sont définies dans les orientations contenues dans les "plans de développement" qui ont été élaborés aux premières années de l'indépendance politique. Ils s'inspiraient d'une philosophie générale du développement qui avait été tracée dans un document officiel publié sous le titre : "les perspectives 1960-1975". Il s'agissait d'une étude réalisée par la SEDES (Société d'Etudes pour le Développement Economique et Social) qui proposait au gouvernement « les orientations générales et les lignes directrices d'une politique de développement économique et social » (KAFANDO 1974 : 18) pour une période de 15 ans.

Il était convenu que le "Plan rural" devait s'appliquer de façon adaptée selon les différentes zones écologiques et économiques. Pour ce faire, le pays était divisé en « ...régions de programmes animées par un Organisme Régional de Développement (ORD.) qui regroupe et coordonne les activités exercées au profit des ruraux et grâce à leur travail... » (Plan Cadre : 8). Ces entités territoriales dites "unités autonomes" qui épousaient la subdivision administrative (la région, le cercle, le village) étaient des zones d'activités où étaient représentées trois "sociétés d'intervention" (cf. carte sur les ORD en annexe) : le Bureau pour le Développement de la production agricole (BDPA), la Société d'Assistance Technique (SATEC) et la Compagnie Française pour le Développement des Textiles (CFDT)

Les activités retenues devaient être réalisées dans différentes zones : des zones de cultures d'arachides, de coton et de céréales (sorgho, mil, maïs), des zones à vocation d'élevage bovin, des zones dites de "colonisation intérieure" (il s'agit précisément des zones d'aménagements hydrauliques), et des zones où « (...) un effort est entrepris, avec l'assistance de la population pour lutter contre l'onchocercose. » (Plan Cadre : 8). L'ORD était appelé à remplir plusieurs fonctions : « (...) animation de la population rurale, formation des cadres agricoles, adaptation et vulgarisation des techniques de culture, amélioration de la production, de la collecte et de la commercialisation, ainsi qu'aide aux groupements coopératifs régionaux » (*Marchés tropicaux et méditerranéens* n° 118, 1967 : 1089). A cet effet, les trois sociétés d'intervention étaient chargées d'amener à maturité cinq ORD créés pour les besoins de la cause, par un parrainage dont le but essentiel était « (...) la formation de pré-coopératives ou de coopératives dont l'ORD, assurera l'harmonisation. » (*Marchés tropicaux et méditerranéens* n° 118, 1967 : 1089). Ces instances étaient appelées à devenir des groupements régionaux de coopératives.

1.1. Les actions initiales

Ce qu'il est convenu d'appeler la "politique de développement agricole" en Haute-Volta a consisté en une série d'actions qui se sont succédées jusqu'à la création des Organismes Régionaux de Développement (ORD) en 1966. Cette période a été marquée par la mise en place de trois types d'interventions dont on s'accorde à dire qu'ils n'ont pas abouti aux résultats escomptés, que ce soit les "fermes pilotes", les aménagements destinés à développer la culture du riz ou les "centres d'encadrements ruraux".

Après ces expériences aux résultats mitigés, les Organismes Régionaux de Développement (ORD) ont été mis en place. Ces structures prenaient en charge plusieurs activités, notamment la vulgarisation des thèmes techniques, la commercialisation des intrants agricoles et la promotion des organisations paysannes. Mais des insuffisances ont été constatées tant dans l'organisation, les modalités d'exécution que dans le financement des activités. Par la suite, ont été initiés les groupements villageois, structures bien encadrées dont certaines évoluent en coopératives touchant divers domaines tels que l'agriculture, l'élevage, l'artisanat, l'épargne et le crédit.

« Les tentatives de réorganisation de l'économie rurale se sont poursuivies jusqu'à nos jours à travers l'action de plusieurs institutions étatiques et non étatiques. Mais les actions entreprises par les Organismes régionaux de développement (ORD), depuis une vingtaine d'années, puis reprises par les Centres Régionaux de Promotion Agro-Pastorale (CRPA) en 1987, n'ont pas eu jusque-là que des effets médiocres. » (TOE 1994 : 5-6).

L'installation des migrants sur raire agricole de Bagré ne constitue donc pas un fait nouveau car d'autres expériences similaires avaient déjà été entreprises par le passé. Par contre, la mise en place de cette action de développement intervient dans un contexte différent (élimination du risque sanitaire lié à l'onchocercose, lancement de grands projets d'aménagements hydrauliques et agricoles dont le plus important est actuellement celui de Bagré).

1.2. L'étape du "Plan-cadre" : la question agricole

Le premier plan de développement appelé "Plan cadre" a été réalisé pour la période allant de 1967 à 1970, après plusieurs tentatives infructueuses entre 1962 et 1966. Des justifications avaient été données sur l'élaboration d'un tel programme, à savoir « une rapide définition des différentes politiques sectorielles assortie d'un programme d'opérations prioritaires. » (*Bulletin d'Afrique Noire*, n° 476, 1967 : 9607).

Nous nous intéressons essentiellement au secteur rural du plan-cadre dans deux domaines (la santé et l'agriculture) à cause du fait que de grandes interventions sanitaires (cf. la lutte contre les grandes endémies) ont précédé les actions d'aménagement agricole de cette période. A l'époque, les maladies endémiques et l'encadrement agricole étaient désignés comme des difficultés pour la réalisation de la politique agricole :

> « (...) les difficultés présentées par une telle politique agricole, à côté du problème de financement, résident moins dans la lutte contre l'onchocercose et la trypanosomiase - les

aménagements agricoles rendant généralement salubres les régions cultivées - que dans l'encadrement agricole indispensable pour permettre la pleine utilisation des périmètres irrigués. » (*Notes et études documentaires*, n° 2693, 1960 : 15).

L'objectif global était ainsi défini : « le but du Plan rural est d'organiser la mise en valeur des paysans et des éleveurs qui représentent 94⁰/0 de la population de Haute-Volta, éparpillée dans 7 000 villages. » (Plan Cadre : 8). La population concernée était qualifiée d'"entrepreneurs agricoles", à savoir les cultivateurs, les éleveurs, les pêcheurs et chasseurs, les artisans ruraux et les membres de leurs familles. Trois domaines d'activités étaient retenus : l'agriculture, la production animale et la production artisanale.

Plusieurs stratégies d'interventions qualifiées de "politiques essentielles" ont concerné les grands thèmes de l'action agricole de cette période formulés en sept objectifs (cf. Plan Cadre : 8-9) dont deux portaient sur les aménagements hydro-agricoles, à savoir : « perfectionner ta technicité de chacun des 500 000 chefs d'entreprises rurales pour aboutir progressivement à une association culture élevage » et « redistribuer la population trop dense de certaines zones dans les lieux à densité moindre et à terres plus riches. ».On retrouve ici les logiques de maximisation de la capacité de production, de colonisation de nouvelles terres arables et d'occupation des terres vierges par des paysans volontaires à partir des zones densément peuplées, du centre notamment.

2°)- La question sanitaire

Les grandes lignes d'une "politique générale de la santé" avaient été dégagées dans le Plan cadre conjointement à une "politique du personnel". La première orientation (cf. Plan Cadre : 241) mentionnait à la fois "la poursuite des programmes de contrôle de certaines maladies transmissibles" et le "renforcement des activités de base de santé publique" (statistiques, éducation de base, nutrition et hygiène du milieu). La deuxième orientation (cf. Plan Cadre : 243) suggérait une "élévation du niveau du personnel formé sur place", un "recyclage du personnel en service" et un "contrôle du recrutement". Il était précisé également les investissements à consentir et les sources de financement.

Ces recommandations ont été reprises à quelques nuances près pour le deuxième plan de développement prévu pour couvrir la période de 1972 à 1976. Elles serviront de référence pour l'élaboration du premier "document de programmation sanitaire nationale" pour la période de 1980 à 1990.

Jusqu'à la fin des années 80- c'est le Code de la santé de 1970[64] qui orientait les actions du Ministère de la santé. Ce code se limitait à réglementer les services et les soins médicaux. L'adoption en mars 1979 des recommandations de la conférence d'Alma Alta pour la promotion des "soins de santé primaires" est considérée comme le point de départ d'une véritable politique de santé avec l'élaboration du Document de programmation sanitaire nationale. Celui-ci est le résultat d'un séminaire organisé à Ouagadougou du 20 mars au 17 avril 1978 grâce à la coopération technique de l'OMS qui aura permis de mettre en place ce qu'on appelait conventionnellement la "méthode de programmation sanitaire par pays". Celle-ci était considérée comme une méthode d'approche destinée à mettre l'accent sur « l'interaction entre le secteur sanitaire et les autres secteurs socio-économiques » ; conjointement, l'action de santé était envisagée dans la « perspective plus vaste du développement socio-économique en général », selon le Document de programmation sanitaire nationale (1978 : 2).

C'est l'idée selon laquelle « la santé est un secteur de l'activité économique au même titre que l'éducation ou l'agriculture, et constitue donc un lieu d'intervention des pouvoirs publics. » (FASSIN 1987 : 2).

En considérant les objectifs visés et les stratégies, deux programmes décrits comme complémentaires avaient été adoptés : le programme élargi de vaccination (PEV) et la promotion des soins de santé primaires. Conformément à l'orientation globale qui était d'assurer une meilleure "couverture sanitaire des populations' il était prévu un dispositif sanitaire pyramidal qui sert encore de référence actuellement, à savoir : un Poste de santé primaire (PSP) par village ; un Centre de santé et de promotion sociale (CSPS) pour une population de 15 000 à 20 000 habitants dans un rayon maximum de

---

[64] Cf. ordonnance n° 70-68 bis PRES-MSP-P-AS du 28 décembre 1970 portant Code de la santé publique.

20 km ; un Centre médical CM) par sous-préfecture ; 2 hôpitaux nationaux (HN) à Ouagadougou et à Bobo-Dioulasso : une école supérieure des sciences de la santé. Actuellement, le premier niveau de référence n'est plus le PSP, qui n'est plus opérationnel, mais le CSPS ; il y a aussi un changement dans la répartition spatiale dû aux nouveaux découpages administratifs et à la réorganisation du système de santé[65], en plus de l'adoption d'une nouvelle convention basée sur les districts sanitaires.

D'autres dispositions de la PSN concernaient les fonctions des formations sanitaires, leur nombre, les tâches du personnel de santé[66], la composition de l'équipe sanitaire, les plans, la liste d'équipement et de médicaments de ces formations sanitaires. A la suite de ce travail initial sera organisé un "séminaire national de la santé" (31 janvier au 4 février 1984), avec la constitution d'une commission sur la programmation sanitaire. Celle-ci rappellera les grands axes du "Document de programmation sanitaire nationale" (PSN) qui avait été adopté par le Conseil des ministres le 14 mars 1979. Il sera précisé le choix, comme stratégie de "développement sanitaire", des soins de santé primaires.

2.1. Quelques repères historiques

Deux périodes distinctes ont caractérisé les activités sanitaires depuis l'adoption de la programmation sanitaire nationale. Premièrement, avant 1983, l'organisation du système de santé était calquée sur l'organisation administrative et faisait intimement partie avec 10 directions départementales de la santé publique (DDSP). L'objectif affirmé était que les services de santé soient intégrés à l'effort de développement économique, culturel, social et culturel que coordonnaient les Organismes régionaux de développement. Deuxièmement, après 1983, à la suite des bouleversements politiques survenus avec l'avènement de la révolution et l'instauration d'un régime progressiste, l'organisation du système de santé est modifiée avec la mise en place de 30 Directions provinciales de la santé (DPS) correspondant aux 30 provinces. Avec une volonté politique maintes

[65] Cf. Arrêté du 8/08/1996, portant organisation de six Directions régionales de la santé (DRS) qui remplaçaient et regroupaient ce qui constituait auparavant trente Directions provinciales de la santé (DPS).

[66] Voir la description des activités des centres de santé au chapitre 3 de la troisième partie.

fois affirmée, les autorités mettront l'accent, au moins symboliquement[67] , sur le renforcement des services de santé de base dits de "première ligne", à travers la construction d'un Poste de santé primaires (PSP) dans chaque village. En revanche, les principes de base ainsi que la stratégie demeureront inchangés, à l'image de certaines réalisations d'envergure comme la campagne accélérée de vaccination dénommée "vaccination commando" en 1984, ou l'opération "un village, un PSP" en 1985 et 1986, et l'implantation des dépôts pharmaceutiques périphériques. Cette tentative de réorganisation du système sanitaire s'inscrira dans un processus évolutif dont nous retiendrons les grands axes.

Nous partirons des changements structurels instaurés au temps du régime progressiste de SANKARA (1983-1987) qui a concerné le système sanitaire formel, comme la plupart des autres secteurs au Burkina. Il s'agissait d'une période que nous considérerons comme celle de la "politique du Poste de santé primaire (PSP)", à partir de 1985. Avec le recul du temps, on peut dire actuellement que cette approche était plus idéologique que pratique. En effet, l'initiative n'a pas eu un aboutissement favorable puisque l'objectif de vulgarisation et d'autonomie de prise en charge de ces structures primaires de soins n'a pas été pérennisé si bien que le premier échelon officiel du système sanitaire actuel est le centre de santé et de promotion sociale (CSPS).

C'est le premier niveau de contact et d'interaction entre les utilisateurs et des professionnels de la santé théoriquement au nombre 3 au minimum, à savoir un infirmier diplômé, un agent de santé et une accoucheuse. Au nombre d'environ 700 (677 en 1999 cf. FONTENEAU 1999 : 4), les CSPS couvre une aire sanitaire de 16 000 à 20 000 habitants et fournissent des soins curatifs de base dont les médicaments essentiels génériques sont nécessaires à ce niveau, des soins préventifs (y compris la planification familiale) et des soins de réhabilitation (malnutrition légère surtout) compatibles avec cet

[67] Des cases peintes en blanc étaient présentées comme un symbole de la capacité des villageois à prendre en charge eux-mêmes leurs problèmes de santé alors que les volontaires chargés de ces prestations avaient des compétences très limitées. Le slogan était mobilisateur mais les conditions matérielles étaient largement insuffisantes. En outre, les rapports entre le régime progressiste et les chefferies traditionnelles qui contrôlent les initiatives locales n'étaient pas favorables à une pérennisation de cette action comme le montre le travail de SOUBEIGA (1992) sur cette question.

échelon. En principe, chaque centre fonctionne avec un comité de gestion (COGES), élu par la population. L'objectif affirmé depuis 1992 est de faire des CSPS des structures autonomes capables de couvrir partiellement leurs frais de fonctionnement par le payement des soins de santé et la vente de médicaments essentiels et génériques.

Le second échelon est celui des centres médicaux (CM) autour desquels sont organisés administrativement les districts sanitaires. C'est l'échelon supérieur où sont référés les malades qui ne peuvent être soignés dans les CSPS. Au nombre de 55, ils sont prévus pour une aire sanitaire de 100 000 à 150 000 habitants et disposent théoriquement d'un personnel de 16 agents qualifiés dont deux médecins. Certains CM sont équipés d'une antenne chirurgicale (ils sont alors appelés "centres médicaux avec antenne chirurgicale" (CMA) qui leur permettent de prendre en charge les urgences chirurgico-médicales (césariennes par exemple). Onze CMA étaient opérationnels en 1998 et 28 autres étaient en préparation.

Cette politique de santé basée sur les districts sanitaires s'inscrit dans les recommandations de l'OMS. Ainsi, 53 centres de district couvrant en moyenne 12 CSPS ont été constitués. Un arrêté du 30 novembre 1993 avait défini le district sanitaire comme « l'entité la plus décentralisée du système national de santé ». Il est prévu dans ce cadre que les activités pour atteindre les objectifs nationaux en matière de santé doivent être planifiées. Coordonnées, réalisées et évaluées par les districts sanitaires. Les médecins du centre médical et le reste du personnel de santé constituent ce qu'on appelle l'"Equipe cadre de district" (ECD) chargée notamment d'assurer la supervision des CSPS du district sanitaire.

Après les CMA, l'échelon supérieur est constitué par dix Centres hospitaliers régionaux (CHR) qui ont théoriquement 35 agents et servent de référence aux CM, CMA et CSPS. Enfin, les deux Centres hospitaliers nationaux (CHN) installés dans les deux grandes villes de Bobo-Dioulasso et de Ouagadougou constituent le niveau de soins le plus élevé.

Pour leur fonctionnement, ces services disposent en principe d'une autonomie financière et d'une gestion indépendante par l'élection de comités de gestion par la population locale. L'Etat continue de financer les coûts d'investissement et contribue au financement des dépenses de fonctionnement. L'autre partie doit être couverte par les recettes générées par les prestations sanitaires au niveau de chaque service de santé.

Conformément aux recommandations de l'"Initiative de Bamako", l'Etat a mis en place une "Centrale d'achat de médicaments essentiels génériques" (CAMEG) qui assure l'approvisionnement en médicaments des dépôts répartiteurs des districts. Parallèlement, le secteur privé (lucratif et non lucratif) a été encouragé à prendre des initiatives en matière de santé, d'où une augmentation importante du nombre d'établissements sanitaires privés à but lucratif qui a doublé entre 1990 et 1995.

Globalement, après avoir connu une période de centralisation extrême de 1960 à 1979, les services de santé connaissent une déconcentration progressive. Ces différentes périodes caractéristiques de l'évolution du système de santé sont décrites par MONNÉ (1996 : 25-28).

1°)- La période de 1960 à 1979 est décrite comme celle de la "centralisation de l'administration sanitaire" avec trois directions centrales du ministère de la santé (santé urbaine, santé animale, pharmacie) qui coiffaient depuis Ouagadougou tous les services de santé et rattachées à une direction générale de la santé publique. Le champ d'action de la santé urbaine était limité aux villes de Ouagadougou et de Bobo-Dioulasso. Selon MONNE, cette centralisation était en partie le reflet d'une administration nationale embryonnaire (pauvre en ressources humaines).

2°)- La période de 1980 à 1989 a été celle de la "déconcentration progressive de l'administration de la santé" et de l'"amorce" d'une décentralisation technique" selon la même source. C'est en ce moment qu'ont été créées les directions départementales de la santé publique (DDSP), sous l'autorité administrative du préfet de département et la responsabilité technique de la direction de la santé publique. Leur mission, rappelée par MONNE, était d'assurer l'exécution au niveau régional, des programmes sanitaires définis par le ministère (cf. arrêté d'application du décret du 12 février 1981 portant organisation d'ensemble du ministère de la santé). Après la réorganisation du territoire en 1983, elles sont devenues en 1985, les directions provinciales de la santé avec même mission. L'organisation pyramidale des services de santé - en application de la stratégie des soins de santé primaires - date de cette période.

Cette période marque aussi, selon MONNE, le point de départ d'une "décentralisation technique", c'est-à-dire l'autonomie accordée par des textes juridiques (par exemple le statut d'établissement public à caractère industriel et commercial ou celui de société d'économie mixte) à des services publics consacrés à la santé. Dans le secteur pharmaceutique, cela a été le cas de l'Office national d'approvisionnement pharmaceutique (ONAP), devenue en 1985 une société d'Etat dénommée Société nationale d'approvisionnement pharmaceutique et privatisée en 1994. En 1989 a été créé le laboratoire des médicaments du Faso (MEDIFA) dont la mission est la fabrication de médicaments. L'Office de santé des travailleurs (OST) a été créé en 1987 et passe d'une structure centralisée (la Direction des services de santé des travailleurs) à un établissement public autonome (l'OST).

3°)- La période de 1990 à 1993 est décrite par MONNE comme celle de l'"extension de la décentralisation technique", étendue à d'autres secteurs de la santé, notamment celui des soins. Ainsi, les Centres hospitaliers nationaux (CHN) sont érigés en établissements publics à caractère administratif. Puis un décret du 25 juillet 1991 accorde l'autonomie de gestion financière aux autres formations sanitaires publiques dénommées par la même occasion "centres de santé périphériques" qui ne sont pas conçus comme des établissements publics (cas des CHN et des CHR) et sont gérés par un "organe de gestion participative Etat-Communauté à but non lucratif (décret du 31 octobre 1995 portant statuts des comités de gestion des formations sanitaires périphériques). Dans ce contexte, la création des districts sanitaires en novembre 1993 et l'institution des régions sanitaires sont considérées comme « une mini-révolution dans l'organisation du système de santé Burkinabè ; elles constituent en tout cas un approfondissement du processus de décentralisation sanitaire. » (MONNÉ 1996 : 26).

4°)- La période suivante est considérée comme celle de l'approfondissement de la décentralisation sanitaire", avec ses difficultés. L'organisation du système de santé en districts est adoptée[68] au moment où les autorités politiques avaient demandé à des experts de réfléchir sur les grandes orientations du modèle burkinabè de décentralisation. Les institutions de coopération sanitaire internationale ont joué un rôle important dans cette réorganisation du

[68] Cf. arrêté ministériel du 30 novembre 1993 portant organisation, attribution et fonctionnement des districts sanitaires.

système de santé. L'arrêté du 30 novembre 1993 définit le district sanitaire comme « l'entité opérationnelle la plus décentralisée du système national de santé » qui englobe « toutes tes structures sanitaires situées dans ses limites géographiques » et « une population de responsabilité bien .définie » (MONNÉ 1996 : 27). Les 53 districts créés sur cette base couvrent chacun une population de référence de 15 000 à 200 000 habitants.

Pour leur fonctionnement, la réglementation prévoit un encadrement par le personnel local qui constitue une "équipe cadre de district" dirigée par un médecin-chef nommé par le ministre. L'équipe cadre de district (ECD) doit comprendre au minimum quatre membres et au maximum sept : deux médecins polyvalents, un attaché de santé ou un conseiller de santé, un spécialiste en planification familiale, un gestionnaire. L'ECD est chargée de gérer à la fois les ressources humaines, matérielles et financières allouées au district, à l'exception de celles des CHR. Elle s'occupe également de la planification des activités de soins cliniques, de supervision, de formation, de gestion et de recherche en santé. En revanche, la question de la "gestion communautaire du district" n'est pas abordée par les textes en vigueur, ce qui a fait l'objet d'un atelier national (du 17 au 19 janvier 1996) sur l'opérationnalisation des districts sanitaires. Il a été suggéré à cette occasion la création d'un "comité de santé de district" com posé d'un représentant de chaque comité de gestion de CSPS, un représentant de chaque partenaire au développement socio-sanitaire, un représentant des élus locaux, le Maire, le Préfet, représentant des travailleurs de la santé, l'autorité de tutelle du ministère de la santé. La mission du CSD serait l'adoption des plans de développement sanitaire et du budget du district, le contrôle de la gestion, le suivi de la mise en œuvre des plans de district. Il se réunit en principe deux fois par an et peut être considéré comme le conseil d'administration du district alors que l'ECD en est l'organe exécutif.

Selon MONNÉ (1996 : 29), l'inadaptation des Directions provinciales de la santé (DPS), qui constituait l'un des problèmes institutionnels majeurs que posait la création des districts sanitaires, a trouvé une issue provisoire avec le décret n° 96 234/PRES/PM/MS du 3 juillet 1996 portant organisation du ministère de la santé. Dans ce texte, onze Directions régionales de la santé (DRS) remplaçaient les trente Directions provinciales de la santé (DPS). Leur création aurait deux objectifs essentiels : d'une part. mettre un terme à la confusion entre les attributions des DPS et celles des ECD : d'autre part, faciliter la supervision au niveau central, grâce au regroupement régional des districts sanitaires. Dans cette perspective, les DRS sont considérés comme le relais entre le niveau central et les districts sanitaires. Leur mission est de mettre en œuvre la politique sanitaire du gouvernement dans les régions sanitaires et d'assurer la coordination, la supervision ainsi que le contrôle des districts sanitaires. Selon la terminologie de l'OMS, elles constituent un "niveau intermédiaire" dont la fonction est d'harmoniser les politiques du pouvoir central avec les initiatives et ressources locales. Du point de vue de leur statut professionnel, les DRS ne sont pas des structures décentralisées mais des services déconcentrés (ou services extérieurs) du ministère de la santé qui ont leur siège au chef-lieu des provinces où sont implantés les CHR.

Les mesures prises en juin 2001 concernant le découpage du territoire national en 13 régions administratives relancent le débat sur la convergence entre la décentralisation territoriale et celle des services de santé.

2.2. Les problèmes à résoudre et les logiques d'action

La programmation sanitaire nationale posait deux problèmes majeurs, selon les analyses des professionnels de santé : premièrement, il y a d'abord le fait que les coûts d'investissement et de fonctionnement du nouveau système étaient hors de proportion avec les possibilités financières du pays, d'où une question pratique : « à quoi bon multiplier les bâtiments à finalité médicale s'il n'y a pas les moyens de les faire fonctionner ? » (Ministère de la Santé publique 1983 : 56).

Deuxièmement, il est apparu que la programmation sanitaire tendait à surestimer les possibilités d'intervention thérapeutique de villageois non alphabétisés, à savoir les agents de santé villageois, avec des attributions ambiguës, à la fois polyvalentes et ambitieuses (diagnostics, distribution de médicaments, assainissement, etc.) mais limitées par les moyens et les connaissances mobilisables à cet échelon.

Une autre proposition avait été faite dans la perspective d'une « reformulation de la programmation sanitaire sur des bases plus réalistes » (MONNÉ 1996 : 57). Nous retiendrons trois éléments principaux de cette tentative de nouvelle définition des axes d'orientation des activités sanitaires. Premièrement, la programmation sanitaire prévoyait cinq niveaux dans son acceptation initiale : le PSP au niveau du village, le CSPS au niveau d'une population de 15 000 à 20 000 habitants, le centre médical au niveau de l'arrondissement, l'hôpital départemental au niveau du département et les hôpitaux nationaux pour les cas les plus complexes. Dans la nouvelle formulation, une distinction était faite entre deux niveaux qualifiés respectivement de "niveau périphérique" et de "niveau de référence".

Il était convenu que le premier "niveau périphérique" concernerait les prestations de soins de santé primaires qui devrait couvrir la proportion la plus importante des affections (entre 70 et 90 % pourraient y être traitées, selon les prévisions) ; la majorité des formations sanitaires rurales (centre médicaux, dispensaires avec ou sans maternité et CSPS) devraient être affectées à cette tâche. Selon les estimations de cette période, 40 à 50 % de la population résidait à moins d'une heure de marche de ce réseau. Il était prévu en complément trois types d'action à l'intention de l'autre moitié restante de la population, à savoir une action des formations périphériques vers les villages situés à plus de 5 kilomètres, la mise en place de PSP et l'extension progressive du réseau de formations périphériques.

Quant au deuxième "niveau de référence", il était prévu pour les cas qui ne pourraient pas être traités efficacement au niveau périphérique ; il s'agissait des formations sanitaires de niveau supérieur équipées d'un bloc opératoire (centres médicaux et hôpitaux). Il était proposé que la préférence soit accordée à des petits centres par rapport à des centres aux normes ambitieuses qui seraient moins nombreuses alors qu'un premier objectif à long terme était de couvrir l'ensemble des circonscriptions administratives. Un autre objectif formulé était que les centres de référence assurent la supervision régulière des structures périphériques, en collaboration avec les directions locales de santé publiques (les dénominations ont changé depuis cette période) dont les activités sont étroitement liées à celles des centres de référence. Cette recommandation n'est pas régulièrement mise en pratique, la raison habituellement évoquée étant la faible disponibilité en personnel et en moyens logistiques. Une proposition avait été faite au sujet des accouchements, contrairement à ce qui se passe actuellement (MONNÉ 1996 : 58) :

> « Le niveau périphérique (accouchements eutociques), sera le plus souvent traité à domicile, conformément à la doctrine la plus commune des soins de santé primaires, avec raide

d'accoucheuses de village préalablement formées. Les accouchements à risque seront renvoyés directement au niveau de référence, les formations périphériques n'étant pas en mesure, dans la plupart des cas, de traiter efficacement les accouchements dystociques. La détection des accouchements à risque sera menée dans le cadre des activités de PMI des formations périphériques, en association avec les accoucheuses de village. ».

Une question non évoquée était ce que serait alors le rôle des matrones qui n'ont pas d'attributions dans cette organisation puisqu'il était prévu que la plupart des accouchements normaux puissent se faire à domicile avec l'aide des accoucheuses villageoises. En fait, il s'agissait là d'une alternative réaliste plus conforme à la situation actuelle mais qui suppose une lecture moins conformiste sur l'usage des services de santé, plus précisément sur le tout médical selon une stratégie de maximisation des ressources en santé.

Troisièmement, la nouvelle orientation suggérait une amélioration qualitative et quantitative des services offerts par les formations périphériques pour ce qui concerne, d'une part, les méthodes de diagnos-tics et de traitement ainsi que le suivi des malades ; d'autre part, à travers l'introduction progressive activités préventives et éducationnelles ; enfin, l'augmentation du nombre de formations sanitaires en fonction des besoins et des possibilités budgétaires.

Globalement, les actions officielles se sont focalisées depuis cette période sur les résolutions internationales d'Alma Ata (1978) et de Bamako (1987), avec les difficultés que génèrent la mise en pratique de ces modèles conventionnels, comme le montrent les expériences en cours (réorganisations des structures de santé, tentatives d'implication des utilisateurs des services de santé). En quoi ces approches posent problème.

2.3. Alma Ata et les "soins de santé primaire"

Les "soins de santé primaires" sont définis par l'OMS (1978) selon l'idée de :

« (…) soins essentiels fondés sur des méthodes pratiques, scientifiquement valables et socialement acceptables, et des tech-nologies universellement accessibles aux individus et aux familles, dans les communautés[69] à travers leur complète participation et à un coût que la communauté et le pays peuvent prendre en charge à chaque étape de leur développement dans un esprit d'autosuffisance. Elles forment une partie intégrale aussi bien du système de santé du pays dont ils constituent le pilier, que du développement économique et social global de la communauté. ».

La première remarque est que cette formulation souffre de certaines imprécisions et ambiguïtés qu'induisent les expressions "scientifiquement valables", "socialement acceptables", "universellement accessibles...", "communautés", "coût que la communauté et le pays peuvent prendre en charge". Il y a là un présupposé sur la possibilité d'une généralisation des pratiques médicales en considérant qu'elles peuvent être adoptées si elles sont adaptées aux conditions locales. Une telle interprétation est fort justifiable puisqu'il y a des besoins sanitaires non satisfaits dans les pays pauvres dont il est question. Par contre, il y a une mauvaise interprétation des modalités pratiques d'implication des acteurs locaux par une lecture culturaliste fort optimiste qui postule un consensus local, collectif ou "communautaire" autour des décisions et des actions sanitaires à entreprendre.

Il s'agit là de l'inconvénient de formules à connotation idéologique[70] qui manquent d'ancrage et de mise en contexte à l'échelle des zones géographiques et culturelles concernées. Cela est compréhensible lorsqu'on se réfère au contexte d'émergence du programme de soins de santé primaires qui constitue, selon POTTIER (1983 : 107) « (…) la traduction dans les termes de la politique de santé d'un thème plus général, développé par les Nations Unies depuis les années 50, qui est le thème du "développement communautaire". ». Deux idées majeures étaient exprimées à travers cette formulation : la première est indiquée par POTTIER (1983 : 107) :

---

[69] Nous soulignons pour montrer l'usage courant qui est fait de ce terme, selon une terminologie ambiguë qui se réfère à une signification sociologique biaisée car elle ne correspond pas à la réalité sociale actuelle.

[70] HOURS (1992 : 128-129) parle d'"idéologie culturaliste" pour décrire le fait qu'à partir du constat de l'échec des actions sanitaires et d'un rejet culturel des utilisateurs, il y a une tentative de rendre la médecine acceptable en intégrant les pratiques locales de soins. Actuellement, le problème se pose autrement car il n'y a plus de tabou culturel autour des pratiques de soins. En revanche, il y a des contraintes défavorables dont nous décrivons quelques-unes dans ce travail.

« Dans un contexte de pauvreté, la meilleure stratégie pour améliorer la santé publique ne consiste pas à multiplier les prestations sanitaires, mais à élever le niveau de vie de la population, puisque la plupart des maladies sont causées ou aggravées par la pauvreté elle-même. Il convient donc d'intégrer la politique de santé à une politique générale de développement socio-économique. ».

A première vue, cet argument se défend dans la forme puisque théoriquement si les gens ont des conditions de vie meilleures, leur santé devrait s'améliorer conjointement. On dira dans cette perspective que « la santé est le miroir du développement »[71] pour signifier qu'elle est le reflet de l'état d'avancement d'une société. Le problème c'est que, contrairement à ce qui est suggéré, la santé n'est pas un appendice du développement mais une condition sine qua non comme le montre présentement la pandémie du VIH qui compromet sérieusement les chances d'avancée des pays africains. Il faudrait donc l'envisager non pas comme un bienfait que procure le développement local mais plutôt comme une dimension essentielle sans laquelle tout effort de lutte contre la pauvreté est voué à l'échec parce qu'elle est un préalable comme l'éducation et la satisfaction des besoins alimentaires.

La deuxième idée majeure est bien connue puisqu'il s'agit du slogan de la "participation communautaire" avec toutes les lacunes dont nous avons décrit quelques aspects qui relèvent de conceptions mythiques ou d'ordre idéologique. A cela s'ajoute une autre dimension que nous aborderons dans le commentaire ci-après. En effet, nous estimons que rien ne s'oppose, a priori, à ce que des recommandations comme celles d'Alma Ata ou de Bamako servent de repère pour les autorités sanitaires et les professionnels de santé, mais une lecture plus pragmatique des principes généraux de ces résolutions conventionnelles s'impose pour une meilleure exploitation dans les interventions sanitaires actuelles. Pour cela, il est nécessaire de prendre en compte deux caractéristiques importantes des sociétés actuelles : d'une part. il faudrait se défaire d'une conception figée et passéiste de l'évolution des sociétés, à propos de la "participation" locale car l'engagement souhaité nécessite la prise en compte des

[71] Cf. DESTEXHE (1987 : 5).

transformations progressives à la fois dans le champ de la santé et dans le champ social (ces aspects sont abordés à différents niveaux par la suite). D'autre part, s'il fallait associer véritablement les stratégies proclamées de "soins de santé primaires" et de "développement communautaire" et les traduire en actes, cela supposerait que les pouvoirs politiques délèguent une grande partie de leur pouvoir de décision et d'exécution à la périphérie rurale, ce qui est loin d'être le cas même avec des actions décrites par POTTIER (1983 : 107) concernant la décentralisation administrative :

> « En fait, les gouvernements sont rarement prêts à accepter toutes les implications d'une stratégie de développement reposant sur l'idée de participation. Si l'on entend, en effet, par là une participation de l'ensemble de la population, il est clair que la stratégie préconisée suppose, pour réussir, la volonté de mettre en œuvre certaines réformes en vue de donner le pouvoir au plus grand nombre. Sinon, seules les catégories sociales les plus favorisées, qui détiennent déjà le pouvoir local, participent effectivement au processus de développement et bénéficient de ses fruits. En outre, la participation n'est possible dans les faits que si le gouvernement accepte de déléguer une partie de ses pouvoirs au niveau local. ».

Cela n'est nullement le cas, comme le précisait POTTIER :

> « L'expérience de trente années de prétendu "développement communautaire", partout dans le monde, a amplement montré que les gouvernements répugnent presque toujours à prendre de telles mesures. Il est beaucoup plus facile, pour les fonctionnaires qui représentent le pouvoir central (médecins, techniciens, administratifs, etc.) de s'entendre directement avec les privilégiés au niveau local de sorte que, lorsqu'on se réfère à une participation de la population à tel ou tel programme, il s'agit plus souvent de contributions occasionnelles sous forme de corvées plus ou moins traditionnelles ou de fourniture de main-d'œuvre bénévole, que d'une participation réelle aux processus de prise de décision. » (POTTIER 1983 : 108).

A ce propos, POTTIER (1983 : 108) déclare que « la notion de participation apparaît (...) comme une sorte de slogan qui permet d'aboutir à un encadrement plus efficace des masses rurales et d'obtenir plus facilement l'acceptation par elles de la politique gouvernementale. ».

Il est indéniable à la lumière des faits passés et présents qu'il s'agit véritablement de slogans qui n'ont pas une prise réelle sur les conduites des gens car soit ils sont caricaturaux[72], soit ils ne sont pas réellement appliqués en l'absence d'une volonté politique réelle. Une dernière observation est relative à l'échec des idéologies participatives inadaptées à la fois à la plupart des villageois ruraux et à une frange importante de la population citadine victimes d'une exclusion sociale et économique[73]. A ce propos, HOURS (1992 : 132) fait une analyse critique de la situation :

> « Les "communautés villageoises" du tiers monde appelées à être le fer de lance des soins de santé primaires ne sont pas au rendez-vous. On continue, en Afrique et en Asie, à affronter la maladie à partir de ressources individuelles ou familiales. Les "communautés" idylliques pensées par les idéologues occidentaux bien intentionnées n'existent pas à grande échelle. La notion de participation renverrait à un ordre social plus commun dans les sociétés industrielles que dans les PVD, car le concept de santé publique présuppose une capacité de gestion et de de la société qui fait défaut dans la plupart des Etats du tiers monde, contraints d'emprunter au jour le jour les moyens de repousser des échéances catastrophiques. ».

Sans tomber dans la facilité d'un débat idéologique de portée générale, nous aborderons la question avec l'éclairage de notre expérience de terrain qui nous suggère la nécessité de rompre avec ce qui apparaît comme un mythe contemporain[74] : d'une part, celui de l'attente d'une appropriation ainsi qu'une utilisation massive des prestations de soins biomédicales ; d'autre part, celui d'une prise en charge collégiale, "communautaire" ou collective par les usagers. Pour

---

[72] C'est le cas par exemple du slogan "un village un PSP" et de toute la propagande officielle autour des soins de santé primaires pendant le régime progressiste de SANKARA, en considérant le non aboutissement actuel de cet engagement.

[73] Une situation de pauvreté chronique touche une portion importante de la population (un peu plus de 45 % vit en dessous du seuil de pauvreté au Burkina).

[74] Le titre d'un article de GENTILINI (1987 : 83), à savoir "Alma Ata ou la grande illusion" est révélateur de ce phénomène.

cela, il faudrait que certaines conditions soient préalablement remplies pour que l'ensemble des recours aux soins disponibles soit des soins de santé culturellement, socialement et économiquement adaptés aux besoins locaux. Dans le cas des "soins de santé primaires", il y a le fait patent que cette stratégie de soins de santé de premier niveau évacue trois questions importantes : premièrement, beaucoup de maladies nécessitent une prise en charge à un niveau technique et financier supérieur difficilement accessible à la frange de la "population cible" des "soins de santé primaires" ; deuxièmement, on ne peut pas évacuer le fait qu'il y a des inégalités sociales qu'on retrouve dans la prise en charge de la maladie, que ce soit dans un petit village de brousse ou un quartier populaire en ville, qui font que les gens ne sont pas logés à la même enseigne face à la maladie et ne peuvent pas souscrire à une stratégie à vocation communautaire dans laquelle ils ne trouvent pas nécessairement leur compte ; troisièmement, une solution durable au problème ne pourra venir que des intéressés eux-mêmes, en fonction des besoins qu'ils ressentent et expriment. des capacités économiques[75] et des changements sociaux et sanitaires qui s'opèrent.

2.4. Soins de santé primaires : les raisons de l'échec du passé en contexte burkinabè

SOUBEIGA (1992) avait décrit les conditions défavorables à la pérennisation de la stratégie des soins de santé primaires en milieu rural en expliquant qu'il s'agit d'abord d'une conséquence négative de rapports antagoniques entre l'Etat et la population des zones rurales. En partant de l'objectif de « rendre compte des facteurs et des mécanismes sociaux, économiques, politiques, culturels qui déterminent les conduites des acteurs sociaux et leur adhésion (ou non) au programme de soins primaires... » (SOUBEIGA 1992 : 5), son approche du phénomène visait à rechercher les raisons de la « faiblesse de la mobilisation des villageois... » (SOUBEIGA 1992 : 106). A cet effet, une hypothèse principale formulée à la suite mettait en cause une tentative de mainmise de l'Etat :

[75] Dans le contexte actuel, cela limite incontestablement l'usage des prestations biomédicales.

> « Si les SSP se heurtent à une faible participation communautaire, sur le terrain, c'est parce que d'une part, ils ne semblent pas correspondre véritablement aux attentes des collectivités et d'autre part, celles-ci perçoivent l'initiative étatique comme un danger de démantèlement du monde rural, de ses institutions, de ses valeurs. En définitive, dans ce mode d'encadrement étatique, la société rurale n'y trouve que très peu son compte, n'ayant aucune possibilité d'exprimer et de trouver par elle-même les réponses à ses problèmes. ».

La justification donnée à cette situation défavorable partait du constat que cette stratégie était "mal partie" à cause de la mainmise du pouvoir politique :

> «La cause première n'est nullement à rechercher dans la prétendue résistance des paysans face au changement ou au modernisme. Cette attitude paysanne participe au contraire d'un désaveu des formes d'interventions des pouvoirs publics, ainsi que des services que proposent les SSP. » (SOUBEIGA 1992 : 107).

Par cet exemple, l'auteur affirmait dans la même source une position en rupture avec les options conventionnelles en parlant de « ... remettre en cause les clichés et les idées préconçues, imputant les échecs de tout projet (concernant la santé, l'éducation, l'agriculture...) à l'incapacité des populations des campagnes à comprendre et à exécuter les programmes qui leur sont destinés... ». Ce qui l'amène à donner un aperçu historique des rapports entre les différents pouvoirs politiques depuis l'indépendance jusqu'à l'avènement du régime progressiste en 1983 qui marque une rupture avec les pratiques antérieures : « (...) jusqu'à présent, la plupart des régimes qui ont précédé le CNR à la tête de l'Etat burkinabè avaient privilégié un type de rapport Etat-société excluant ou limitant le recours à la contrainte... Avec le régime du CNR le pas venait franchi... ».

Selon ces analyses critiques, le projet du CNR reposait sur une volonté de procéder à une transformation radicale de la société burkinabé et postulait une modification des alliances sur lesquelles s'appuyaient les régimes précédents : « Au pacte liant l'Etat aux couches salariées urbaines (en particulier les agents de la fonction publique) l'Etat entendait en substituer un autre, celui avec la paysannerie... ». En fait, il s'agissait de tout un projet de société, selon la vision suivante mise en relief :

> « Cette logique étatique reposait (...) sur l'inauguration d'un mode de développement cherchant à s'appuyer sur la pacification active du monde rural ; aussi, essayait-il de se donner les moyens de contrôler le paysannat pour le fondre dans un projet global, "rationalisé" et s'incarnant dans l'importance accordée symboliquement aux "grands travaux", entre autres l'aménagement de la vallée du Sourou, le barrage de la Kompienga, les soins de santé primaires, etc. » (SOUBEIGA 1992 : 105-106).

Dans cette perspective, la question globale, selon la même source, était de savoir « comment expliquer la démobilisation qui s'est rapidement substituée à cette participation initiale. Comment le CNR dont la démarche a été d'associer la paysannerie à son projet de transformation sociale, peut-il voir cette dernière se détourner ainsi de cet objectif ? ». Une réponse est donnée à travers l'explication qui est donnée de l'échec des SSP comme résultant d'une récupération politique de cette action sanitaire, ce qui aurait amené des déconvenues à cause de l'opposition entre structures étatiques et autorités coutumières. Cette contribution renseigne sur la responsabilité du pouvoir d'Etat dans cette confrontation.

Pour rendre compte de cette expérience non concluante des soins de santé primaires, le même auteur mentionne d'autres éléments d'explication. Il est question notamment d'une appropriation de l'initiative sanitaire à des fins politiques en évoquant le contrôle exclusif des structures de mobilisation et des soins de santé primaires par les représentants locaux de l'Etat, d'où une faible participation paysanne due au rejet des réseaux traditionnels de mobilisation. SOUBEIGA mentionne également le fait que l'agent de santé villageois n'était pas simplement perçu comme un auxiliaire sanitaire bénévole mais surtout comme un acteur politique au service de l'administration étatique. A un autre niveau, la question de la légitimité professionnelle des agents de santé villageois (ASV) est également abordée à deux reprises (SOUBEIGA 1992 : 109) : d'une part, en faisant allusion à la non reconnaissance de son habileté à soigner, contrairement à l'infirmier et au thérapeute traditionnel :

> « La non reconnaissance de toute compétence médicale préalable aux agents de santé bénévoles, par ailleurs formés rapidement et issus de la communauté locale même pour exercer "à l'occidentale", explique leur manque de légitimité auprès des usagers, contrairement à l'infirmier et au guérisseur. ».

D'autre part, en faisant référence à la conduite locale face au statut des ASV :

> « Le statut social de l'ASV, de même que l'image et le type de légitimité dont il jouit dans sa propre communauté, constituent les facteurs les plus décisifs qui déterminent sa prise en charge ou non, indépendamment de la nature de son travail et de ses compétences propres. ».

Une troisième catégorie d'argument met en cause le désaveu populaire de la stratégie des soins de santé primaires.

L'analyse de SOUBEIGA met l'accent sur les contraintes défavorables liées à l'intrusion du politique dans les actions initiées autour des soins de santé primaires. L'échec de l'opération entreprise avec une légitimation politique est imputé à deux contraintes : premièrement, l'inadéquation de cette forme d'intervention qui remettait en cause le pouvoir des chefferies traditionnelles sur lequel repose l'organisation sociale locale ; deuxièmement, la compétence des ASV et leur offre de prestations ne correspondaient pas à la demande des utilisateurs qui ont progressivement délaissé cette initiative pour s'orienter directement vers l'échelon supérieur, à savoir les CSPS. Dans le contexte burkinabè, ces dimensions essentielles sont à prendre en compte dans cette analyse des dérives. Il ressort que les difficultés relatives à l'approche centrée sur les "soins de santé primaires" à partir des PSP sont de deux ordres : d'une part, il y avait des enjeux sociaux liés à une organisation et une action coercitives répondant à des motivations politiques ; d'autre part, les conditions défavorables de l'offre ne satisfaisaient pas les intéressés. Cela a abouti à l'abandon pur et simple de cette stratégie et une conception de l'organisation des structures de santé avec comme référence le CSPS qui est devenu la structure de premier niveau et non plus le PSP comme antérieurement.

La stratégie des "soins de santé primaires" épousait les recommandations de l'OMS issues de la conférence d'Alma Ata (1978) qui préconisait globalement une autre solution aux problèmes sanitaires des pays en développement, notamment l'Afrique noire. C'était en même temps une remise en cause des initiatives antérieures dont on s'accorde aujourd'hui sur leurs limites, voire leur échec, comme le précisait DOZON (1987 : 10) :

> « L'échec des politiques antérieures, particulièrement en matière de prévention et de médecine de masse (qui se traduit par une prévalence toujours élevée des grandes endémies et par une forte mortalité infantile) et la faible efficacité d'une médecine hospitalière trop coûteuse et dysfonctionnelle ont été autant d'arguments pour promouvoir une nouvelle stratégie : celle des soins de santé primaires (SSP). ».

Cette doctrine, qui se voulait novatrice, promue par les instances sanitaires internationales, était basée essentiellement sur un double postulat à forte connotation idéologique, l'un sanitaire et l'autre concernant une conception du "développement". DOZON disait au sujet de la première caractéristique d'ordre sanitaire :

> « D'avantage qu'une conception strictement curative, voire médicale, les SSP impliquent un point de vue global de santé publique, où les notions de prévention, d'hygiène, d'éducation sanitaire sont au moins toutes aussi importantes que le fait de prodiguer des soins. Stratégie au long cours, les SSP prétendent atteindre le plus grand nombre par un travail en profondeur auprès des communautés locales et par rétablissement d'un vaste réseau d'unités et d'agents sanitaires de base capables de fournir des prestations élémentaires de soins et surtout de promouvoir la santé par l'éducation et l'hygiène. Si l'aide internationale et les Etats africains ont à charge d'organiser ces réseaux et de les intégrer dans des systèmes nationaux de santé rénovés, il est amplement souligné que la réussite des SSP dépend au premier chef de la participation des populations. » (DOZON (1987 : 10).

La deuxième caractéristique renvoie à une conception du "développement" également en rupture avec la vision d'antan, selon la même source :

« La stratégie des SSP s'inscrit assez bien, en tant précisément qu'alternative, dans de nouvelles conceptions du développement suivant lesquelles l'amélioration des conditions de vie et de production doit dépendre non point de transferts unilatéraux de technologies, de modèles imposés sans égard pour les réalités locales, mais d'une capacité à mobiliser les ressources de tous ordres propres à telle société ou à telle communauté, et à rechercher les solutions appropriées, afin de promouvoir un développement véritablement endogène. » (DOZON (1987 : 10).

Le cas du Burkina que nous avons évoqué montre une convergence unanime (internationale et locale) pour un changement des stratégies antérieures qui s'étaient avérées inopérantes, mais les recommandations proposées tant au niveau "macro" (OMS et autres institutions internationales) qu'au niveau micro (politique sanitaire nationale) se heurtent à des contraintes défavorables à différents niveaux, notamment matériel et culturel. L'idée de base n'est donc pas mauvaise en soi et une réussite des interventions n'est pas exclue si certains réajustements sont opérés sur la base d'une réelle volonté politique. Cela est également valable pour d'autres propositions, comme l'"lnitiative de Bamako" (cf. ci-après). Toutes ces initiatives suggèrent qu'il est opportun d'associer tous les acteurs impliqués dans ce domaine pour un dialogue qui puisse permettre une avancée significative dans la recherche de solutions appropriées.

2.5. Les grands principes de l'"Initiative de Bamako" et les tentatives locales

Le concept est né en 1987 au cours d'une instance régionale de l'Organisation mondiale de la santé (OMS) à Bamako. Il est étroitement associé à deux concepts, ceux de "soins de santé primaires" et de "médicaments essentiels et génériques" (MEG) dont nous donnerons quelques précisions telles que formulées par les professionnels de santé, en plus de l'idée de base contenue dans cette résolution.

1°)- Soins de santé primaires : selon la définition courante qui est donnée, il s'agit d'une stratégie d'action sanitaire fondée sur des prestations de soins de base fournis équitablement, la "participation communautaire" et la collaboration intersectorielle entre les différentes institutions ainsi que les acteurs impliqués dans cette démarche.

2°)- Médicaments essentiels et génériques : cette expression est utilisée pour désigner une liste minimale de médicaments répondant aux problèmes de santé essentiels de la population. Ils sont dits "génériques" parce que présentés sous leur dénomination commune internationale (DCI) et ne portent aucune mention de marque déposée. Ils sont de ce fait moins coûteux tout en gardant les mêmes qualités.

3°)- L'"Initiative de Bamako" est une approche visant à renforcer les soins de santé primaires à travers ce qu'il est convenu d'appeler la "participation communautaire" au financement et à la gestion des services de santé. La vente des médicaments essentiels et génériques constitue le moyen principal de financement des soins de santé primaires.

4°)- Le mécanisme de base de l'"Initiative de Bamako est le recouvrement des coûts à travers une démarche d'implication des utilisateurs locaux. Pour cela, un premier stock de médicaments est fourni à la population, il est demandé aux structures focales de gestion d'assurer la vente des médicaments essentiels et génériques aux usagers à des prix abordables, avec une marge bénéficiaire modeste. Les sommes collectées servent en priorité à renouveler le stock de médicaments auprès de la structure de distribution qui est la Centrale d'achat des médicaments essentiels et génériques (CAMEG). Les bénéfices peuvent servir au financement de certains frais des structures de santé et à la distribution de primes au personnel de santé.

5°)- Le succès de l'"Initiative de Bamako" exige une forte implication de la population souvent désignée par le terme de "communauté". Une formation des acteurs impliqués est nécessaire pour leur participation à la définition des activités de santé et à la gestion financière.
L'objectif global est l'amélioration de l'efficacité des services, la limitation des coûts et la continuité des services sur fond de réorganisation du système de santé.

Que ce soit les recommandations d'Alma Ata ou de Bamako, l'idée d'une médecine de proximité est contenue dans les propositions mais les actions envisagées, telles qu'elles sont formulées, sont fortement teintées d'une idéologie ambiante sur la participation dite "communautaire"[76] d'où un décalage avec la réalité. En principe, le schéma est simple :

> « (…) les soins de santé primaires sont présentés comme un système autogéré qui repose sur la participation de la population. Celle-ci finance des agents de santé villageois disposant d'une pharmacie villageoise alimentée par des cotisations. Ces agents de santé villageois sont supposés acquérir une formation simple, destinée à les rendre capables de traiter des pathologies courantes (fièvres, diarrhées, plaies). » (HOURS 1992 : 128).

Dans la pratique, il est possible d'associer les usagers dans les actions sanitaires, mais peut-on présager ou même décider d'une organisation de type "communautaire" à la place des intéressés eux-mêmes qui n'ont pas été préalablement consultés sur ces questions ? D'où la nécessité d'ajuster ces décisions au contexte local. L'idée de base est que les structures de soins locales soient opérantes et autogérées, en associant la population à leur fonctionnement pour une meilleure prise en charge des besoins de santé. Or, la démarche adoptée jusque-là met en avant des impératifs d'organisation sociale que reflète la vision erronée d'une "communauté" consensuelle et solidaire basée par exemple sur l'appartenance à une même entité administrative comme le village[77] alors que la réalité locale et les changements en cours démentent cette interprétation. Il y a lieu donc de poser autrement la question de l'implication qui ne répond pas actuellement à une quelconque fonction ou organisation sociale mais avant tout à des motivations d'ordre pratique.

La question de fond est de savoir dans quelle mesure la population locale peut satisfaire ses besoins sanitaires dans un contexte socio-politique et économique instable. Jusque-là, la démarche avait été initialement l'imposition de certaines prestations

[76]Nous avons proposé une réflexion critique, notamment dans k' introduction et la conclusion.

[77] En contexte culturel *moaga*, LAURENT (1998 : 247) indique à ce propos que l'identité au niveau des villages se réfère avant tout au quartier. Les difficultés rencontrées dans la réalisation de nombreuses actions de développement à l'échelle du village montrent que cette entité sociale n'est pas forcément la plus appropriée et que d'autres solutions pourraient être envisagées.

biomédicales, notamment par leur gratuité pendant la colonisation et pendant les premières années après les indépendances politiques[78]. Après cette période, on en est arrivé logiquement à la nécessité d'une prise en charge locale des besoins de santé, d'où l'idée de "participation" avec ses connotations idéologiques et les interprétations biaisées dont elle a fait l'objet. Une autre perspective serait que l'offre de soins s'inscrive dans une approche plus pragmatique qui serait que les gens s'approprient eux-mêmes les techniques biomédicales encore trop coûteuses dans un contexte économique défavorable pour la plupart des usagers. A défaut de cela, le recours préférentiel aux pratiques locales est une solution fort logique qui doit être interprétée comme une réaction face à que révèle « les limites et les carences des réponses biomédicales technicistes aux problèmes de santé. » (BECKER et COLLIGNON 1998 : 415).

3°)- La lutte contre les grandes endémies comme stratégie agricole et point de départ de l'action sanitaire : le cas de la trypanosomiase

3.1. Les actions entreprises contre la trypanosomiase

La trypanosomiase ou "maladie du sommeil" fait son apparition en Haute-Volta vers 1927 (plusieurs villages des cercles de Gaoua et de Koudougou étaient dévastés par la maladie en 1928). Selon les indications données par LAPEYSSONNIE (1995 : 379), le village de Pabré situé à vingt kilomètres au nord de Ouagadougou avait presque disparu, décimé par cette maladie[79].

Un infirmier du service des grandes endémies avait décrit les actions entreprises depuis 1931 :

> « Le 14 avril 1931 un arrêté du gouvernement crée un laboratoire de bactériologie de la colonie de Haute-Volta, ayant pour but d'assurer les divers examens, analyses nécessaires aux services des formations sanitaires ainsi qu'aux

[78] C'est ce qui ressort de la Loi de 1962 sur la protection de la santé publique.

[79] Deux noms étaient utilisés en *moore* : *kulunkungu* (gonflement des glandes du cou) et *bâ masgha* (ou *bâmaasga*), pour désigner cette affection qui a ravagé cette région dès 1924.

différents services publics, civils et militaires, et de contribuer à l'étude des maladies transmissibles, notamment de la maladie du sommeil. Le 21 avril 1931 le Docteur GOARNISSON est nommé médecin-chef du laboratoire de bactériologie de la colonie de Haute-Volta. A ce titre, il assurera son fonctionnement et procédera à l'instruction des infirmiers destinés au service de prophylaxie de la maladie du sommeil. La direction du service de santé de l'AOF prit un arrêté le 30 novembre 1931 créant un service de prophylaxie de la trypanosomiase. Ce service devait élaborer un plan de lutte contre la maladie du sommeil. Le 4 mars 1932, le médecin lieutenant-colonel JAMOT fut nommé à la tête du service de prophylaxie de la maladie du sommeil créé au mois de novembre 1931. Cette nomination devait marquer le point de départ de l'offensive contre cette maladie. Ancien directeur de l'Institut Pasteur de Brazzaville, celui-ci avait fait disparaître la maladie du sommeil du Cameroun, en neuf ans de campagne systématique, de 1922 à 1931. Le Docteur JAMOT dès sa nomination demande au Père Docteur GOARNISSON la formation de nombreux infirmiers car il n'était venu du Cameroun qu'avec seize infirmiers spécialistes dans la lutte contre la maladie du sommeil. Or il lui faut des infirmiers pour toute l'AOF, la maladie sévissant un peu partout. En 1939 le médecin colonel MURAZ est nommé directeur général autonome de la maladie du sommeil en AOF et au Togo (SGAMS) : les principaux textes organisant le service des grandes endémies sont : l'arrêté général du 31 août 1939 portant répartition en secteurs spéciaux et annexes des territoires de l'AOF contaminés de la maladie du sommeil ; l'arrêté général du 28 février 1940 créant un cadre spécial des infirmiers du SGAMS ; l'arrêté général du 14 juin 1944 transférant l'école des infirmiers de la maladie du sommeil (Ecole JAMOT) de Ouagadougou à Bobo-Dioulasso. » (ROUAMBA 1995 : 385-386).

Les conditions de recrutement et les modalités pratiques de la formation sont précisées dans la même source :

« Le recrutement des infirmiers de la se faisait sur concours du niveau de CEPE (Certificat d'études primaires élémentaires) ;

l'âge exigé était de 18 à 25 ans. Le stage théorique et pratique durait de 6 à 12 mois. Le Père GOARNISSON donnait des cours qui étaient suivis de travaux pratiques. Il était secondé par des moniteurs spécialisés en la matière. Ces cours ne portaient pas seulement sur le dépistage et le traitement des trypanosomés. Les élèves infirmiers devaient être capables de diagnostiquer et de traiter les malades atteints des maladies endémiques (dysenterie, paludisme, maladies pulmonaires, maladies transmissibles, etc.). C'est ainsi qu'en dehors des cours, ils étaient affectés dans les différents services de médecine et de chirurgie de l'hôpital de Ouagadougou. Ils assuraient égaiement la garde dans les différentes salles d'hospitalisation. Cette formation était nécessaire, parce qu'au cours des tournées de prospection ou de traitement des malades pouvaient se présenter pour recevoir des soins. » (ROUAMBA 1995 : 386-387).

L'auteur suggère à la page 387 de la même référence que des méthodes rigoureuses étaient appliquées :

> « Les infirmiers des grandes endémies étaient organisés sur les méthodes paramilitaires avec la rigueur et la discipline que cela comporte. Pour ce faire ils recevaient annuellement une dotation d'habillement composée de : deux blouses avec un complet et un casque en kaki, chaussures, chéchia rouge, des boutons et écussons ; à cela il faut ajouter un complet blanc pour les infirmiers majors. Le port d'une autre tenue était sévèrement sanctionné. ».

Les infirmiers étaient répartis dans différentes sections pour le travail : secrétariat, équipe de prospection, équipe de traitement (ambulant et centre fixe de traitement), centre d'hospitalisation, prophylaxie agronomique, léproserie et méningite.

3.2. L'action du Père GOARNISSON, surnommé "Docteur Lumière"

L'action de premier plan des Missions chrétiennes en matière d'éducation (cf. COMPAORE 1995) et de santé est bien connue car elle a accompagné leur œuvre de propagation de la chrétienté. En effet, les missionnaires ont été à l'origine de nombreuses structures sanitaires initiales qui se sont perpétuées. L'un des acteurs importants de cette intervention missionnaire est incontestablement le Père GOARNISSON qui est reconnu comme l'un des principaux artisans de l'implantation médicale dans ce qui était la Haute-Volta. Les diverses activités qu'il a accomplies à la fois comme missionnaire et médecin en témoignent. Nous évoquerons successivement les actions qu'il a réalisées et qui constituent une contribution de premier plan à l'implantation médicale locale.

Ordonné prêtre à 33 ans et nommé au Vicariat de Ouagadougou par Mgr THÉVÉNOUD (l'un des fondateurs de la mission catholique de Ouagadougou), le Père GOARNISSON avait obtenu un diplôme d'Etat de médecine tropicale à Paris et s'était initié à l'ophtalmologie dans les cliniques et hôpitaux d'Alger. Il arrive à Ouagadougou le 24 mars 1931. Il accomplira une œuvre gigantesque comme en témoigne ce récit de son action :

« A son arrivée, il n'y avait que quatre dispensaires en fonctionnement. Dès le début, par décret du gouverneur, il est chargé du "Laboratoire bactériologique de la colonie de Haute-Volta, et chargé de l'instruction des infirmiers destinés à la prophylaxie de la maladie du sommeil". Le père est alors appelé à collaborer avec le célèbre médecin-colonel JAMOT, vainqueur de la maladie du sommeil au Cameroun. Au total, 400 infirmiers furent élèves du Père GOARNISSON de 1931 à 1935. Former des collaborateurs, sélectionner des moniteurs auprès des élèves pour présider aux travaux pratiques, est son souci constant. » (PAULIAT 1995 : 538).

C'était à une période où le pays était ravagé par les grandes épidémies, d'où la nécessité de la mise en place de structures locales pour leur éradication. Pour faire face à l'urgence de la situation, l'initiative de la formation de personnel local a été mise en œuvre, initialement pour la lutte contre la trypanosomiase, sous l'impulsion du Dr JAMOT qui a confié cette tâche au Père GOARNISSON. Cela lui vaudra le surnom de "Docteur Lumière" à cause de son engagement et sa notoriété dans le traitement des maux d'yeux. Sous sa responsabilité, près de 400 spécialistes seront formés pour tout l'AOF afin de prospecter, de dépister et de soigner la maladie du sommeil. Ce travail a été réalisé en collaboration avec les médecins de l'administration coloniale (cf. PAULIAT 1995 : 538) : « au cours des années 1936-1938, il collabore avec le médecin colonel LEFROU à un travail scientifique important : établir le dosage précis des remèdes contre la maladie du sommeil. La maladie fut vaincue sur tout le territoire. ».

Deux documents sur son œuvre ont été publiés : la première est une brochure publiée en 1932 et intitulée "la trypanosomiase humaine". Celle-ci deviendra le manuel classique des services de santé, ce qui a valu au missionnaire les éloges du médecin général inspecteur MURAZ. La deuxième publication a eu également une grande audience (cf. PAULIAT 1995 : 539) :

« Après 17 ans de pratique médicale, le Père GOARNISSON publia, en 1948, le Guide médical africain, afin de venir en aide aux missionnaires et à tous les africains qui travaillaient dans les dispensaires. A l'occasion de la composition de cet ouvrage et pour honorer les services rendus à la médecine coloniale, le Père a été fait en 1949, Lauréat de L'Académie française de médecine. L'année suivante, le Père reçut la Croix de la Légion d'honneur. En 1970, le Père GOARNISSON a publié la septième édition de son "Guide", édition refondue et augmentée, en collaboration avec le Père Claude Blanc père blanc et docteur en médecine lui aussi. ».

3.2.1. L'installation d'un dispensaire à Ouagadougou

En 1935, le Père GOARNISSON avait choisi de se consacrer exclusivement au dispensaire de Ouagadougou et de former en même temps les sœurs infirmières au lieu de prendre la direction de l'école de Trypanosomiase. Il avait installé ce dispensaire depuis son arrivée et il oeuvrera progressivement à l'agrandir. Cela lui vaudra une grande renommée à l'image de la qualification élogieuse de "docteur lumière" qui lui a été accordée :

> « Il fut plus tard, en 1938, agrandi et construit en dur par les soins du gouvernement de la colonie. Le dispensaire soignait toutes les maladies courantes, mais on organisa très vite une section spéciale, très poussée, pour soigner les maladies des yeux. Cette branche de son activité professionnelle lui a valu le surnom de "Docteur Lumière". La réputation de son dispensaire était telle qu'on lui envoyait des malades, non seulement de

partout en Haute-Volta, mais aussi du Nigeria, de Guinée, du Mali et du Ghana. » (PAULIAT (1995 : 538).

3.2.2. Formation de Sœurs religieuses à la pratique paramédicale

L'implantation du dispensaire marque le début de la formation du personnel local qui se poursuivra lorsque l'Etat prendra le relais, selon la même source :

> « On peut dire que le plus grand succès du Père GOARNISSON fut la formation des religieuses africaines qu'il associa à son œuvre humanitaire et missionnaire. Leur dévouement et leur compétence sont reconnus par tous ; elles le doivent aux leçons que le Père leur a données à l'école d'infirmières. Elles ont dirigé de nombreux dispensaires en brousse. Leur action salutaire s'est surtout fait sentir en période d'épidémie de méningite cérébro-spinale en 1938 et 1945. A noter que, à partir de 1948, le Service de Santé de la Colonie confia au Père GOARNISSON la formation de toutes les infirmières laïques de Haute-Volta. » (PAULIAT (1995 : 539).

La formation de ces religieuses s'est faite dans des conditions particulières car l'enseignement devait se faire en *moore*, seule langue parlée par la plupart de ces religieuses. Il était donc indispensable de traduire les termes techniques dans cette langue locale et d'inculquer des notions et surtout des mesures précises afin de donner une « ... formation complète et systématique... » à des « sœurs africaines qui travaillaient déjà avec les Sœurs Blanches au dispensaire de Ouagadougou, pour en faire de véritables infirmières... » (Roger de BENOIST 1975 : 76). Pour ce faire, il avait été établi un programme de formation sur trois ans.

Le Père GOARNISSON a poursuivi sur cette lancée en procédant, en collaboration avec les autorités administratives coloniales à l'ouverture de la section locale de l'Assistance médicale indigène (26 novembre 1948) appelée par la suite "Ecole des infirmiers et infirmières de Haute-Volta". A l'époque, il y avait peu d'infrastructures sanitaires comme l'illustrent les indications suivantes de ROGER DE BENOIST (1975 : 134) :

> « Le Service de santé ne compte, pour plus de trois millions d'habitants, que dix docteurs en médecine et seize médecins

africains (formés à l'Ecole africaine de médecine de Dakar), il existe seulement trente-six dispensaires et maternités. Il faudrait au moins six docteurs en médecine et douze médecins africains en plus, et surtout des dizaines d'infirmiers et d'infirmières. ».

Dans un premier temps, le recrutement se faisait au niveau du certificat d'études. L'Ecole a ouvert officiellement en 1949 avec six élèves tous de sexe féminin. La mixité de l'établissement ne sera autorisée qu'en 1952. La contribution primordiale de cette école à la formation du personnel de santé est ainsi décrite par TAMINI (1986:73) :

> « C'est des rangs des anciens de cette école, titulaires du diplôme des infirmiers de l'AMA que sortirent les premiers voltaïques admis à l'Ecole des infirmiers d'Etat de Dakar en 1956. A partir de 1956, la durée de formation à l'AMA est portée à trois ans, mais l'école devait fermer en [968, avec l'ouverture de l'Ecole nationale des infirmiers et infirmières d'Etat (ENIIE.) préparant en trois ans au diplôme d'Etat. Celle-ci offre ses premiers diplômés en 1971. La fermeture de l'Ecole de l'AMA n'a été que de courte durée, puisqu'elle devait rouvrir en 1974 à Bobo-Dioulasso sous le nom de l'Ecole nationale des infirmiers et infirmières brevetés, préparant au diplôme en deux ans des candidats recrutés par concours au niveau de la troisième année d'enseignement secondaire. ».

Plus tard (1962) interviendra, sous la responsabilité du nouvel Etat indépendant, d'ouverture d'une structure officielle de niveau supérieur qui préparera des infirmiers non plus au diplôme de l'Assistance médicale, mais au diplôme d'Etat. Cet établissement deviendra l'Ecole nationale de santé publique en 1977. Déjà au départ, le recrutement se faisait au niveau du brevet au lieu du certificat d'études primaires requis pour le diplôme de l'assistance médicale. Le Père GOARNISSON a encore été à l'origine de ce projet agréé par le gouvernement. L'école dépendra directement de l'Organisation Mondiale de la Santé et sera confiée initialement aux Sœurs Blanches.

Pendant quelques années, l'Ecole de l'Assistance médicale et la nouvelle Ecole de formation au diplôme d'Etat fonctionnent séparément jusqu'à leur fusion en 1968, avec rengagement du gouvernement qui se charge du recrutement des candidats. Le 23 septembre 1963, le Père GOARNISSON donna sa démission de directeur de l'Ecole nationale des Infirmiers, qu'il assumait depuis quinze ans. Le Père Claude BLANC prit sa succession, mais ce n'est qu'en 1967 qu'il s'arrêtera vraiment d'enseigner après avoir consacré 36 ans à la formation de centaines d'infirmiers.

La lutte contre la trypanosomiase aura donc été le point de départ de la formation du personnel pour l'éradication de cette maladie. Par la suite, cette action s'est poursuivie par l'installation des écoles de formation des infirmiers et des infirmières.

3.2.3.Aperçu historique sur l'implantation médicale

Un découpage chronologique des dates marquantes de l'histoire de l'installation de la fonction infirmière a été proposé par BADIEL (1993 : 33-34) : d'une part, selon les grandes dates marquantes de la profession infirmière en AOF et singulièrement au Burkina ; d'autre part, selon les grandes dates relatives à l'histoire coloniale et politique du pays. Nous en donnerons un petit aperçu pour préciser l'évolution du corps depuis la création des premières écoles de formation.

- Une première période va de la conquête de la Haute-Volta à la création du corps des infirmières de 1922. Elle est caractérisée par la vitalité des pratiques de soins autochtones ainsi que l'émergence d'une profession infirmière qui n'existait que depuis 1909 dans le cadre du Haut-Sénégal-Niger et qui demandait une réorganisation avec la création de la colonie.

- Une seconde période va de 1924 à 1947. Elle est probablement la plus riche tant les bouleversements furent nombreux. Deux sous-périodes s'en dégagent : l'une va jusqu'à la suppression de la colonie (1924-1932) et l'autre concerne l'évolution du métier pendant la période de répartition du territoire entre les colonies voisines du Soudan, de la Côte-d'Ivoire et du Niger. On retrouve notamment les conséquences socio-sanitaires et politiques liées à ces quinze années de suppression (dont le développement des grandes endémies).

- La dernière période qui va de 1948 à 1992 comporte trois sous-périodes :

**1948 à 1960* : elle marque sur le plan politique la grande mutation dans les territoires français et la préparation vers leur indépendance. Au plan professionnel, elle signe la structuration du corps infirmier avec ses statuts particuliers.

**1960 à 1980* : les multiples transformations des écoles de formation ont abouti à la création de l'Ecole Nationale de Santé Publique (ENSP). Outre les infirmiers brevetés, les infirmiers d'Etat accèdent à la spécialisation, ce qui conduit à la création des Assistants de santé (infirmiers d'Etat spécialistes).

- *1980-1992* : l'infirmier accède à la formation universitaire (Maîtrise et Doctorat). D'autres branches sont créées au sein du corps infirmier (conseiller et attaché de santé).

Trois catégories d'agents constituent le corps des infirmiers en 1992 : les infirmiers brevetés ou diplômés d'Etat exerçant généralement en zone rurale ou semi-urbaine, habituellement responsables des centres de santé périphériques ; les infirmiers spécialistes (assistants ou attachés de santé) exerçant des spécialités médicales dans les hôpitaux, centres hospitaliers régionaux et centres médicaux sous la tutelle directe ou non d'un médecin ; les infirmiers titulaires d'un diplôme universitaire (conseiller de santé) qui, à des niveaux divers occupent des postes de direction, de conception ou d'enseignement.

La période de 1960 à 1980 est décrite comme celle de la "structuration des écoles de formation et du corps des infirmiers" comme l'indiquent les dates ci-après :

1. ***Le décret 94-PRES-SPIP du 27 mars 1962,*** portant statuts particuliers des corps du personnel de la santé publique consacre la reconnaissance statutaire du diplôme d'Etat d'infirmiers et d'infirmières. Ce décret intervient dans un contexte historique particulier. C'est la mise en place d'une administration nouvelle avec l'accession du pays à l'indépendance. L'Ecole des Infirmiers et Infirmières d'Etat de Dakar qui avait jusqu'en 1960 formé ce personnel l'avait fait dans une optique sous-régionale tenant compte des besoins exprimés par les responsables des structures sanitaires (Hôpitaux, centres médicaux). Le statut juridique de ces infirmières était défini dans celui des cadres de Santé de l'AOF. Seulement, l'indépendance des différents territoires signifiait la fin de l'AOF. Ce vide juridique dans lequel se trouvaient les infirmiers voltaïques détenteurs du diplôme d'Etat allait trouver une solution avec le décret cité auparavant.

2. ***L'Ecole des infirmiers d'Etat "Les Lauriers"***

Première Ecole destinée à la formation des infirmières au diplôme d'Etat, elle fut fondée en 1962 par l'Eglise catholique et basée dans ses locaux de Ouagadougou. En 1968, cette formation sera étendue aux agents masculins dans un contexte où l'Etat voltaïque dans un souci de laïcisation et aussi pour mettre fin aux multiples subventions qu'il accordait à renseignement privé confessionnel décidait en 1968 de la nationalisation d'un grand nombre d'établissements.

Le recrutement se faisait sur concours pour les titulaires du BEPC (Brevet d'études du premier cycle). La formation durait trois ans ; le régime de l'Ecole était celui de l'internat. L'Ecole avait une capacité totale de 32 élèves, et pouvait donc former des promotions de 10 infirmières diplômées d'Etat par an. Elle assurait également la première année de formation des élèves aides sociales, en commun avec l'Ecole des élèves infirmières.

Les installations comprenaient un bâtiment assurant une capacité d'internat de 32 places, avec salles de classe, laboratoire d'infirmerie, bibliothèque, réfectoire, économat et salle de loisirs. Le financement a été assuré par l'organisme d'aide catholique allemand "*Misereor*", pour un montant de 20 millions de francs CFA. Le personnel était composé d'une directrice d'études, une directrice d'internat, deux monitrices infirmières diplômées d'Etat, un cuisinier, un serveur, un manœuvre. Le corps enseignant était recruté parmi les médecins et autres techniciens disponibles à Ouagadougou, sur une base contractuelle.

Les élèvent bénéficiaient de bourses de la Communauté Economique Européenne (CEE) d'un montant de 20 000 francs CFA par mois, qui constituent en principe la seule source de revenu pour le fonctionnement de l'école (entretien des élèves, soldes des professeurs et moniteurs, administration). De 1963, date à laquelle l'école a commencé à fonctionner, à 1967, elle a formé 22 infirmières diplômées d'Etat et 12 élèves aides sociales. Au cours de l'année 1966-1967 elle comptait 6 élèves de 3e année (sortie en 1967) et 7 élèves de première année (sortie en 1969).

3- ***Le décret 68-161 -PRES-SPP-AS du 13 juillet 1968*** crée l'Ecole Nationale des Infirmiers et Infirmières d'Etat (ENIIE) de Haute-Volta.

Sa création est la conséquence de la volonté de l'Etat d'avoir le contrôle de la formation de ses agents. Elle résulte de la transformation de l'ancienne Ecole Nationale & Infirmiers et d'Infirmières créée deux ans auparavant et de sa fusion avec l'Ecole Privée des Infirmiers d'Etat des Lauriers.

L'école assurait la formation des infirmiers et infirmières destinés à assurer le renforcement et la relève du personnel paramédical du Ministère de la Santé Publique et de la Population. Entre temps, les conditions de recrutement pour l'accès à récole changent. Le recrutement se faisait à partir du Certificat d'études primaires élémentaires (CEPE), la formation étant assurée en deux ans. A partir de 1967, le BEPC sera exigé des candidats et le cycle de formation durera trois ans, afin de relever la qualification du personnel formé (Plan Cadre : 362). L'école fonctionnait sous le régime de l'externat.

Le personnel était composé d'un directeur (docteur en médecine), 9 infirmiers diplômés d'Etat (moniteurs), une infirmière adjointe, un agent de bureau, un gardien. Le coût de ce personnel, pris en charge sur le budget national, s'élevait à 5,4 millions francs CFA par an.

4. ***Le décret 77-338 PRES-SF-AS du 5 septembre 1977*** crée l'Ecole Nationale de santé publique (ENSP)

Cette école constitue la dernière étape du processus évolutif de la formation du personnel infirmier, c'est aussi la volonté de regrouper sous une même bannière la formation des agents de santé autres que les médecins et assimilés.
Après ces écoles de formation d'infirmiers, l'Ecole Supérieure des Sciences de la Santé (ESSSA) destinée à la formation des

médecins est ouverte en 1981. Elle deviendra la Faculté des Sciences de la Santé (FSS) avec la réorganisation des institutions universitaires (l'organisation en facultés remplace celle des instituts) opérée dans les années 1990. Elle fait partie désormais d'un ensemble plus vaste comprenant les départements de médecine et de pharmacie qui constituent l'une des Unités de formation et de recherche (UFR Sciences de la santé) nouvellement instituées fin 2000.

Le contexte sanitaire de cette période expliquait l'organisation du Ministère de la Santé Publique en deux structures principales : d'une part, une Direction de la Santé urbaine (cf. Plan Cadre : 364) chargée du contrôle de toutes les formations sanitaires des Communes de Ouagadougou et de Bobo-Dioulasso ; d'autre part, une direction de la santé rurale. Celle-ci avait pour rôle l'exécution des programmes de santé sur tout le territoire national, à l'exception des périmètres urbains des villes de Ouagadougou et Bobo-Dioulasso. Elle était le résultat de l'intégration des anciens services des Grandes Endémies et de l'Assistance Médicale Africaine (AMA). Cette direction contrôlait, au niveau national un groupe ophtalmologique mobile ainsi que des équipes de vaccination contre la rougeole et éventuellement contre d'autres maladies et au niveau régional 11 secteurs de Santé Rurale (cf. Plan Cadre : 370).

En somme, le récit de l'avènement de la trypanosomiase montre que cette maladie a été à l'origine de la formation du personnel et de son évolution jusqu'aujourd'hui. De même, la stratégie d'éradication de l'onchocercose a servi de tremplin pour l'aménagement agricole des vallées des Volta qui en étaient particulièrement infestées. Il ressort des initiatives de cette période que la lutte contre l'onchocercose était présentée comme une condition préalable à la mise en place d'une stratégie d'aménagement agricole. Finalement, il y avait donc une convergence entre deux actions de développement dont l'une dans le domaine de la santé et l'autre dans le domaine agricole. comme en témoigne ce titre paru dans le journal "Jeune Afrique Economie" (cf. THEULET 1994 : 101) au sujet de la lutte contre l'onchocercose :"quand un programme de santé vient au secours de l'économie.

3.3. La contribution du secteur sanitaire confessionnel

Cette dénomination de "secteur sanitaire confessionnel" renvoie habituellement au dispositif institutionnel (ensemble de formations sanitaires) géré par les communautés religieuses. Il sera question ici de la contribution apportée par les catholiques, les musulmans et les protestants), à partir d'un aperçu des actions réalisées (cf. MONNÉ 1996).

L'implantation de l'islam au Burkina est antérieure de quelques siècles (les historiens estiment qu'elle a été introduite par le nord et l'ouest du pays entre le 15e et le 16e siècle) à celle du christianisme (le premier poste de la mission catholique française a été ouvert en 1900, deux ans après la conquête coloniale[80] et le poste de Ouagadougou a été implanté en 1901). Pourtant, c'est l'Eglise catholique qui a joué un rôle pionnier en matière de santé (cf. l'histoire de l'implantation médicale relatée auparavant). D'ailleurs, elle est restée longtemps le seul intervenant religieux dans ce domaine si bien qu'une partie de l'histoire de ce secteur se confond avec celle de l'action sanitaire catholique. MONNÉ (1996 : 6) explique cette situation en disant :

> « La place des différentes communautés religieuses y est très inégale et paradoxalement elle ne dépend pas de l'ancienneté ni de l'importance numérique des communautés mais de leur philosophie sociale (ce que certaines d'entre elles appellent la pastorale sociale ou l'œuvre sociale). ».

Cette action commence en 1913 peu après l'arrivée en décembre 1912 des premières religieuses françaises avec l'ouverture d'un premier dispensaire de fortune à Ouagadougou qui recevait néanmoins une centaine de malades par jour. En 1931, l'arrivée du Père GOARNISSON, premier médecin des Missions chrétiennes à exercer au Burkina, donne une nouvelle impulsion à cette action sanitaire initiale comme le montre le récit de son action qui a été faite auparavant. Le service de médecine générale se développera conjointement au service de pathologies oculaires dont il était un éminent praticien. C'est à partir de là qu'a été mis en place le premier

---

[80] Après l'exploration du pays de 1886 à 1894, la signature de traités de protectorat et la conquête coloniale ont eu lieu entre 1894 et 1898, la colonie ayant été intégrée au Soudan français créé en 1890.

et le plus célèbre complexe socio-sanitaire confessionnel du Burkina dont MONNÉ (1996 : 6-7) décrit l'évolution :

> « Grâce à l'action opiniâtre de ses "pères-fondateurs", de leurs successeurs et des donateurs européens, ce complexe a connu ses heures de gloire entre les années trente et le milieu des années quatre-vingt. Jusqu'en 1986, il comprenait : un service de médecine générale avec hospitalisation, une pédiatrie avec hospitalisation, un laboratoire d'analyses, un dispensaire ophtalmologique (réputé sur l'ensemble du territoire national, et qui a formé plusieurs générations d'infirmiers spécialisés en ophtalmologie), un centre de récupération nutritionnelle, un service de kinésithérapie, un orphelinat (le "Home Kisito"). Au fil des ans, il a été cependant touché par une étatisation rampante, apparemment acceptée par la Mission. Des fonctionnaires ont ainsi été progressivement affectés dans la majorité de ses services, alors que son responsable (un missionnaire) était rémunéré par l'Etat et que ses structures assuraient la formation des personnels de santé de l'Etat... Aujourd'hui, seuls l'orphelinat et le service de kinésithérapie sont encore sous la responsabilité de la Mission. Les reste des services, dont certains ont disparu, appartient à l'Etat. ».

Les contributions ultérieures dans le secteur sanitaire urbain sont parmi les plus performantes aujourd'hui, à l'exemple de cette congrégation religieuse :

> « Les acteurs de l'œuvre sanitaire catholique se sont diversifiés à partir de 1966, avec notamment, l'implantation de la Mission camillienne venue d'Italie. En trente ans, les Camilliens ont réussi à ériger l'un des centres médicaux les plus performants de la capitale. » (MONNÉ 1996 : 7).

Par la suite, le centre médical Paul VI, inauguré en 1985, est devenu également un complexe socio-sanitaire de grande importance. Les actions des autres confessions religieuses ont été plus tardives en se référant aux repères historiques donnés par MONNÉ. Initialement constitué en dehors d'un cadre juridique approprié[81], les activités de

[81]Il n'existe aucun texte de loi sur les formations sanitaires confessionnelles et celles gérées par des associations ou ONG laïques qui constituent le secteur sanitaire à but non lucratif.

ces structures confessionnelles étaient organisées conformément aux dispositions régissant les associations et les ONG. Il s'agit précisément d'une convention ou d'un protocole d'accord signé avec le gouvernement, document qui définit les domaines d'intervention concernés et les engagements conjoints du gouvernement et de l'organisme en la matière. En outre, une autorisation préalable du ministre de la Santé est obligatoire pour la construction d'infrastructures sanitaires telles que les dispensaires ou les centres médicaux, mais là encore les professionnels affirment l'absence dans le passé de textes adaptés et de normes de référence fiables. Enfin. ces établissements sanitaires confessionnels étaient supervisés par la Direction provinciale de la santé et ils adressaient à cette institution des statistiques sanitaires et des comptes rendus d'activités. Ils pouvaient faire l'objet, au moins au moment de l'ouverture, d'un contrôle de l'Inspection générale des établissements et services sanitaires (IGESS), le service agréé du Ministère de la santé. Ces démarches instaurées ultérieurement n'étaient pas imposées initialement aux confessions religieuses qui initiaient leurs actions en l'absence de ces procédures réglementaires.

L'importance de chaque confession religieuse au sein de ce dispositif sanitaire est fonction de son degré d'implication. MONNÉ souligne deux caractéristiques justifiant l'intérêt de l'apport du secteur sanitaire confessionnel :

> « La force du secteur sanitaire confessionnel réside principalement dans la meilleure qualité de son équipement et dans l'accessibilité financière de ses établissements aux populations. L'équipement (bâtiment et matériel technique) est en général mieux entretenu que dans le public et les pénuries de médicaments y sont plutôt rares : le trafic de médicaments, une des plaies du secteur public, est quasi-inexistant. L'hygiène des locaux y est particulièrement soignée, surtout dans les deux centres médicaux catholiques. » (MONNÉ (1996 : 18).

Dans le contexte actuel, l'apport du secteur confessionnel de soins est donc remarquable à la fois du point de vue de la qualité des prestations et de la contribution qui est faite à l'Etat pour l'amélioration de l'offre de soins. Le respect de l'éthique professionnelle défendue par des préceptes religieux fait partie des atouts des structures confessionnelles moins exposées aux dysfonctionnements récurrents constatés dans les prestations courantes de plusieurs structures publiques.

DEUXIÈME PARTIE

SAVOIRS LOCAUX ET PRATIQUES DE SOINS

Les pratiques de soins se réalisent dans un contexte local dans lequel les conceptions et les représentations des acteurs jouent un rôle important dans les conduites thérapeutiques. Dans cette perspective, nous présenterons dans cette partie des cas de maladies telles qu'elles sont interprétées et prises en charge en contexte local.

Chapitre I

Itinéraires thérapeutiques : le cas de L.

Nous présentons dans ce chapitre une étude de cas qui nous introduit dans le processus couramment vécu de la recherche de soins face à une maladie de longue durée. Les différentes péripéties du parcours thérapeutique de L. sont retracées (manifestation des symptômes, conceptions et représentations de la maladie, stratégies de recherche de soins). Ensuite une analyse est faite en proposant une approche non focalisée sur les déterminants classiques des pratiques de soins, même contextualisés, développés dans la littérature. En effet, l'accent est mis sur les logiques et les motivations éminentes de la recherche de soins qui caractérisent le déroulement séquentiel de la quête de soins et les implications à différents niveaux.

1°)- Histoire de la maladie de L.

L est originaire du village de Bagré, dont le nom est maintenant associé au projet hydraulique qui est implanté dans cette localité. Premier fils du couple parental, il habitait avec sa famille dans une deuxième maison que son père avait fait construire au site du barrage où il avait choisi de résider, malgré sa désignation comme chef du village autochtone de Bagré (devenu département par la suite) situé à 10 km de la zone d'aménagement. La raison est que son père était l'un des premiers exploitants des périmètres irrigués avant son intronisation comme chef et il avait préféré quitter la première maison familiale pour les besoins de son activité. Comme d'autres jeunes de son âge, L. était parti travailler en Côte-d'Ivoire (deux séjours successifs) d'où il était revenu au moment de la construction du grand barrage en 1989. Il parle à la fois le *moore* (c'est la langue maternelle de son père), le bisa (c'est la langue maternelle de sa mère), le dioula après son séjour en Côte-d'Ivoire et le français (niveau école primaire). Marié depuis son retour de voyage en 1990, il avait deux enfants au moment de l'enquête. Il a été employé à différentes tâches avant de travailler dans le secteur de la pêche (c'est lui qui était chargé de la pesée du poisson au fleuve) où il jouait un rôle important en tant que représentant des pêcheurs auprès des services administratifs.

1.1. Les premiers symptômes

L. avait raconté les circonstances dans lesquelles les douleurs avaient commencé pendant son séjour en Côte-d'Ivoire :

> *« J'étais en train de cultiver dans une plantation avec d'autres travailleurs lorsqu'à un moment j'ai dit à ceux-ci que J'avais mal au bas-ventre ; eux ils croyaient que j'avais faim, car c'était vers* "une heure", *mais je leur ai fait comprendre que ce n'était pas le cas ; j'ai dit que quand j'urine cela me fait mal, j'ai l'impression que des* "pointes" (le terme français est utilisé) *me piquent au niveau de mon bas-ventre. Ils m'ont accompagné alors là où nous habitions, ils ont acheté "tupaï"* (médicament en gélule prohibé) *qu'ils ont mélangé à du "kutaku" ou "patassé "* (alcool local très fort) *pour me donner : ils croyaient que c'était "soompiis"* (prononciation voisine de "chaudepisse" en moore*), mais moi je savais que ce n 'était pas "soompiis" lorsque j'ai bu cela, nous avons décidé de retourner à la plantation distante de 6 km en courant ; à notre arrivée c'était le même problème. Le lendemain aussi quand j'ai commencé à travailler, vers midi cela a recommencé ; j'ai dit aux autres travailleurs qui étaient avec moi que j'avais de nouveau mal au bas-ventre si cela me prend, je ne peux pas me redresser, je ne peux pas marcher et je ne peux pas travailler, tous les matins on dirait que j'ai des "pointes" dans mon bas-ventre. Cela s'est passé ainsi jusqu'à la fin de 88 ; en 90, j'ai décidé de revenir de la Côte-d'Ivoire. ».*

L. avait indiqué que d'autres symptômes s'étaient manifestés après son retour au village : *« Lorsque je suis revenu de la Côte-d'Ivoire en 1988, je suis tombé malade, j'ai commencé à uriner rien que du sang. ».* Une médication familiale avait permis de soulager ce premier épisode mais L. avait évoqué des séquelles ultérieures par ces propos : *« Je ressentais comme une pierre dans mon bas-ventre... ».* Pour traiter ce nouveau symptôme, il était allé consulter au centre de santé où on lui avait remis une "ordonnance" (le terme est passé dans le parler local) mais il n'avait pas trouvé les médicaments, comme il le précise :

> *« Je suis allé voir l'infirmier (il avait employé l'appellation courante de "loctor", prononciation approximative de* "docteur"*)*

qui m'a fait une ordonnance, mais je n'ai pas trouvé les médicaments à Tenkodogo puis à Ouaga ; je m'étais dit qu'il n'y avait pas les médicaments. Je suis retourné en Côte-d'Ivoire et c'est là que je les ai trouvés. ».

L. était allé consulter au dispensaire jusqu'à ce qu'on lui avait dit qu'on ne pouvait pas guérir sa maladie : *« Je suis allé au dispensaire, on m'a donné des remèdes mais par la suite ils m'ont dit de laisser car eux ils ne peuvent pas guérir ma maladie... ».*

Après ce premier recours infructueux au traitement médical, L. avait indiqué qu'il était allé chez ses oncles où on lui avait donné un traitement à base de racines trempées qu'il avait bu. Selon lui, ce traitement l'avait soulagé mais il était toujours confronté à un autre problème pour lequel il était reparti au centre de santé où on lui avait prescrit une ordonnance :

> *« Lorsque j'ai bu ce remède, cette maladie est passée ; j'avais l'impression qu'il y avait un caillou dans mon bas-ventre et je suis parti montrer au* "docteur" *en lui disant que tout mon corps allait bien sauf qu'en ce moment il y avait comme un caillou dans mon bas-ventre. ».*

Mais il n'avait pas trouvé le médicament prescrit ni à Tenkodogo, le centre urbain le plus proche, ni dans la capitale où il avait effectué un déplacement. Il dira par la suite qu'il avait pu acheter le produit lors d'un deuxième séjour en Côte-d'Ivoire. Quant à l'effet que ce traitement avait eu sur le cours de la maladie, L. avait jugé qu'il n'avait pas été entièrement satisfaisant parce qu'il avait avalé le médicament avec de l'eau "fraîche" (*ko-maasga*) et "glacée" (*ko-glaas*) car elle venait du "congélateur".

1.2. La manifestation chronique de la maladie

L. avait indiqué qu'après une interruption pendant un certain temps, la maladie était revenue à la faveur d'un déplacement dans le cadre d'un travail qu'il avait effectué pendant un an :

> *« Une pluie nous a battu une nuit et nous avons traversé la brousse pour revenir à la maison ; je suis allé voir le*

"docteur" Yoda[82]*qui est là qui m'a prescrit une* "ordonnance" *; lorsque j'ai avalé les médicaments j'ai été soulagé, je n'ai plus eu mal. ».*

Contrairement à ce qu'il pensait après cet épisode, la maladie allait se manifester quelque temps après :

« C'est après mon mariage que la maladie a repris de plus belle si bien que lorsque ça commençait je ne pouvais pas revenir du fleuve après la pesée du poisson ; je pouvais rester jusqu'à "18 heures" *avant d'arriver à la maison* (il n'y a que trois à quatre kilomètres à parcourir entre le fleuve et le domicile familial) *; je ne pouvais pas monter sur le vélo car il y avait comme des "pointes" dans mon derrière : si je monte sur le vélo, mes pieds ne peuvent pas pédaler non plus, je ne peux pas non plus pousser le vélo ; je pouvais rester là jusqu'à uriner une vingtaine de fois pour que cela me soulage... Cela a recommencé après l'accouchement de ma femme ; je pouvais difficilement monter sur une mobylette pour aller au dispensaire et je me demandais qu'est-ce que cela était. C'est un an après mon passage au Togo que la maladie est réapparue ; pour cette année c'est plus que les autres années ; cette fois, lorsque cela commence, l'urine ne peut pas sortir, il faut que je m'appuie sur un bois, que je m'étire et que je crie pour que l'urine sorte. ».*

L. avait relaté une nouvelle manifestation de la maladie (plus grave que les autres années) une année après un déplacement au Togo pour des soins (quelques étapes importantes de l'itinéraire thérapeutique sont décrites par la suite) après son mariage. Nous avions pu nous en rendre compte par son état de maigreur physique et sa difficulté à se déplacer.

[82] Il s'agit d'un infirmier à la retraite qui proposait ses services aux résidents du site d'aménagement hydraulique situé à 10 km du centre de santé du village autochtone de Bagré.

1.3. Un autre épisode de la maladie

Selon les indications données par L., il avait vécu cette autre manifestation de la maladie au moment d'un voyage pour une réunion à Bobo-Dioulasso ; le déplacement en voiture devait se faire sur un parcours de près de 500 km. L'ampleur des manifestations passées avait été telle que L. se demandait s'il pouvait se permettre d'effectuer ce déplacement. En fin de compte, il avait pris la décision de partir après avoir fait une "visite" qu'il croyait être une précaution rassurante:

> *« Pour notre déplacement à Bobo je me suis dit qu'il me fallait faire une* "visite" (une consultation au centre de santé) *pour voir ; si c'est une maladie qu'on ne connaît pas, je ne vais pas partir à Bobo, mais si c'est une maladie connue qui peut guérir, si j'achète les médicaments alors je vais aller à Bobo... lorsque je suis allé faire la* "visite" *on m'a dit que c'était une* "bilharziose" *et qu'ils ont les médicaments ; ils m'ont* "prescrit" (il emploie lui-même le terme français)... (il avait fait une pause car il ne se rappelait plus exactement le nom du médicament, puis il s'en était souvenu quelques instants après et l'avait dit)... "Bactrim" (il avait répété)... *j'en ai acheté 4 à 3 000 francs quand j'ai avalé les médicaments ce jour et je suis revenu à* "5 heures", *j'étais soulagé : je me suis dit alors que comme je savais que c'était la bilharziose, j'allais partir ... ».*

L. avait précisé que pendant le voyage, il avait eu tendance à uriner très fréquemment : *« A chaque arrêt il faut que je descende pour uriner, jusqu'à l'arrivée à Bobo ».* Contre toute attente, le mal s'était manifesté pendant le séjour :

> *« (...) le premier jour ça ne m 'a pas* "remué" *mais le deuxième jour au cours d'une réunion le matin, lorsque j'ai voulu uriner il n'y avait pas d'urine car le sang bouchait, je suis sorti et j 'ai rejeté du sang coagulé ; cela s'est passé ainsi jusqu'à l'après-midi après la réunion si bien que j'avais décidé de ne pas retourner à la séance suivante ; j'étais assis, je me suis levé entre temps car je ne pouvais pas me coucher et je ne pouvais pas me lever pour marcher ; le soir lorsque j'ai essayé d'uriner je n'ai*

pas pu le faire. Il y avait une éclipse de lune[83] (les gens associent habituellement cette manifestation à un événement malheureux) *; je tournais de tous les côtés en vain ; cela s'est passé ainsi jusqu'à* "une heure du matin" (l'expression française est utilisée), *je me suis levé et j 'ai dit à mes compagnons que mon urine est bouchée et je ne peux pas uriner ; ils ont dit de nous lever pour partir à l'hôpital et on s'est débrouillé pour y aller car il n'y avait plus de taxi à cette heure ; c 'est seulement lorsque nous étions presqu'arrivés que nous avons pu avoir un taxi. ».*

1.4. Une interaction sanitaire en situation d'urgence

L. avait raconté qu'à leur arrivée à l'hôpital, les "docteurs" leur avaient proposé d'acheter un "raccord" (une sonde) à 2 000 francs CFA pour pouvoir faire une intervention qui permettra l'évacuation de l'urine. L'un de ses compagnons avait demandé s'il était possible d'avoir le produit gratuitement. Le refus des "docteurs" n'arrangeait pas la situation, comme l'avait affirmé le malade :

> *« Moi j'étais couché en ce moment et je ne savais quoi dire* (expression sonore d'indignation, d'impuissance et de résignation) *; mon bas-ventre s'était enflé et faisait mal ! Je suis allé entretemps dire aux* "docteurs" *de faire pardon et de donner le* "raccord" *; même si c'était 5 000 francs je sais que si nous n'étions pas venus à une réunion, si c'était ma famille qui m 'avait accompagné, même s'ils disaient 100 000 francs ils allaient acheter ; mais comme c 'est pour une réunion que nous sommes venus ensemble, ce ne sont pas des gens de ma famille... qu'ils nous donnent le* "raccord" *si cela est possible ; mais ils ont répondu qu'ils n 'allaient pas donner, que si nous allons à la* "pharmacie de garde" (usage de la dénomination française) *et nous revenons sans en trouver, nous allons payer 4 000 francs ! Comme je m'étais levé et je tournais, lorsque je suis arrivé à la porte d'entrée et j'ai uriné* "quoi" (il s'était interrompu brièvement après l'usage du terme français pour marquer la surprise et l'étonnement) *... j'ai voulu m'accroupir et à cet instant le sang a jailli* (il imite le bruit du sang coagulé qui sort avec force) *; ce n'est que du sang en tas qu'on a*

[83] L'expression courante en *moore* est employée par L. qui dit que *« le chat a attrapé la lune cette nuit-là ».*

ramassé à cet endroit ! J'ai dit alors à mes accompagnants que je suis "soulagé"[84] *car j'ai uriné ; même les* "docteurs" *étaient surpris et ils m'ont demandé ce que j'allais faire ? Ils m'ont dit qu'ils allaient me faire une ordonnance et je leur ai fait savoir que* "ce n'est pas la peine" (usage de l'expression française) *car je m'étais déjà soigné avec ces médicaments au dispensaire : si eux ils me prescrivent encore* "Bactrim" ou "Nibiol" (les noms français sont cités), *c'est peine perdue. Il y avait une femme parmi les* "docteurs" *qui était le* "receveur" (il avait employé le terme vraisemblablement pour désigner une fille de salle char-gée de l'accueil, d'où "receveur" pour "personne qui reçoit") *; elle m'a dit qu'un de ses frères avait acheté un bon* "Bactrim" *en Côte-d'Ivoire pour elle mais si je veux elle allait prendre pour moi ; j'ai répondu que s'il en est ainsi je vais acheter, mais si c 'est pour me faire une ordonnance pour que j'aille acheter je ne vais pas le faire. Elle est allée ramener le médicament et m'a demandé combien je l'achetais à Tenkodogo* (le centre urbain le plus proche de chez L.) ? *A Tenkodogo, avec le* "sachet" *c'est 3 000 francs, avec la boîte on a dit que c'est 6 000 francs ; je lui ai dit que j'ai l'habitude d'acheter à 3 000 francs et elle m'a dit de prendre et d'amener 1500 francs ; j'ai payé et j'ai avalé aussitôt deux comprimés. Nous sommes retournés et depuis la fin de la réunion jusqu'à notre retour, je n'ai pas eu mal pendant ce temps.* ».

Un autre épisode avait été rapporté en décrivant les symptômes vécus :

« Un jour je suis allé au fleuve et cela a commencé ; là j'ai demandé à des gens de me transporter au dispensaire pour qu'on aspire le sang au niveau de l'urine car j'avais pu acheter un "raccord" (une sonde) *à Bobo ; je souffrais pendant qu'on était parti pour ramener le* "raccord" *; nous sommes partis au dispensaire au retour de l'homme qui m'accompagnait. J'avais beaucoup de mal à m 'asseoir sur le* "moteur" (terme employé pour "mobylette"). *Lorsque nous étions proches du dispensaire, à environ 3 km, je suis descendu et j'ai pu uriner ! J'ai ramassé alors le sang que j'ai mis dans un* "sachet" *pour*

[84] On peut dire aussi "délivré" ; la même expression *n paam f mênga* est utilisée pour désigner l'accouchement d'une femme enceinte.

aller montrer à l'infirmier en lui disant que mon urine est bouchée à nouveau mais qu'en venant j'ai pu uriner et c'est l'urine que j'ai mise dans le "sachet" *de 10 francs : il a dit qu'il allait me faire une* "ordonnance", *et je lui ai dit que si c'était "Bactrim" et "Nibiol" je n'allais pas me presser d'acheter ; où se trouve même la* "maison de l'urine" *pour que tu achètes cela pour la laver ? Il m'a fait une* "piqûre" d'"antibiotique" (les deux termes français avaient été employés) *et je suis revenu à la maison ; à mon retour, l'un de mes oncles a dit qu'il ne savait pas ce que pouvait être cette maladie et qu'il pensait que c'est une "maladie de femme"* (pagb-bãaga) *que je cache. ».*

1.5. L'évolution ultérieure de la maladie

Après une interruption de plus de deux ans, la maladie de L. avait repris de plus belle en juillet 2000 pendant une durée de près de six mois lorsque nous l'avions rencontré au cours de ce nouvel épisode. Selon ses descriptions, c'était les mêmes symptômes mais avec quelques variantes (douleur intense au bas-ventre, difficulté à uriner, rejet de sang coagulé la nuit, au moment où je l'avais rencontré).

A ce stade de la maladie, L. avait déclaré :

« Je suis prêt à tout payer pour avoir la santé... j'ai l'intention d'aller consulter l'urologue à la clinique de Jean-Baptiste[85]*. ».* Alors que je faisais une remarque concernant le coût très onéreux, il avait répliqué: *«le prix ne compte plus pour moi, pourvu que je recouvre la santé. Quelqu'un qui est déjà parti m'a informé que la consultation de l'urologue fait 5000 francs »..*

Il faisait comprendre que le coût importait peu. Sa décision était prise car il avait appris que le spécialiste du centre hospitalier régional n'était pas encore sur place. Ce n'était plus qu'une question de

[85] Il s'agit d'une clinique privée de la capitale qui a été ouverte par l'ancien chef d'Etat, le Médecin commandant Jean-Baptiste Ouédraogo. Elle est réputée pour la qualité des soins mais aussi pour le coût élevé des prestations.

temps avant qu'il ne s'exécute. Ainsi, la longue durée de la maladie a introduit L. dans une logique de la guérison à tout prix.

2°)- Quelques étapes de l'itinéraire thérapeutique

En plus des recours immédiats consécutifs à tous les épisodes que nous venons de décrire, précisément les médications familiales et les consultations au centre de santé du village ou d'autres prestations de soins locales, nous rendrons compte à présent de deux péripéties importantes de l'itinéraire thérapeutique qui a accompagné l'évolution de la maladie de L. Les pratiques de soins de proximité dans sa zone de résidence que nous décrirons en deuxième position, avaient été associées à des recours ponctuels (nous les décrivons ci-après en première position) dans deux institutions sanitaires de deux pays voisins, à savoir le Togo et le Ghana.

2.1. Perceptions de la qualité des soins de deux centres de santé de pays voisins (Nadgoundi et Bawku)

Nous ferons cas ici d'un récit du malade sur une étape de son itinéraire thérapeutique, à savoir son passage dans un centre de santé du Togo ; nous évoquerons également les motifs de sa décision de ne plus aller se faire soigner dans un centre de santé du Ghana comme il envisageait de le faire antérieurement. Il en avait parlé en relatant les circonstances de ce qu'il avait appelé une "visite" au centre médical bénévole des missions chrétiennes situé non loin de la frontière avec le Togo[86]. Il disait que les examens qu'il avait faits n'avaient rien donné, à la différence de ceux réalisés à Tenkodogo où l'on avait diagnostiqué une bilharziose grave. De ce fait, L. avait mis en cause la mauvaise qualité des prestations de l'institution caritative :

> *« (...) pour les examens du Togo, ce sont de mauvais "examens"* ("examen" yoodo) *: si je compare avec ceux du Burkina, ce n 'est pas la même chose parce qu'à cet endroit les*

[86]Le nom de la localité est Nadgoundi où L. est allé deux fois car on lui avait dit de revenir deux jours après un premier passage.

gens viennent de partout, on peut trouver trois cent personnes alignées ; celui-ci dit que c'est son ventre, et on lui dit d'enlever les selles, celui-là dit que c'est son urine et on enlève l'urine, celui-là encore dit que c'est son cœur et on enlève le sang ; or au "laboratoire" (le terme français est utilisé)*, il n'y a qu'une seule personne qui doit regarder les maladies ; mais si vous enlevez l'urine, par exemple, vous n 'attendrez pas plus de 30 minutes à une heure pour avoir les* "résultats" (terme français utilisé) *et vous allez ensuite pour que le Blanc vous donne les médicaments. C'est pour dire que le* "traitement" *et la* "radio" *se font en* "vitesse" (termes employés)*, ils ne prennent pas le temps de bien regarder. Tu arrives devant le Blanc et il demande encore de quelle façon ta maladie te fait souffrir, et tu dois savoir le dire ; or, je pense que lorsque j'ai fait la* "radio" (il évoquait celle qu'il avait déjà effectuée à Tenkodogo) *je n'ai pas eu à redire comment était ma maladie, on m 'a dit que c 'était une bilharziose qui s'était aggravée. ».*

Dans cet extrait. L. compare les prestations dont il avait bénéficié dans le centre médical bénévole à celles du centre hospitalier de sa région. Son constat était que les conditions de travail sont meilleures dans la deuxième institution que dans la première, à cause de conditions de travail différentes (prestations de masse presque gratuites pour l'une à la différence de l'autre). Cela lui avait fait dire que *« ... l'examen ne montre pas la maladie... »*, contrairement à son attente.

Il avait aussi évoqué le traitement qu'il avait reçu à Nadgoundi et les résultats infructueux des examens médicaux :

« (...) quand je suis allé là-bas ils m'ont fait passer des "radio" et ils m'ont dit qu'ils n'ont rien vu ; ils m'ont donné des médicaments (il les désigne par "calmements", *terme utilisé pour traduire* "calmants") *en me disant de revenir deux jours après. Lorsque je suis reparti, ils m'ont redonné des médicaments et m'ont fait faire une "visite" à nouveau : pour la* "visite" *lorsque je donnais une urine blanche une première fois, si je pisse à nouveau je me retrouve avec de l'urine toute rouge : pour cela ils n'ont pas vu la maladie au Togo et je suis revenu. ».*

Nous avons été un témoin direct de cette phase de la maladie et de ses traitements comme des autres recours qui ont été sollicités ultérieurement.

Comme le montre la démarche en cette étape de la maladie, les habitants de la région ont souvent recours au centre de soins de Nadgoundi au Togo et celui de Bawku au Ghana. Ce dernier est cité fréquemment pour certaines maladies dont celles qui nécessitent une opération. Dans ce cas, les usagers estiment que les soins au centre hospitalier régional sont plus cher par rapport aux prestations offertes dans cette institution étrangère. C'est ainsi que L. avait fait part de son désir d'aller y faire une consultation et des examens. En revanche, il n'avait pas l'intention de se faire opérer si bien qu'il avait décidé finalement de ne pas s'y rendre à cause de ce qu'il décrivait comme des conditions défavorables :

> *« (...) pour le Ghana, je n'étais pas d'accord pour y aller. En effet, un agent vétérinaire m'avait aidé ici et il m 'avait dit que si j'allais au Ghana il se pourrait qu'on me fasse une opération ; dans ce cas, ma chance serait que je sois un ressortissant du Burkina, car si j'étais du Ghana, ceux qu'ils* "opèrent" (terme employé) *maintenant s'ils reviennent à la maison ils ne reprennent plus conscience, c'est la mort ; à cause de cela, je m'efforçais de rechercher les médicaments ici au centre de santé* (logtor yir) *et pour rassurer ma famille je disais que j'allais partir au Ghana mais j'en parlais seulement car je n'avais pas tellement envie d'y aller ; comme je ne connais pas leur langue c 'est difficile. ».*

2.2. L'implication d'un devin

Après l'épisode qui avait commencé au fleuve (cf. description des manifestations des symptômes), un oncle de L. avait entrepris de l'aider à trouver remède. Celui-ci était allé consulter un praticien qui lui avait recommandé un traitement :

> *« Il est venu me montrer que c'est* ti-gãaga[87] *et que si je voulais nous pourrions y aller ensemble ; nous sommes partis et le praticien m'a dit que ma maladie vient de ce qu'on appelle* peebre (ce nom désigne à la fois ce qu'on décrit comme des "flèches magiques" envoyées par un agent persécuteur et les conséquences de cette action maléfique) *; il y a des sacrifices* (doose) *à faire et si je ne le fais pas, quel que soit le remède que j'utiliserai même si je vais au Ghana comme j'en ai l'intention sans faire les sacrifices c'est pour rien ; il m'a montré les sacrifices et j'ai fait sur place. ».*

Le sacrifice prescrit était présenté comme une condition préalable pour recouvrer la guérison ; L. l'avait décrit en disant : *« (...) c'était 18 boules de farine* (fura) *avec du lait* (bîisem) *; j'ai acheté du "lait non sucré" (il emploie l'expression française) pour remplacer le lait ordinaire... ».*

Outre le sacrifice pour prévenir l'action persécutrice du *peebre*, L. avait reçu différentes sortes de traitements contre une éventuelle "maladie de femme" dont les manifestations avaient été décrites :

> *« (...) quand tu es couché la nuit, tu rêves d'une fille* (pugsada) *ou d'une courtisane* (rolle) *qui vient chez toi : tu te couches avec elle* (au sens figuré le verbe "se coucher avec" [n gaand nê] signifie "avoir des relations sexuelles avec", en moore), *mais lorsque tu te lèves tu ne vois rien alors que tu as déjà "uriné"* ("uriner" [n duude ou ruude], par permutation de "d" et de "r", au sens figuré signifie "éjaculer"). ».

Contre ce phénomène, L. avait reçu différentes variantes du remède nommé couramment *ti-gãaga*. Pour la préparation et l'administration des remèdes, L. avait indiqué que le premier traitement en poudre consistait à *« (...) mélanger avec du piment et du dolo pour boire. ».* Il avait dit que le deuxième traitement (il l'avait eu chez ses oncles) comportait trois modes d'administration : *« (...) on fait filtrer avec de la potasse et on met dans un bidon : on te donne aussi un remède par fumigation* (ti-wisdu) *en plus du remède en poudre* (ti-zom). ».

---

[87] C'est le nom du remède.

Avec ce recours thérapeutique, l'oncle de L. l'avait introduit dans un autre registre d'interprétation et de soins. Le devin qui avait été consulté évoquait une cause différente de celle, biologique, de la bilharziose. L'attitude de L. montre qu'à ce moment de son vécu de la maladie ses connaissances proches jouaient un rôle important dans la prise de décision qui détermine l'orientation donnée au recours aux soins.

Le devin avait fait des révélations sur la suite immédiate du recours thérapeutique de L. :

> *« Il m'a dit qu'après avoir fait les sacrifices, je voulais aller voir le* "docteur" Arzuma (il s'agit d'un infirmier à la retraite) *qui est à Bantugdê, et que si j'arrive il va me prescrire des médicaments parmi lesquels j'achèterai trois car je ne vais pas acheter tous les médicaments ; il me donne 4 jours pour que mon bas-ventre guérisse, car comme j'ai déjà fait le sacrifice je vais avoir la santé. Effectivement, lorsque nous sommes arrivés chez Arzuma il m'a fait une ordonnance pour cinq médicaments ; à la* "pharmacie" *nous avons eu trois médicaments ; après avoir avalé les médicaments je ne pouvais ni me lever pour marcher, ni monter sur la mobylette pour partir (...) ; nous avons quitté Tenkodogo à* "6 heures". *Après mon retour à la maison, j'ai continué à avaler les médicaments ; lorsque j'urinais, ça sortait seulement, cela ne me faisait plus mal. ».*

3°)- Analyse du cas de L.

Plusieurs caractéristiques sont décrites dans ce récit : à la fois la symptomatologie populaire, les actes thérapeutiques, les remèdes utilisés et le rôle des acteurs impliqués. Ce ne sont donc pas seulement les conduites et les pratiques thérapeutiques qui sont indiquées, mais tout le phénoménal de la maladie, son vécu par le malade ainsi que les pratiques de soins et certains motifs de leur utilisation.

3.1. Les perceptions des symptômes

Le premier constat est que les symptômes décrits sont circonscrits en deux éléments qu'on retrouve tout au long de l'histoire : d'une part, il y a une difficulté urinaire chronique ; d'autre part, il y a ce qui est décrit comme des douleurs au bas ventre. Ces deux caractéristiques sont les éléments autour desquels sont mobilisés les interprétations causales et les ressources thérapeutiques.

Le deuxième constat est qu'il n'y a pas une nomination précise de la maladie comme cela se passe pour la plupart des entités nosologiques populaires. En fait, il apparaît qu'aucun nom n'est attribué car le malade lui-même n'a donné aucun diagnostic sur la nature de la maladie à cause de son évolution chronique. Il s'est fait une idée progressivement par son vécu du mal, l'interprétation des autres (une bilharziose selon les agents de santé, une maladie de femme selon ses connaissances, une action persécutrice selon le devin) ainsi que les pratiques thérapeutiques mais il ne s'enferme pas dans un diagnostic précis. De ce fait, on peut dire que L. ne soignait pas une maladie mais des symptômes.

Le langage des symptômes est celui de la plainte et de la douleur vécues au cours des différentes péripéties du mal. Les descriptions sont faites avec beaucoup de détails sur la localisation de la douleur, les sensations corporelles et les troubles ressentis. Ce langage des maux représente une grande partie du discours sur la maladie.

3.2. L'évocation des causes

Un constat en relation avec le fait qu'il n'y a pas une nomination précise de la maladie est qu'il n'y a pas non plus une description univoque des causes perçues. Cela se comprend aisément car le malade beaucoup plus préoccupé par son vécu douloureux du mal et son désir de guérison qu'autre chose n'est pas en mesure de donner une lecture unifiée et cohérente de l'évolution de sa maladie et des causes. On peut néanmoins distinguer deux niveaux de discours, de conceptions et de représentations qui vont être associés au fur et à mesure de la persistance chronique et de révolution de la maladie. Au début, L. était convaincu d'abord qu'il s'agissait des séquelles d'une bilharziose qu'il avait eu durant son enfance (premier registre d'interprétation).

Maladie nouvelle ou complication d'une bilharziose pendant l'enfance ?

La bilharziose est une maladie courante de l'enfance en zone rurale où la plupart des enfants se baignent dans les points d'eau. Souvent, l'urgence d'un traitement immédiat n'est pas perçue, si bien que cette maladie courante n'est pas soignée pendant le jeune âge jusqu'à l'âge adulte sauf lorsqu'il y une complication (c'était vraisemblablement le cas de L), d'où le recours peu fréquent aux soins des centres de santé. Ainsi, contrairement à ce qu'on pourrait s'attendre à trouver dans une région de grande disponibilité en eau comme Bagré, les effectifs annuels de consultation pour ce type d'affection sont peu élevés puisque seulement 28 cas y sont enregistrés contre 39 cas à Dassanga. Mais la prévalence réelle est bien plus importante comme le montrent les résultats d'une étude sur la bilharziose ("schistosomiase urinaire", selon la désignation biomédicale) qui indiquent une proportion bien plus importante de personnes atteintes (Ministère de la santé - MOB 1998 : 141).

Plusieurs interprétations de l'origine du mal s'imposaient à L., surtout après la longue durée de la maladie et la diversité des médications utilisées. Ainsi, ceux qui travaillaient avec lui en Côte-d'Ivoire avaient émis l'idée d'une maladie sexuellement transmise ("chaude-pisse" ou *soompiis* dans le parler local). Dans le même registre d'interprétation, L. avait précisé qu'il y avait des gens qui pensaient que c'était le "sida" ou une "maladie de femme" (c'était le cas de son oncle dont l'intervention a été relatée), dénomination qui désigne explicitement les maladies sexuellement transmises, alors que lui était convaincu du contraire.

Globalement, trois sortes d'explications étaient données au sujet de la maladie de L. Une première justification d'ordre médical considère qu'il s'agit des conséquences présentes d'une bilharziose non soignée par le passé et qui s'est aggravée. Une deuxième cause évoquée est l'éventualité d'une maladie sexuellement transmise (*soompiis*, sida, ou "maladie de femme", selon les expressions employées). La dernière interprétation laisse envisager la possibilité d'une origine magico-religieuse, comme en témoigne certains remèdes utilisés mais aussi l'une des explications données au début de la maladie, à savoir qu'il aurait été victime d'une action maléfique au cours de son voyage au retour de la Côte-d'Ivoire : « ... *comme j'avais traversé le vent pour revenir, certains ont dit que "des vents m'ont attrapé"* (cette expression désigne l'intervention de forces surnaturelles) ... ».

Les registres d'interprétation relèvent donc à la fois de conceptions d'ordre médical (bilharziose, sida), de conceptions prosaïques (une maladie du bas-ventre) et de conceptions magico-religieuses (attaque magique, maladie de femmes) ou d'un mélange de l'un et l'autre de ces registres. L. avait dès le départ exclu la deuxième explication en indiquant qu'il n'avait pas eu de pratiques qui l'exposaient à cela. L'évolution durable de la maladie l'a amené à rechercher plusieurs traitements et une explication de la cause qui repose sur plusieurs registres relatifs à la fois à une signification médicale et une interprétation magico-religieuse.

Cette perception fluide et fluctuante des causes ne permet pas une lecture figée selon une théorie unifiée et formalisée qui ne pourrait rendre compte de tous les registres exprimés. Autrement dit, les théorisations classiques, avec des catégories ou des typologies formalisées sur l'étiologie des sociétés dites "traditionnelles" ne permettent pas de rendre compte de ce cas. Cela veut dire qu'elles ne donnent pas entièrement satisfaction lorsqu'il s'agit de rendre compte, d'une part, de la diversité des causes caractéristiques de l'évolution chronique d'une maladie, comme le montrent les descriptions de l'itinéraire de L. ; d'autre part, de conceptions et d'interprétations locales très fines qui incorporent plusieurs registres nosographiques[88]. En effet, on ne peut pas par exemple retenir dans le discours du malade une "cause instrumentale" d'ordre biomédical (comment : traumatisme, morsure, piqûre, etc.) ou une "cause efficiente" attribuée à des instances locales (gui ou quoi : vengeance d'un sorcier,

[88] Dans une communication personnelle (cf. séminaire d'anthropologie de la santé à Marseille en 1996), BONNET avait proposé une description de la classification des maladies en anthropologie. Globalement, la communication intitulée "les classifications des maladies ont-elles un sens" et les contributions des participants au séminaire ont souligné le fait que les typologies larges étaient peu communicatives. Pour coller aux discours, aux conceptions et aux représentations locales il faudrait donc sortir des interprétations selon des prototypes qui ne donnent pas satisfaction car elles ne peuvent pas rendre compte de l'imbrication de plusieurs registres de causalité. L'une des préoccupations pour l'analyse serait donc de se rapprocher le plus possible des significations locales les plus couramment exprimées en tenant compte du contexte.

mécontentement d'un génie, colère d'un ancêtre, etc.), ni une "cause ultime" (pourquoi : faute sociale, violation d'un interdit, irrespect de règles religieuses, etc.). La raison est qu'il n'y a pas une théorie unifiée de la causalité mais une lecture éclatée en plusieurs registres qui s'articulent à différentes étapes du vécu de la maladie. Cela explique qu'il soit difficile de parler d'une cause ou d'un agent de la maladie comme cela est suggéré dans l'interprétation étiologique de ZEMPLENI (1985 : 21). Il s'agit plutôt d'une chaîne causale faite de la succession des différentes causes évoquées au fur et à mesure de l'évolution de la maladie et du recours à plusieurs catégories de traitements répondant à des interprétations concourantes (naturelles, magico-religieuses ou autres) de la maladie. Il en sera ainsi tant qu'un traitement efficace correspondant à un registre étiologique n'aura pas été trouvé, avec une guérison complète de la maladie. Même dans ce cas, du fait de la succession des recours, il sera difficile de désigner une cause unique.

Cette causalité fluctuante mais constituée d'une succession de descriptions étiologiques caractéristiques de la "chaîne causale" associée à plusieurs étapes de l'itinéraire thérapeutique diffère des causalités générales préconçues, d'ordre typologique qui sont données dans les grandes catégorisations étiologiques classiques. Il nous semble donc à partir de ce cas qu'il faudrait distinguer deux niveaux de causalité en relation avec les représentations de la maladie : d'une part, il y a les catégories étiologiques classiques adoptées, à visée de généralisation, qui suffisent à rendre compte de certains types de maladies aiguës de courte durée et dont la cause est facilement identifiable ; d'autre part, il y a les catégories étiologiques rattachées au contexte de la maladie dans le cas des maladies chroniques au long cours qui donnent lieu à une succession d'interprétations causales.

Cet itinéraire thérapeutique au long cours est une illustration de la pluralité causale : des causes enchevêtrées coexistent sans s'exclure et peuvent être hiérarchisées selon des gradients et des repères spatio-temporels qui trouvent leur fondement dans la "trajectoire de la maladie" (cf. STRAUSS 1995 : 143), c'est-à-dire le cours de la maladie et les réponses thérapeutiques qui sont proposées. Nous pencherons donc dans ce cas pour une lecture empirique soft de l'étiologie qui associe divers registres et s'inspire du discours local. Ainsi en est-il également des descriptions qui ont été faites de certaines entités nosologiques populaires (cf. chapitre suivant) où il a été question de "cause directe" et de "cause indirecte".

3.3. *Le processus de quête de soins ou le déroulement séquentiel de l'itinéraire : quelques logiques et motivations des pratiques de soins*

Un ensemble de pratiques sont décrites par L. depuis le début de la maladie. L'itinéraire peut-il être réduit à la description de cette succession de pratiques thérapeutiques ? Si tel est le cas, il n'est pas difficile d'en rendre compte. Mais il ne s'agit pas seulement de décrire l'enchaînement des pratiques mais aussi le contexte dans lequel elles sont mises à contribution, ainsi que l'imbrication des logiques qui en rendent compte. On passe de médications de proximité données par des compagnons de travail, la famille et des connaissances proches aux traitements médicaux (médicaments prescrits, examens), conjointement aux traitements locaux. Plusieurs traitements étaient associés selon une logique de recherche du bon médicament et de la meilleure efficacité thérapeutique. Aucune solution n'était écartée à priori sauf lorsque le malade était persuadé de l'issue négative de la démarche ; dans ce cas, une opinion défavorable était exprimée sur le résultat attendu. Ainsi, L. avait décidé de ne pas se rendre au Ghana où il envisageait de se faire soigner.

La question qui se dégage est que la description de l'itinéraire thérapeutique ne peut être réduite à un simple récapitulatif des différentes séquences d'actes thérapeutiques accomplis. Autrement dit, rendre compte de la succession des pratiques de soins (cf. description du cas) est un élément d'analyse qui ne se suffit pas à lui-même car il faut l'intégrer au contexte global de l'évolution de la maladie et de la quête de soins (symptomatologie exprimée, causalité énoncée, logiques de choix thérapeutique). L'intérêt n'est donc pas seulement de décrire la chronologie des divers recours thérapeutiques (dimension diachronique de l'itinéraire) que de retracer l'ensemble des éléments qui accompagnent et justifient les conceptions et les pratiques de soin, notamment le lien éventuel entre les savoirs locaux ainsi que les conceptions sur la maladie et les motivations ou les logiques de prise de décision thérapeutique[89]. En somme, l'itinéraire thérapeutique n'est pas simplement une suite linéaire de pratiques de soins qui se superposent selon leur déroulement chronologique mais concerne

[89] Cf. BERCHE (1998 : 109-1 14).

aussi l'ensemble des faits ainsi que les interactions sociales et sanitaires[90] vécus au cours des épisodes de maladie.

La présentation du cas de L. nous a introduit dans la description et l'analyse de différentes séquences d'actes thérapeutiques et aux divers acteurs impliqués dans leur réalisation. Il s'agit d'un ensemble de pratiques de soins que nous avons pris comme exemple pour montrer l'imbrication des pratiques et les motivations des conduites thérapeutiques au cours d'une maladie de longue durée. Les prises de décision et les pratiques de soins sont influencées par des motivations diverses dont nous décrirons quelques-unes, non pas comme des facteurs ou des déterminants qu'on peut hiérarchiser mais des savoirs, des conceptions et des pratiques que nous appellerons des "logiques thérapeutiques".

3.3.1. Le rôle de quelques acteurs dans la prise de décision thérapeutique

Nous citerons en exemple deux personnes dont l'intervention a influencé les recours thérapeutiques de L. Parmi les connaissances proches, il y a cet oncle qui l'amène à consulter un devin. Cette séquence du cheminement thérapeutique montre le rôle joué par le praticien local. Celui-ci indique que L. a été victime une attaque persécutrice (cas du *peebre* qu'on peut traduire par "flèches magiques") et fait des révélations sur ce que fera le malade pour la suite des soins. Celui-ci considère que les prédictions se sont réalisées, mais on peut considérer aussi que le devin lui a donné des indications qui ont orienté sa conduite thérapeutique. En effet, si le devin n'avait pas suggéré qu'il irait voir cet infirmier à la retraite, il n'aurait peut-être pas pensé à le faire de lui-même.

Un autre acteur en dehors du cercle familial est cet agent vétérinaire dont les indications l'amènent à prendre la décision de ne pas se rendre dans une institution de soins au Ghana (contrairement aux attentes de sa famille), comme il l'envisageait précédemment. A cette étape de la "trajectoire de la maladie"[91], il prend la décision de ne plus recourir à ce service de santé d'un pays voisin à cause de la

---

[90] Dans la troisième partie, le chapitre consacré aux interactions sanitaires aborde ces deux aspects.

[91] Nous l'employons au sens de STRAUSS (1995 : 143) pour désigner non seulement le cours de la maladie mais tout le "travail" thérapeutique entrepris pour y faire face.

qualité des prestations qui est mise en cause. Il accorde donc du crédit au renseignement donné par l'agent vétérinaire, alors qu'il était basé sur une rumeur (nous avons rencontré d'autres personnes qui y sont allés), et préfère renoncer à recourir aux soins pourtant recherchés de ce pays voisin en considérant la solution comme périlleuse. Ce renoncement à un recours préalablement envisagé est une illustration à la fois d'une logique de recherche du bon traitement mais aussi d'une conduite de minimisation du risque associé à certaines prestations biomédicales en incriminant les conditions de prise en charge.

Il y a aussi le malade lui-même qui joue un rôle dans le cheminement thérapeutique puisqu'il prend certaines décisions tout seul, comme celle de se rendre dans la capitale pour consulter un spécialiste (l'urologue d'une grande clinique) ou antérieurement celle de ne pas aller au Ghana. Il y a aussi les remèdes qu'il demandait tout au long de la maladie en "vendant sa maladie", c'est-à-dire en en parlant avec son entourage. Cette conduite montre que contrairement à ce qui pourrait se passer dans d'autres cas, par exemple pour les enfants et les femmes ou en cas d'inaptitude totale (troubles de la personnalité ou handicap majeur), le malade participe activement aux prises de décision. Ce n'est pas uniquement sa famille qui organise sa thérapie, contrairement à ce qui est suggéré dans le cas du "groupe organisateur de la thérapie" de JANZEN (1995). L'individu malade joue aussi un rôle dans la prise de décision thérapeutique pour la plupart des maladies courantes qui ne nécessitent pas une intervention particulière des membres de la famille[92].

Globalement, on retiendra trois catégories de personnes qui ont influencé les prises de décision thérapeutique de L. : premièrement, il y a sa famille proche (notamment ses parents, sa femme et son oncle) ; deuxièmement, il y a ce qui relève de conseils extérieurs comme le devin et l'agent vétérinaire ; troisièmement, lui-même a souvent pris des décisions de choix thérapeutique comme nous l'avons constaté nous-même au cours de l'enquête. La contrainte économique n'a pratiquement pas joué dans ces prises de décision puisque le malade et sa famille avaient suffisamment de moyens pour payer le coût des soins sollicités tout au long de l'itinéraire, ce d'autant plus que les activités de L. étaient rémunérées. La réaction de L. concernant cette question du coût (cas de l'interaction sanitaire à Bobo et de la décision

[92] BERCHE (1998 : 109-112) décrit plusieurs modalités de prise de décision en fonction du statut social du malade.

de consulter un urologue quel que soit le coût) montre d'ailleurs que ce n'était pas l'obstacle qui le contraignait le plus mais tout simplement la recherche d'un bon traitement pour une guérison rapide. L'influence de la contrainte économique avait été soulignée par BERCHE (1998 : 110-111) qui avait suggéré que le choix d'un décideur de soins est dicté habituellement par la capacité de celui-ci à prendre en charge le coût du traitement :

> « Il semble qu'une question soit cruciale pour savoir qui mobiliser : combien le traitement va-t-il coûter ? Cette question ne concerne pas l'automédication, en générai peu onéreuse mais bien le thérapeute : combien demandera-t-il ? En effet, avec le guérisseur ou l'infirmier, les ressources du chef de famille peuvent devenir insuffisantes. Dans ce cas on a vu qu'il est fait appel à d'autres membres de la famille ou hors de la famille. ».

3.3.2. La complexité du cheminement : une logique de gestion de la chronicité

Le récit que L. a donné de l'évolution de sa maladie, de l'interprétation de ses causes et des différents traitements utilisés montre la complexité du cheminement d'un malade à la recherche de soins. Il ne s'agit nullement d'un cheminement linéaire qui permettrait de hiérarchiser strictement des facteurs ou des déterminants qui ont influencé les prises de décision. On remarque globalement qu'il y a souvent passage d'un système de soins à un autre, avec une possibilité de revenir à un traitement déjà utilisé en fonction du besoin ressenti. Ainsi, il n'y a pas de règle en la matière ; en outre, le malade ne raisonne pas selon l'idée d'une opposition entre traitements biomédicaux et traitements locaux ou entre agents de santé et praticiens traditionnels ou encore entre traitements biomédicaux et thérapies locales. L'évolution chronique de la maladie amène L. à s'intéresser sans exception à toutes les solutions qui lui étaient proposées mais en privilégiant certaines en fonction de sa perception de leur efficacité. Ainsi, il en était arrivé à mettre au second rang "Bactrim" et "Nibiol", deux médicaments qu'il avait utilisés plusieurs fois.

A priori, aucune possibilité thérapeutique n'était exclue, conformément à une logique de gestion de la chronicité qui engage le malade dans une longue quête de soins. C'est ainsi que les croyances religieuses ne constituaient même plus une barrière à l'adoption de pratiques ordinairement interdites (il s'était converti à la foi chrétienne comme son épouse). On peut parler d'une logique de recherche de la guérison qui fait que l'intéressé n'élimine une solution (il refuse par exemple d'aller se faire soigner dans un pays voisin ou d'acheter "Bactrim" et "Nibiol") que lorsque son expérience l'avait convaincu de cette décision. Dans le cas présent, la prise de décision de ne pas aller au Ghana avait fait l'objet d'un choix personnel car deux tendances opposées avaient influencé sa prise de décision : sa famille était favorable à cette solution tandis qu'un agent vétérinaire l'en dissuadait. On peut donc dire que L. ne trie pas les recours qui se présentent à lui en fonction de ses représentations de la maladie ou de ses croyances religieuses mais en fonction des connaissances qu'il acquiert au fur et à mesure à la fois de son expérience personnelle et des indications de son entourage.

Il ressort donc que la préoccupation première est la recherche de soins pour soulager le mal en ayant recours à toutes les ressources reconnues bénéfiques. A cet effet, tout l'éventail symbolique (conceptions, perceptions et représentations de la maladie) et thérapeutique est mis à contribution pour y parvenir (cf. FASSIN 1992 : 115). Cette quête thérapeutique se fait donc selon des logiques diverses selon le même auteur :

> « Le cheminement du malade à la recherche d'un diagnostic et d'un traitement apparaît comme la résultante de logiques multiples, de causes structurelles (systèmes de représentation de la maladie, place du sujet dans la société) et de causes conjoncturelles (modification de la situation financière, conseil d'un voisin) qui rend vaine toute tentative de formalisation stricte (...) D'où la nécessité de resituer la séquence événementielle du recours aux soins par rapport à la complexité des facteurs sociaux qu'elle implique. » (FASSIN 1992 : 118).

Dans le cas présent, le malade lui-même était le principal acteur dans la quête de satisfaction de ses besoins thérapeutiques, essentiellement pour deux raisons : d'une part, la maladie était longue mais elle se manifestait ponctuellement, et les phases intermittentes de maladie et de guérison caractéristiques d'une affection chronique n'empêchaient pas L. de s'occuper lui-même de son problème de santé quand son état le lui permettait. D'autre part, sa famille et ses proches habitués aux manifestations chroniques de la maladie et aux soins multiformes utilisés au fur et à mesure de son évolution ne s'investissaient plus autant que le malade lui-même. Cela est dû au fait que fa chronicité conduit à une habituation au mal, une "routinisation" de se prise en charge, voire même une certaine banalisation du mal et des possibilités thérapeutiques. Bien plus, il peut y avoir un renoncement à croire à la guérison, en considérant que la maladie est incurable à cause de sa longue durée. Consécutivement, il peut en résulter une moindre implication ou un arrêt de la contribution de certaines personnes dans le processus de prise en charge. Il s'agit là d'un aspect important qui est révélateur du fait que la chronicité introduit dans un registre thérapeutique différent de celui d'une maladie aiguë de courte durée où une prise en charge de type "groupe organisateur de la thérapie" peut être observée. En revanche, dans le cas spécifique d'une maladie chronique de longue durée, il y a une sorte de "routinisation" qui fait que plus la maladie est longue et plus il y a des chances que l'implication dans le processus de prise en charge thérapeutique passe d'une sphère sociale plus étendue à un petit noyau ou un cercle restreint de relations très proches.

3.3.3. Une logique de la proximité sociale

Ce qu'il est convenu d'appeler l'"itinéraire thérapeutique" a une signification a posteriori dans la reconstitution des pratiques de soins. Contrairement à ce qu'une telle qualification peut laisser suggérer, la quête thérapeutique est souvent incertaine et se fait *de proche en proche* avec *des va-et-vient* d'une technique thérapeutique à une autre et d'un praticien à l'autre. Dans cette démarche, l'entourage [93] est directement impliqué dans la recherche de soins et les prises de décision thérapeutique. Les indications données par les uns et les autres constituaient les différentes étapes de l'itinéraire de soins.

Il s'agit avant tout d'une logique de réseau social plus ou moins restreint qui s'ouvre à des individus ou à d'autres réseaux pour la recherche de la meilleure efficacité thérapeutique. Dans cette intention, la possibilité d'une diversité de choix peut suggérer l'idée

[93] Il s'agit principalement de la famille, des voisins, des compagnons d'âge, des relations de travail ou du groupe de prière, en gros le réseau social du malade et de sa famille, tout le cercle de relations proches.

d'un tri, on eût dit conscient et raisonné, entre plusieurs solutions pour construire des itinéraires (cf. HOURS 1992 : 126 cité ci-après) : « les africains ne s'y trompent pas qui opèrent eux-mêmes un tri et construisent leurs itinéraires thérapeutiques en conséquence... ».

Au contraire, les conduites habituelles sont faites de tâtonnements et d'incertitudes quant à l'aboutissement de la démarche. Il n'y a pas non plus nécessairement un "groupe organisateur de la thérapie" (cf. JANZEN 1995), qui prend en charge le déroulement de la quête thérapeutique. Dans le cas de L., certains membres de la famille étaient impliqués dans la recherche de soins mais ils ne remplissaient pas exclusivement ce rôle. En outre, la persistance chronique de la maladie dans le temps occasionne fort logiquement des changements dans le schéma relationnel autour du malade.

La raison fort compréhensible est que progressivement du fait que le bon remède n'est pas trouvé (puisqu'il n'y a pas de guérison définitive), la plupart des gens qui ont déjà contribué au processus de quête de soins se trouvent en quelque sorte "disqualifiés". En effet, qu'ils aient participé directement ou indirectement, que ce soit par des conseils, par l'orientation vers des thérapeutes, par des dons de remèdes ou même l'administration de soins dans le cas des thérapeutes locaux ou des agents de santé, ils ne peuvent plus justifier de l'opportunité de solutions déjà proposées ou de la compétence de praticiens déjà sollicités ou encore de l'efficacité de remèdes déjà utilisés. Finalement, on procède presque par "essai et erreur"[94] en éliminant progressivement tant les solutions perçues comme peu convenables que les personnes qui ne sont pas en mesure de proposer une solution en adéquation avec l'évolution de la maladie. Bien-entendu, les éventuelles exclusions de la configuration thérapeutique ne sont pas systématiquement opérées et objectivées car certains recours peuvent soulager momentanément sans pouvoir apporter une

---

[94]Cette théorie de l'apprentissage en psychologie rend compte du fait qu'en situation de résolution de problème la plupart des hommes ou des animaux opèrent de la sorte, c'est-à-dire par tâtonnement, jusqu'à trouver la solution convenable. On comprend aisément que ce n'est pas la meilleure manière de procéder mais c'est la réaction la plus courante. Ce n'est pas exactement ce qui se passe pour les décisions de recours aux soins car il s'agit d'une situation de résolution de problème où le tâtonnement n'est pas exclu au début mais n'est pas la règle car quel que soit l'itinéraire les choix répondent au fur et à mesure à des motivations bien précises liées à la trajectoire de la maladie.

guérison, ou guérir temporairement mais pas définitivement. Pour les "personnes-ressources" constituées par l'entourage du malade, cette "exclusion" peut se faire par un retrait volontaire de l'intéressé ou une décision de ne pas suivre ses indications pour la suite de l'itinéraire, ce qui équivaut en quelque sorte à te "disqualifier" sur la base de l'expérience antérieure.

Concrètement, il y a une clarification progressive à deux niveaux en fonction des expériences antérieures quel que soit la complexité initiale du cheminement : d'une part, au niveau de l'identification et de la sélection des traitements disponibles, selon cette logique de recherche du bon médicament (cf. description ci-après) ; d'autre part, au niveau du rétrécissement du réseau social associé à la gestion de la chronicité. Le vécu empirique de la maladie orientera à la fois le choix des traitements en fonction de la perception de leur degré d'efficacité en même temps que la composition de ce que nous appellerons le "réseau social de proximité" qui accompagnera le malade à toutes les étapes de son itinéraire thérapeutique. Dans le cas d'une maladie chronique, ce n'est pas véritablement un "groupe organisateur de la thérapie" qui est sollicité mais plutôt un "réseau social de proximité" dont les relations avec le malade sont telles qu'il sera associé à tout le déroulement de la quête de soins. On peut comprendre l'intervention d'un "groupe organisateur de la thérapie" pour des maladies aiguës de courte durée ou des maladies à causalité magico-religieuse pour lesquelles seul un suivi régulier et permanent d'une personne ou d'un groupe d'accompagnants est nécessaire pour entreprendre une cure.

Nous retiendrons deux dimensions essentielles pour caractériser cette logique de gestion de la chronicité : d'une part, il y a une quête continuelle du bon remède dans une double continuité spatiale et temporelle ; d'autre part, il y a souvent une absence de restriction sur les modalités de quête thérapeutique et les moyens à mettre en œuvre puisque d'autres décideurs de recours aux soins sont sollicités en fonction du besoin. En somme, tout est mis en œuvre pour recouvrer la santé, que ce soit le malade, sa famille ou d'autres acteurs du champ social ou thérapeutique. Autrement dit, tout au long de ce processus de recherche de bons soins, c'est-à-dire ceux qui guérissent, tous les moyens sont mis en œuvre à la fois pour exploiter toutes sortes de ressources thérapeutiques et explorer les recours les plus prometteurs en rapport avec l'efficacité ou plus précisément la capacité à guérir.

3.3.4. Une logique du bon médicament et de la meilleure efficacité thérapeutique

Quels que soient le contexte, la catégorie de soignants (praticiens locaux, agents de santé ou autres) et le type de maladie, les logiques respectives des acteurs sont fondamentalement les mêmes : il s'agit d'une quête de soins du malade que doit satisfaire le soignant. Les méthodes diagnostiques et thérapeutiques[95] diffèrent selon qu'il s'agit d'un thérapeute traditionnel ou d'un agent de santé officiel, mais elles s'inscrivent dans une même recherche de l'efficacité pour soulager les maux pour lesquels ils sont consultés. L'ancrage culturel des connaissances et leur légitimation se situent dans des modes de pensée différents mais non exclusifs contrairement à une certaine conception de la réalité qui tend à opposer radicalement les conceptions ainsi que les pratiques locales/traditionnelles à celles biomédicales/modernes[96]. Bien plus, les différentes médecines qui constituent l'éventail des possibilités thérapeutiques sont complémentaires car, comme le dit DOZON (1987 : 13), « La biomédecine introduite par les Européens s'est davantage ajoutée aux divers recours thérapeutiques traditionnels qu'elle ne leur a véritablement fait concurrence. ».

Concrètement, les gens recherchent un bon médicament, plus exactement Le Médicament qui pourra les guérir rapidement et totalement. Pour cela, soit ils ont recours de préférence à un système de soins (traitements locaux médicaux ou autres recours), soit ils alternent ou associent les possibilités thérapeutiques en fonction de l'évolution de la maladie (le cas de L. en est une illustration). Par exemple, pour *kooko* traduit habituellement par "hémorroïdes" (cf. chapitre suivant), le traitement local destiné à la fois au soulagement des maux internes et externes sera utilisé de préférence au traitement médical perçu comme peu satisfaisant. En revanche, pour *kuiiga* traduit fréquemment par "hernie inguinale", le traitement médical est

[95] On peut parler de "dichotomie du travail thérapeutique traditionnel" (cf. FAINZANG 1985 : 108) pour désigner les fonctions respectives du thérapeute et du devin, configuration absente dans la pratique biomédicale où les deux fonctions sont remplies par l'agent de santé.

[96] La description ne peut être réduite à cette répartition bipolaire car il y a au moins deux autres catégories de pratiques : la médecine chinoise est de plus en plus présente, de même que les pratiques syncrétiques comme les cures thérapeutiques religieuses (cf. DOZON 1986 : 49).

le seul jugé capable de conduire à la guérison définitive même s'il existe des remèdes locaux pour apaiser le mal. L'opinion répandue est qu'il faut se faire opérer pour "enlever *kuiiga*". De ce fait, cette intervention médicale est devenue une pratique de référence pour cette catégorie d'affection. La même logique de prise en charge est évoquée pour le goitre (*buko* en bisa, *kokoluugo* ou *furemdé* en *moore*).

En réponse à la quête du bon remède de la part de malades, les thérapeutes locaux proposent un éventail de remèdes dont certains sont réputés polyvalents (n'en est-il pas ainsi des traitements biomédicaux dits "à spectre large" ?). C'est le cas des vertus thérapeutiques attribuées au remède d'un thérapeute, comme on pouvait le voir sur la réplique d'un papier délivré par le ministère de la santé. Le remède nommé *M'Bange* (savoir en *moore*) est décrit comme "un médicament très efficace" contre des maladies variées qui sont énumérées selon leur nature et les modalités d'administration du remède : maux de tête, maux d'oreille, maux d'yeux, maux de reins, *kibga*, maux des os, maux de cœur, toux, accouchement dur, règles faisant mal, maladies après accouchement, rougeole, blessures, plaie d'une longue durée, morsure de chiens, morsure de serpents, morsure d'âne, toutes sortes de morsures, diarrhée simple, diarrhée d'enfants, corps chaud, hémorroïdes, plaies de bouche.

Il est incontestable que la recherche de soins pour guérir ou à défaut soulager provisoirement une maladie est d'abord motivée par une quête du bon remède et non pas par une perception hiérarchique de contraintes d'accessibilité aux soins, comme le dit TAVERNE (1996b : 19-20) :

> « Lorsque l'on cherche à préciser quelles sont les motivations qui ont conduit les malades à choisir une médecine donnée pour un problème pathologique particulier, des explications telles la proximité géographique, l'influence du voisinage ou de la famille, ou encore le coût des soins, sont très rarement évoqués. Par contre, il est systématiquement fait référence à l'efficacité de la pratique médicale choisie, à travers un discours logique liant le choix thérapeutique et l'efficacité. Toutes les autres contraintes paraissent occultées par une référence générale à l'efficacité thérapeutique qui seule légitimerait le choix. ».

Nous clarifierons les analyses en considérant qu'il y a une logique de recherche du bon médicament ou une logique de recherche de la guérison du côté du malade, tandis que du côté du soignant c'est plutôt une logique de recherche de l'efficacité thérapeutique[97] pour répondre du mieux qu'il peut à la sollicitation qui lui est faite dans le contexte d'une consultation thérapeutique. A ce propos, il nous semble que les contraintes d'accessibilité classiques comme celles évoquées par TAVERNE relèvent de théorisations a posteriori pour décrire ou objectiver la conduite des malades. Du point de vue de la démarche concrète en situation, cela ne rend pas compte exactement des choix stratégiques qui sont opérés par les malades en temps réel puisqu'il est bien connu qu'habituellement face à la maladie tous les moyens (individuels familiaux ou autres) sont engagés pour obtenir la guérison. Cela signifie qu'a priori, sans se référer à des cas vécus en contexte, à des conditions spécifiques de prise en charge, on peut difficilement dire qu'il y a une contrainte plus déterminante que d'autres. On conviendra donc par exemple que les contraintes d'accessibilité n'interviennent pas souvent comme des obstacles infranchissables, si l'on considère l'éventail des stratégies ainsi que des ressources qui sont souvent mobilisées ou susceptibles de l'être en cas de maladie. En revanche, elles déterminent concrètement, en temps réel, les modalités de choix et de prise de décision thérapeutiques, conformément à une vision pratique des avantages éventuels (coût, temps, duré, efficacité, etc.) en jeu.

Dans la pratique, les gens choisiront, selon une démarche comparative et sélective, tel ou tel système de soins en fonction de leur perception de ses avantages. De ce fait, il nous apparaît qu'il est inopérant de raisonner en incriminant des contraintes linéaires combinées à souhait pour rendre compte de différentes situations. Ce genre d'approche est valable dans le cas d'un raisonnement savant, "étique", à vocation de prévision et de planification tel qu'adopté classiquement par les chercheurs, les professionnels de santé ou les opérateurs de développement. Quant aux malades et ceux qui participent aux prises de décision thérapeutiques en temps réel, ils réagissent plutôt face à des modalités de choix devant lesquels ils tranchent en fonction des avantages immédiats qu'ils perçoivent, des résultats qu'ils attendent, de leurs expériences antérieures et de ce que j'appellerai la "pression sociale" environnante. En effet, une contrainte

[97] Cf. notamment BENOIST (1986, 1987).

supposée déterminante comme le manque de moyens matériels ou financiers pourrait être reléguée au second plan en fonction de l'implication du réseau social du malade et du choix qu'auront retenu les décideurs de soins. Parler le langage des déterminants, des facteurs ou des contraintes d'accessibilité ne suffit donc pas à rendre compte des conduites et des pratiques locales de soins car il faut mettre en contexte l'environnement thérapeutique, se projeter dans le réseau social du malade pour comprendre les modalités concrètes de prise de décision et de choix thérapeutiques. Seules des enquêtes intensives peuvent permettre de rendre compte de ces situations concrètes et de ces "microcosmes" thérapeutiques locaux.

3.3.5. Quelques motivations plus triviales

Il s'agit là d'un autre registre de conceptions, de perceptions et de motivations qui influencent également les recours aux soins mais à un niveau différent des caractéristiques principales, précisément les quelques "logiques" que nous venons de décrire et d'analyser. Selon les contextes, ces caractéristiques s'ajoutent aux motivations principales qui rendent compte des modalités de choix thérapeutique.

3.3.5.1. Les perceptions du risque ou de l'urgence d'une intervention

Pour certaines maladies, la perception de l'urgence d'un traitement est une condition qui oriente le choix thérapeutique. Dans ce cas, la médecine moderne est connue à la fois pour sa capacité à prévenir les épidémies (on évoque la variole d'antan nommée *yaaba gitare*, la méningite ou la rougeoie appelée *sunsoon*) par les campagnes de vaccination ainsi que le traitement rapide dont elle dispose pour y faire face. C'est donc une condition favorable à son utilisation comme on peut le constater au moment de l'apparition de ces maladies. Ainsi, une grande épidémie apparue en 1996 avait été officiellement annoncée et une campagne de vaccination devait être organisée pour faire face à la propagation de la maladie. Contrairement aux vaccins gratuits pris en charge dans le cadre du programme élargi de vaccination en faveur des jeunes enfants et des "femmes en âge de procréer", une participation était demandée pour l'intervention d'urgence destinée à toute la population.

Le vaccin était proposé à 600 francs CFA puis 750 francs CFA (contre 400 francs CFA à Ouagadougou) par le responsable du centre de santé de Dassanga qui avait indiqué fort logiquement que les 500 doses disponibles n'étaient pas en nombre suffisant. Dans ce cas d'urgence face à une menace de contamination morbide l'engouement pour la vaccination était telle que l'offre de vaccins disponibles était insuffisante devant une demande impossible à satisfaire dans le délai souhaitable. Ainsi, le coût n'était plus un obstacle mais plutôt le manque de disponibilité des vaccins, lacune qui incombait aux responsables politiques et aux professionnels de santé chargés de gérer cette situation. A défaut de cette technique biomédicale, ceux qui s'y connaissaient pouvaient éventuellement avoir recours à certains traitements préventifs locaux (par exemple, la bière de mil locale appelée dolo et les fruits d'un arbre épineux sont réputés pour cela). Dans la même période, une organisation non gouvernementale française avait organisé au village de Bagré une campagne bénévole pour 5 000 doses de vaccins. Cette opération venait à point nommé dans ce contexte de grand risque lié à la possibilité de propagation d'une épidémie si bien que la gratuité de l'intervention n'était pas la seule raison de la grande affluence des gens [18] qui répondaient à un besoin de protection face à l'imminence d'un danger de contamination par une maladie.

En revanche, d'autres maladies ne suscitent pas un recours immédiat aux prestations des services de santé. C'est ce que révèle l'histoire de la maladie de L., puisque selon l'interprétation médicale il s'agit d'une complication d'une bilharziose non soignée pendant l'enfance. Effectivement, la bilharziose comme d'autres maladies comme le goitre ne fait pas l'objet d'un recours thérapeutique rapide en réaction à la perception d'un risque morbide majeur, d'où sa prévalence assez importante dans les zones à forte disponibilité en eau de surface.

3.3.5.2. Les motivations éminentes de l'accès aux soins liées aux contraintes classiques d'accessibilité (matérielle, géographique et économique) ou aux caractéristiques de la maladie

Il s'agit là des conditions d'accès aux prestations biomédicales pour lesquelles on fait appel à des contraintes défavorables pour expliquer les difficultés d'accès. Ainsi, on incrimine souvent le manque de disponibilité des infrastructures, l'éloignement des centres de soins, la faible disponibilité de moyens matériels et financiers ou les représentations des maladies.

Nous parlerons de "contraintes à priori" car elles concernent des indications plausibles mais non mises en contexte, d'où une absence d'ancrage dans des situations concrètes en tenant compte de modalités de choix opérés en temps réel dans des contextes de prise en charge thérapeutique. Comme nous l'avons suggéré auparavant, l'éclairage que donne ce registre d'argumentation gagnerait à être complété par une approche en temps réel permettant d'inclure une analyse fine, "contextualisée", de conceptions et de pratiques locales, ainsi que des modalités de prise de décision et de choix thérapeutiques.

Prenons un exemple concret pour illustrer : il est indéniable que plus les zones d'habitation sont éloignées des centres de santé et plus cela peut constituer un obstacle pour l'accès des malades aux soins biomédicaux. Donc, *a priori*, la distance au centre de santé peut constituer une condition défavorable pour son utilisation par des usagers. Mais il s'agit d'une contrainte non actualisée tant qu'elle ne sera pas rapportée à un cas réel de quête de soins qui en donnerait éventuellement une confirmation. En plus, elle ne suffit pas à rendre compte exclusivement des motivations de quête de soins sans en référer à d'autres caractéristiques *in situ.*

Deux situations différentes nous servirons à illustrer la difficulté d'une standardisation des facteurs ou des déterminants classiques censés rendre compte des recours aux soins biomédicaux. Habituellement, ce sont les résidents les plus proches qui viennent le plus en consultation au centre de santé, par exemple à Dassanga. Pour cette localité centrale dans l'aire de santé composé d'une dizaine de villages, les effectifs de consultation étaient bien plus importants que pour les autres localités plus éloignées. De même, à l'intérieur de ce village les quartiers proches du CSPS ont théoriquement plus de facilités à recourir aux soins du centre de santé. Nous avons pu le vérifier en pratique au cours de notre présence sur le terrain.

Par contre, le même postulat n'était pas valable à Bagré où les habitants de la zone d'aménagement hydraulique située à une dizaine de kilomètres du CSPS venaient plus nombreux en consultation que ceux du centre du village où est implanté le centre de santé. La raison est que les nombreux migrants qui se sont établis autour du site du barrage en plus des résidents locaux avaient augmenté la demande de soins dans la zone considérée (un rayon de 10 km autour du centre de santé), alors qu'il y avait la situation inverse auparavant. Cette situation témoignait de l'augmentation importante du nombre de migrants dans la zone d'aménagement du barrage. En plus de cela, il n'y avait pas une autre structure de soins en activités dans te secteur en cette période ; depuis 1997, un centre de santé avait été construit au site du barrage mais il n'avait pas encore été ouvert en 1999 à cause d'un manque de personnel et d'infrastructures, selon un agent de santé de la zone. Lorsque ce sera le cas en réponse à l'installation des exploitants des périmètres irrigués, il est évident que les gens du site se feront soigner beaucoup plus dans cet établissement, ce qui changera la configuration des fréquentations au centre de santé de la localité.

Cet exemple montre le décalage qu'il peut y avoir entre une norme classique (l'influence de la distance sur le recours à un centre de santé) et des faits locaux non concordants. Sans une mise en situation ou une mise en contexte à travers les deux cas décrits, il n'aurait pas été possible de vérifier la non concordance de la réalité avec le postulat évoqué. L'exercice serait encore plus difficile s'il s'agit de rendre compte de motivations diverses comme celles liées aux modalités de prise de décision thérapeutique.

3.3.5.3. L'attachement aux remèdes locaux

Pour triviale qu'elle puisse paraître, cette caractéristique nous a été suggérée par nos matériaux d'enquête si bien que nous en parlons en tant que fait "contextualisé" et non pas comme un référent à vocation de généralisation.

Le témoignage du vieux G., chef de village et thérapeute, en est une illustration. Il avait raconté les circonstances dans lesquelles son père avait quitté leur village d'origine pour venir s'établir dans la zone (il avait été le premier à s'installer dans l'actuel village de Goyinga). Il avait précisé que depuis cette période où les centres de santé étaient implantés uniquement dans les grands centres administratifs, à savoir Tenkodogo et Zabré (c'est le plus proche), il n'avait eu recours qu'une fois aux soins biomédicaux : *« (...) il n'y avait pas de poste de santé dans les environs, il fallait aller à Tenkodogo ou à Zabré ; je suis allé une seule fois pour une consultation chez le Blanc à Zabré... »*.

Le cas de ce thérapeute illustre un attachement particulier aux remèdes traditionnels qu'on retrouve souvent chez d'autres détenteurs de traitements locaux (c'était aussi le cas du thérapeute Z.). Le vieux G. avait expliqué cette conduite : *« je n'avais pas besoin d'aller au dispensaire car je soignais tout moi-même ; les gens du village venaient tous me voir et je faisais aussi la circoncision... »*. Il avait précisé que pour les soins aux circoncis[98] dont il s'occupait, il n'utilisait pas de traitement particulier, même pas des remèdes de plantes : *« tout se passait comme il fallait ; si quelqu'un me confie un enfant et je lui fais la circoncision le jour de son* zouloukri (baptême musulman)*, il n'a plus rien dès le sixième jour... »*.

Le remède dont disposait le vieux G. était reconnu efficace pour soigner plusieurs maladies[99] : maux de tête, de ventre, de la bouche, de tout le corps, *« si quelqu'un te met la bouche... »* (lorsqu'un tiers profère une malédiction), morsure de serpent, poison, attaque magique, *go* et autres maladies de génie... Le vieux G. avait résumé ainsi l'action du remède : *« toute maladie est chassée... »*. Deux types d'administration du traitement avaient été décrits : l'un consiste à écraser le calcinât noir obtenu en faisant brûler des racines dans une marmite[100], et à le prendre avec un repas ou à l'administrer par scarification ; l'autre se fait par des fumigations sur le corps malade.

La situation avait changé depuis ce temps car par la force de l'âge le chef lui-même était souffrant, et son remède polyvalent ne donnait pas satisfaction pour soulager ses douleurs. Depuis lors, il avait accepté de se faire accompagner chez le thérapeute le plus connu du village voisin. Celui-ci lui avait proposé un remède et avait profité de sa visite pour lui demander le sien qu'il lui avait apporté. Confronté à ce cas de force majeure où sa propre santé était perturbée, le vieux G. ne refusait plus le traitement biomédical ; à défaut de se faire transporter lui-même au centre de santé, il n'avait pas refusé de se faire consulter à domicile par l'infirmier du CSPS de Dassanga. Celui-ci avait diagnostiqué une "anémie" et avait prescrit des comprimés à un faible coût (médicaments génériques). Le mal avait persisté

---

[98] Actuellement, après l'époque des camps d'initiation, c'est au dispensaire que se font légalement les circoncisions, à la différence de l'excision toujours pratiquée dans la clandestinité malgré une grande campagne pour son éradication (adoption de textes juridiques dissuasifs avec des mesures punitives).

[99] C'est ce que nous appelons un remède "polyvalent", comme celui que nous avons déjà décrit.

[100] La préparation est identique à celle du remède du goitre déjà indiqué.

pendant les mois qui ont suivi. Deux ans après, son état s'était aggravé et la famille avait fait toutes sortes de traitements locaux sans succès jusqu'à son décès. Le recours au traitement biomédical aura donc été marginal dans l'ensemble des recours thérapeutiques de ce thérapeute. Il s'agit là d'une exception car il n'y a plus de tabou culturel autour du recours aux soins biomédicaux mais beaucoup plus des réticences et des difficultés, voire une incapacité à faire face aux obligations liées à Ime prise en charge surtout de longue durée.

Cependant, la peur du dispensaire n'est pas seulement liée à des conditions matérielles défavorables mais aussi à d'autres contraintes comme les quelques "logiques" que nous avons décrites ou ce que nous décrirons par la suite (cf. chapitre I de la troisième partie) concernant les interactions sanitaires, notamment les situations de communication défectueuses (mauvais accueil du personnel de santé et violences verbales au cours des consultations).

4°)- Critique du modèle analytique de l'itinéraire thérapeutique

Que peut-on retenir du récit et de l'analyse du cas de L. du point de vue de l'éclairage qu'il apporte pour une compréhension de ce fait de santé ? Une première remarque concernera l'intérêt d'une telle l'approche ; une deuxième remarque critique portera sur ses limites.

4.1. Une lecture augmentée de l'approche chronologique de l'itinéraire thérapeutique

Après avoir indiqué quelques Nous avons choisi de nous intéresser à deux dimensions complémentaires pour rendre compte de notre objet d'étude du point de vue de leurs apports heuristiques respectifs. La première dimension que nous avons prise en compte est la possibilité qui est offerte d'avoir un aperçu des faits relatifs à une maladie, aux acteurs impliqués dans son traitement et aux solutions thérapeutiques apportées. Dans ce registre, l'histoire de la maladie et du malade permet de saisir des séquences d'événements significatifs et leur imbrication dans une configuration spatio-temporelle donnée. On a donc une esquisse globale des faits selon une description sur un axe diachronique, en présentant différentes péripéties dans le vécu du mal et sa prise en charge. Cette approche longitudinale classique présente un intérêt descriptif et constitue une première étape importante dans l'analyse du phénomène.

La deuxième dimension que nous avons associée à cette démarche est la prise en compte d'autres types de matériaux pour donner un sens et une lisibilité plus grande et plus complète aux conceptions et aux pratiques décrites. Ainsi, une autre catégorie de faits et de discours (symptomatologie, étiologie, pratiques de soins) ont été abordées en plus de l'analyse des matériaux sur les entités nosologiques populaires[101]. L'intérêt analytique d'une telle approche est de compléter l'approche globale classique des itinéraires thérapeutiques par une description de caractéristiques qui relèvent d'un autre registre, celui de conceptions et de représentations fines qui associent diverses caractéristiques des maladies évoquées.

4.2. Les inconvénients d'une lecture chronologique des actes thérapeutiques

Les avantages d'une analyse classique des itinéraires thérapeutiques, nous relèverons quelques lacunes liées à l'usage de certains outils méthodologiques. Dans le principe, on s'intéresse à l'éventail des pratiques de soins auxquelles le malade a recours, en considérant que celui-ci s'oriente dans des choix variables, qui peuvent être simples ou d'une grande complexité, en fonction des troubles ressentis, de l'existence d'événements concomitants, mais également de la nature de la maladie. Un constat concernant les séquences descriptives des itinéraires thérapeutiques est que dans bien des cas, la visite à un thérapeute n'est qu'une étape dans le processus de recherche de soins, dans un contexte de pluralisme thérapeutique. En effet, pour certains c'est un véritable parcours du combattant, qui les amène à faire l'expérience de toutes sortes de pratiques thérapeutiques dont le malade peut retracer les différentes péripéties, sous forme de récits, comme le "récit de vie" ou l'"histoire de vie" (cf. WERNER 1993 : 85). L'inconvénient est que cette forme de restitution du souvenir sur l'expérience thérapeutique a le désavantage de ne reposer que sur le discours, un témoignage a posteriori avec les

[101] Voir le chapitre suivant sur les ENPI et les ENPP.

risques d'oubli, d'omission ou de déformation de la séquence des événements[102].

Décrire le déroulement chronologique des itinéraires thérapeutiques est la stratégie d'approche habituelle pour en rendre compte[103]. L'idée de base est d'« (...) effectuer le recueil d'informations in situ en tâchant de suivre pas à pas, dès leur commencement et jusqu'à leur terme, des itinéraires concrets, actuels saisis dans leur dynamique. » (WERNER 1996 : 37). Mais dans la pratique, l'observation directe des conduites thérapeutiques tout au long des épisodes de maladies ne peut se faire facilement, comme le précise BENOIST (1996 : 8) :

> « L'observation en ce domaine est difficile, et il est assez rare que l'on puisse accompagner le malade au long de sa quête. Le questionner, alors ? La prudence s'impose en ce domaine, car les réponses, même les plus sincères, mettent en relief des choix-types, conformes à des modèles que l'interlocuteur explicite en tenant compte à la fois de ce que sa culture lui a appris à juger bon et de ce qu'il pense de l'attente de son interlocuteur. ».

En outre, deux "pièges" liés à une telle démarche sont évoqués par BENOIST (1996). Le premier (cf. BENOIST 1996 : 6) concerne le risque d'une mauvaise interprétation en faisant une lecture chronologique de l'enchaînement des conduites :

> « Suivre au cas par cas les pratiques diagnostiques et thérapeutiques fait défiler un chapelet hétérogène de conduites. Le piège d'une explication immédiate guette alors. On cherche à mettre en évidence la régularité d'itinéraires diagnostiques et thérapeutiques (dans la succession des choix entre médicaments, soignants, doctrines croyances), et on finit par trouver un ordre significatif dans la séquence des étapes de la cure. Puis on déduit de cet ordre la logique des choix : cohérence entre tes étapes de l'itinéraire et l'évolution de la

[102] BENOIST et DESCLAUX (1996 : 8) parlent de "piège" qui guette « (...) ceux qui s'aventurent dans la zone incertaine des itinéraires thérapeutiques. ».

[103] L'itinéraire thérapeutique est reconstitué a posteriori en tant que succession de conduites et de pratiques de soins (voir ci-après les difficultés d'approche fiées à cet aspect).

demande, gradation dans la hiérarchie des angoisses et donc des pouvoirs thérapeutiques auxquels le malade s'adresse. Beaucoup d'études d'itinéraires thérapeutiques se limitent à cette opération, qui, sans être illégitime, est bien souvent réductrice à l'extrême. ».

BENOIST (1996 : 6) se démarque de cette approche formaliste : « ... nous avons choisi au contraire d'éviter de construire à tout prix des règles là où priment souvent des tâtonnements... ». A l'appui de cette idée, il cite BIBEAU *et al.* (1995 : 9) qui suggère que

> « (…) l'itinéraire du malade dans sa quête de la guérison ne fait sens que si chaque station ou arrêt est situé dans un processus plus vaste dont la logique ne peut être reconstituée qu'à posteriori à les études de cas et dans la mesure du possible dans l'observation des pratiques des acteurs impliqués". » (cf. BIBEAU *et al.* in BENOIST 1996 : 6).

Le second "piège" dont parle BENOIST concerne le recours habituel pour l'étude des itinéraires thérapeutiques aux discours des malades sur leur expérience personnelle qui pourrait avoir comme inconvénient un décalage entre les discours et les pratiques :

> « La comparaison avec l'observation montre combien est grand le hiatus entre le discours sur les choix et la pratique réelle des itinéraires de soins car les décisions concrètes tiennent beaucoup à des interférences, elles-mêmes changeantes, à des situations momentanées dont la complexité nous échappe souvent, car beaucoup d'autres enjeux sont en cause dans la diversité des recours. » (BENOIST (1996 : 6).

Or, la tentation est grande de proposer une explication valable pour toutes sortes d'itinéraires, ce qui laisse apparaître la difficulté d'une telle entreprise également soulignée par le même auteur :

> « Tout essai de systématiser les itinéraires thérapeutiques nous place devant l'évidence que si les comportements ont une certaine régularité lors des débuts d'une maladie bénigne, ils la suivent d'autant moins que l'état morbide est grave aux yeux du malade ou de l'entourage familial immédiat. Lorsque, à la suite des premiers soins, la maladie persiste, qu'elle s'aggrave ou non, l'éventail des comportements s'ouvre de telle façon que la

possibilité de systématiser des itinéraires devient tout à fait illusoire. » (BENOIST (1996 : 8-9).

Effectivement, qu'il s'agisse de conduites ou de discours, l'on ne peut aborder convenablement cette question en voulant dégager des régularités dans la succession des pratiques de soins pour une raison évidente qu'évoque BENOIST (1996 : 9) : « ... d'une façon générale, cette conclusion s'impose dès que l'on s'attache plus aux comportements qu'aux discours. L'ordre logique cède la place à une suite de comportements orientés par les interférences de plusieurs champs du social avec celui de la maladie... ». En d'autres termes, le malade ne choisit pas d'emblée, il ne rationalise pas à priori (à l'image de l'*homo medicus* des pays développés qui maximise ses ressources thérapeutiques) ses choix de traitements disponibles. Les recours aux soins se font habituellement en fonction de l'évolution de la maladie, des péripéties de la recherche d'un bon traitement et de la disponibilité de moyens de prise en charge, ainsi que de l'implication de l'entourage.

La difficulté pratique dans l'approche des itinéraires thérapeutiques qui est soulignée est liée à l'imbrication des pratiques et des logiques qui ne permet pas toujours de reconstituer tout le cours de la maladie et de rendre compte de l'ensemble des motivations des recours aux soins à travers le seul récit des expériences. D'où l'intérêt d'une approche plus transversale qui l'accent sur les discours et les pratiques de soins de plusieurs personnes pour des épisodes précis de maladie limité dans le temps. Telle est l'approche choisie pour décrire et analyser les principales entités nosologiques populaires du ventre et du bas-ventre[104] .Une autre possibilité serait de considérer les recours à un même système de soins pendant une durée de temps et pour une catégorie de maladie, par exemple les soins chez le guérisseurs pendant deux mois pour l'épilepsie ou les soins au centre de santé pour la diarrhée pendant trois semaines. Cela relève d'une approche plus pragmatique qui vise, d'une part, à réduire les aléas liés aux itinéraires individualisés au long cours qui ne peuvent pas servir de modèles interprétatifs à cause de leur diversité et de leur complexité ;

---

[104] Le chapitre suivant est consacré à cette approche qui a bénéficié d'un grand nombre de contributions (cf. JAFFRÉ ET OLIVIER DE SARDAN 1999) dont une caractéristique commune est de s'intéresser, dans une visée comparative, à un ensemble de matériaux relevant de plusieurs aires linguistiques et culturelles de la sous-région ouest-africaine.

d'autre part à permettre une comparaison entre plusieurs cas, difficilement réalisable avec les itinéraires au long cours.

Le travail de STRAUSS (1995) sur la prise en charge des malades en contexte hospitalier introduit une autre dimension. Dans ce cas, le terme de "trajectoire" utilisé par (STRAUSS 1995 : 143) englobe à la fois le déroulement de la démarche thérapeutique telle qu'effectuée par le malade et son entourage mais aussi le travail des soignants puisqu'on fait référence :

> « (...) non seulement au développement physiologique de la maladie de tel patient mais également à toute l'organisation du travail déployée à suivre ce cours, ainsi qu'au retentissement que ce travail et son organisation ne manquent pas d'avoir sur ceux qui y sont impliqués. Pour chaque maladie différente, sa trajectoire imposera des actes médicaux et infirmiers différents, différents types de compétences et de savoir-faire, une répartition différente des tâches entre ceux qui y travaillent y compris, le cas échéant, les parents proches et le malade, et exigera des relations tout à fait différentes - qu'elles soient simplement instrumentales ou de l'ordre de l'expression - entre ceux-ci. ».

L'approche suggérée ici ouvre d'autres perspectives mais elle devient plus complexe avec la prise en compte à la fois du cours de la maladie et du travail thérapeutique. Une autre limite directement perceptible est qu'on se situe encore dans une démarche horizontale et diachronique qui rend difficile une visée comparative.

4.3. Les limites du modèle d'analyse classique des "itinéraires thérapeutiques"

Comme nous l'avons déjà dit pour le cas de L., la description des événements fait ressortir plusieurs caractéristiques (symptomatologie populaire, registre de la causalité, pratiques de soins, acteurs impliqués dans les prises de décision) qui n'ont pas la même valeur pour une compréhension de la gestion de la maladie. En fait, il s'agit de plusieurs niveaux de discours et de savoirs qui donnent lieu à des interprétations souvent incomplètes. à l'exemple de ce qui apparaît des trois types de démarches ci-après :

- des approches quantitatives donnent souvent une explication à partir de variables, de facteurs, de déterminants qui influencent les recours thérapeutiques. Cette lecture causale du phénomène. non mise en contexte par des informations sur les savoirs locaux ou qui les abordent de façon périphérique, n'en donnent pas un éclairage complet.

- une interprétation holiste sur les représentations de la maladie tend à montrer que le trouble du malade affecte le groupe social dans son ensemble[105] . Or, il en est autrement pour la plupart des affections. Le cas de L. montre qu'il faudrait distinguer deux catégories de maladies : d'une part, celles dont la gravité ou la nature (par exemple une persécution magico-religieuse) nécessite une implication directe de la famille élargie ou même de l'entourage proche ; d'autre part, les maladies courantes, banales qui ne nécessitent pas souvent un concours direct de la famille ou d'autres connaissances. C'est le cas de la plupart des entités nosologiques populaires décrites ci-après. Pour ces maladies domestiques, les pratiques de soins sont celles d'un trouble individuel qui est d'abord géré par l'intéressé avec au besoin l'aide de l'entourage.

- l'analyse de plusieurs cas n'autorise pas pour autant une comparaison à cause de la diversité des éléments de chaque récit (les éléments descriptifs concernent des maladies et des personnes différentes). En revanche, les manifestations d'une même catégorie de maladie chez des personnes différentes peuvent être comparées en plusieurs registres (symptomatologie, conceptions étiologiques, pratiques de soins), comme le montrent les descriptions qui ont été faites des entités nosologiques populaires dans divers contextes linguistiques[106] . Il s'agit alors non pas d'une approche diachronique des pratiques de soins (cas des itinéraires thérapeutiques) mais d'une lecture transversale qui donne des indications sur plusieurs niveaux de discours et de pratiques.

---

[105] C'est le "piège du sens" dont on trouve une large illustration dans des travaux antérieurs, comme le faisait remarquer OLIVIER DE SARDAN (1999a : 16) : « l'anthropologie a sans doute trop insisté sur le fait que la société entière serait en jeu derrière la maladie. Le désordre du corps serait le révélateur d'un désordre social. Toute guérison mettrait en jeu la communauté, y compris en son rapport symbolique au cosmos. Car cet excès "holiste" (qui consiste à voir le "tout" de la culture derrière chaque événement morbide) se combine souvent avec un excès "symboliste" ».

[106] C'est le cas des matériaux recueillis antérieurement dans le cadre des programmes de recherche régionale sur la santé et ultérieurement du réseau africain d'anthropologie de ta santé.

En définitive, les limites du modèle d'analyse classique de l'itinéraire thérapeutique résident essentiellement dans deux aspects : premièrement, une absence ou une insuffisance d'éléments empiriques dans la description lorsqu'une approche à dominante quantitative est utilisée ; deuxièmement, la difficulté d'une approche comparative dans l'analyse des données relatives à plusieurs cas. Une solution complémentaire serait donc de décrire des registres de discours et de pratiques relatifs à des catégories de maladies déterminées comme nous le ferons ci-après pour différentes caractéristiques de certaines entités nosologiques populaires.

Chapitre II

Entités nosologiques populaires du ventre et du bas-ventre : savoirs et modes d'expression en *bisa* et en *moore*[107]

Dans une perspective comparative, nous décrirons et analyserons des entités nosologiques populaires telles qu'elles sont exprimées dans les groupes linguistiques bisa et *moore*. Cette mise en perspective concerne à la fois les dénominations locales, le langage des symptômes, la question de la causalité et les pratiques thérapeutiques. Les matériaux recueillis sur les entités bisa seront exposés et serviront de base de comparaison avec les entités *moore*. Pour signifier la similarité et la proximité des conceptions et des représentations propres aux deux aires linguistiques, certaines informations en *moore* seront insérées dans la présentation générale relative aux énoncés et aux pratiques *bisa*.

---

[107]La formulation de certaines sections du texte est différente du contenu publié dans l'article sur le sujet (cf. YAOGO 1999 : 227-247), en incluant notamment de brèves analyses complémentaires.

1°) Les entités nosologiques populaires

1.1. Dénominations courantes[108]

Tableau 2 : comparaison des registres de nomination des entités ENP

bisa	**moore**	**français populaire**
no busu(re)	*pu-zabre*	mal de ventre
yoor ou yuuru	*sãb-noaadga*	"dysenterie"
kuiiga	*kuiga*	"hernie"
po	*zulfu* ou *kagfo*	"kyste"
pondagã (*puusazaa* ou *hulgã*)	*poãaga*	"hernie"
yaaba zabla ou *no yaaba*	*ka-puga*	?
kooko	*kooko*	"hémorroïdes"

bisa	**moore**	**terminologie médicale locale**
no busu(re)	*pu-zabre*	douleur abdominale
yoor ou *yuuru*	*sãb-noaadga*	dysenterie
kuiiga	*kuiiga*	hernie inguinale
po	*zulfu ou kagfo*	?
pondagã (*puusazaa* ou *hulgã*)	*poãaga*	hydrocèle
yaaba zabla	*ka-puga*	ascite
kooko	*kooko*	"hémorroïdes"

Trois niveaux de discours sont mis en rapport sur le tableau : premièrement les termes de référence dans les langues *bisa* et *moore*, deuxièmement leur traduction en français populaire tel qu'utilisé par le commun des gens en contexte burkinabé, et troisièmement la

[108]Globalement, on retrouve les diverses entités en passant de l'une à l'autre des deux langues. Il semble même qu'une correspondance terme à terme soit possible dans la plupart des cas (registre de la nomination), mais il en est autrement de l'interprétation des liens entre certaines entités (registre des conceptions nosologiques). Le problème de traduction est bien plus délicat lorsqu'il s'agit de rechercher une correspondance avec les référents biomédicaux. Pour le langage populaire, les correspondances établies à travers les expressions utilisées sont souvent des transpositions impropres de la terminologie biomédicale, d'où les guillemets employés à cet effet.

correspondance établie avec la terminologie biomédicale locale (cf. observation de consultations de soins biomédicaux en zone rurale et indications faites par les agents de santé sur les registres officiels de consultation). On pourrait ajouter un quatrième niveau de discours qui est ce qu'on pourrait appeler la "terminologie biomédicale de référence" relative aux significations données à un niveau de qualification supérieure (plus proche de la médecine telle que pratiquée dans les pays occidentaux) différente de la médecine de base pratiquée dans les formations sanitaires des zones rurales. Nous nous en tiendrons à la terminologie médicale locale qui est proche des entités nosologiques populaires et qui apparaît comme la résultante d'une adaptation du personnel et des techniques utilisées au contexte de soins de santé de base[109].

1.2. No busu(re)

Nous décrivons les symptômes caractéristiques de cette affection comme ceux d'une entité nosologique populaire à part entière ; le "dispositif de la maladie" (cf. JAFFRE 1999a : 51), c'est-à-dire à la fois sa prévalence, son expression clinique et l'existence d'un traitement efficace, atteste de ce statut nosographique.

- Nomination

No busu(re) est le terme général utilisé pour désigner le mal de ventre qu'on peut dire "ordinaire". Cette dénomination est très large et concerne tout mal localisé dans la partie du corps que l'on appelle communément "ventre" (no), d'où le nom adopté pour désigner le mal. On dira pareillement *mim busu(re)* (mal de tête), *gam busure* (mal de pied) ou *wo busure* (mal de main). Dans ce registre de nomination, on a la terminologie suivante : nom de l'organe malade (*no*, *mim*, *gam*, etc.) ou localisation + expression de l'état morbide (*busure*).

Une précision complémentaire peut porter sur l'aspect des selles. On évoquera alors de ce qui pourrait se traduire par "mal de ventre sec" (*no ger*) qui est différent du mal de ventre accompagné de diarrhée (on dit *sãaga* ou *surgo* pour désigner uniquement le symptôme des selles liquides mais pas le mal de ventre).

[109] Nous nous sommes intéressés aux centres de santé en zone rurale mais la situation est comparable dans les dispensaires urbains. Dans les deux cas la qualification des agents n'est pas celle requise dans les formations sanitaires de niveau supérieur.

Ces dénominations s'inscrivent dans la nosologie populaire. En effet, la nomination du mal évoque une catégorie diagnostique qui est l'atteinte morbide d'une partie du corps"[110].

Le nom de la maladie ne fait pas référence à l'agent causal. Cela semble être le mode d'expression le plus couramment utilisé pour une certaine catégorie de maladies à agent causal naturel (même si une action maléfique peut être également admise comme cause indirecte).

- Symptomatologie populaire

Pour annoncer la présence des douleurs abdominales, l'expression couramment employée est : *moo no ni busu m* qui signifie "j'ai mal au ventre". Pour le bas-ventre, on dira de même : *moo labir ni busu m* (j'ai mal au bas-ventre).

Le langage des symptômes peut commencer par ces énoncés. Puis, en réponse à une sollicitation éventuelle, les malades décrivent les symptômes en précisant notamment la localisation de la douleur (ventre ou bas-ventre) et l'aspect des selles qu'on associe à la manifestation de la douleur (cf. distinction déjà évoquée entre mal de ventre avec ou sans selles liquides).

- Conceptions étiologiques

En temps normal, si aucune action persécutrice d'ordre magico-religieux n'est établie, *no busure* est perçue comme une maladie à causalité naturelle. On recherchera habituellement sa cause dans la consommation alimentaire (excès de douceurs ou éventuellement abus d'autres denrées alimentaires). En cela, on peut dire que *no busure* est une maladie domestique dont la survenue ne mobilise pas, à priori, un grand investissement émotionnel et thérapeutique comme d'autres maladies qui sont à l'origine de beaucoup d'angoisse et d'incertitude fondées sur la crainte de leur éventuelle évolution fatale. Seule la chronicité ou la répétition des épisodes peuvent amener le malade et son entourage à revoir leur schéma interprétatif (il peut s'agir d'une autre maladie du ventre) et à

---

[110] A travers l'acte de nomination d'une maladie est posé un diagnostic populaire (cf. OLIVIER DE SARDAN 1994 : 19), à la différence de la description des symptômes sans nomination du ma] (langage des symptômes et logique de la nomination) ou de (a description des causes (logique d'imputation causale).

rechercher une cause sous-jacente qui peut s'avérer de nature persécutrice.

- Recours thérapeutique

Pour remédier à la cause, qui est souvent perçue comme un déséquilibre alimentaire, les prescriptions thérapeutiques sont essentiellement des médications familiales à base de plantes dont les décoctions sont amères dans la plupart des cas. Ainsi, on soigne l'effet négatif des douceurs par leur contraire. Le traitement biomédical est également utilisé (automédication familiale et/ou consultation au centre de santé).

1.3. Yoor (yuuru)

- Nomination

La traduction admise pour *yoor* (ou *yuuru*, selon le dialecte) est "dysenterie", que ce soit dans le langage populaire ou dans la terminologie biomédicale locale. Mais contrairement à cette correspondance terme à terme qui est établie, dans une logique de nomination, les conceptions et les représentations locales de cette maladie sont insérées dans un réseau de significations plus large que ne le laisse supposer l'interprétation biomédicale.

- Symptomatologie populaire

La fréquence d'apparition du mal peut être exprimée. Ainsi, L. disait que *« chacun a ses maladies... »*, en précisant que dans son cas *« (...) yoor est la maladie qui vient fréquemment. »*. Quelle que soit la situation de communication (conversation ordinaire, entretien ou consultation thérapeutique), l'idée communément exprimée est la difficulté pour déféquer, la fréquence du désir d'aller à la selle, les selles peu abondantes et leur aspect singulier fait de morve (*hansi*) et de sang (*ma*). C'est ce qui apparaît de la description des symptômes dominants :

> *« (...) si ça commence* (littéralement si ça se lève) *c'est quand je vais à la selle ; si je vais à la selle je peux m'asseoir là, je ne défèque pas, je ne me lève pas. Si je défèque aussi, ça sort comme la morve ; si ça reste dans le ventre encore me voilà accroupi ! Je peux aller déféquer et lorsque je me lève pour*

rentrer à la maison et j'arrive dans la cour ça recommence encore ; il faut que je retourne pour m'accroupir à nouveau. ».

Le caractère anormal des selles (aspect et abondance), est unanimement reconnu et les descriptions sont concordantes ainsi, T. disait : *« (...) tu ne peux pas déféquer, si tu vas déféquer aussi c'est au goutte à goutte comme la morve du nez... ».* De même, Z. avait affirmé : *« (...) tu vas t'accroupir et tu défèques comme de la morve... ».* Comparativement à la nature normale des selles, on a tendance à parler de "diarrhée" comme le précisait Z : *« (...) si tu as des maux de ventre et tu as la diarrhée c'est ça qu'on appelle yuuru ; tu peux aller aux selles et ce sera du sang seulement que tu iras déféquer... ».*

Les signes visibles caractéristiques de cette maladie sont à la fois l'aspect des selles décrits comme de la "morve" (*hansi*) ou accompagnées de sang, l'intermittence et la fréquence des défécations ainsi que la petite quantité de matière fécale éliminée, sans commune mesure avec le besoin de défécation ressenti au préalable. A ce sujet, les propos indiquent qu'un effort intense est fourmi pour faire sortir les selles mais au bout du compte apparaît une petite quantité de substance morveuse ou un rejet de matière fécale avec du sang qui est interprété comme la conséquence d'une plaie localisée dans le ventre. Il est précisé qu'au moment de déféquer le désir se fait présent et on entend souvent des bruits venant du ventre.

La fréquence d'apparition des maux de ventre est également considérée comme un signe de reconnaissance et d'identification de *yoor* (*yuuru*) par rapport à d'autres entités, comme l'indiquait Z. : *« (...) si tu as des maux de ventre fréquemment si ce n'est pas* po *c'est yuuru... ».* Notre informateur suggérait par ces propos que la répétition des épisodes douloureux au ventre est un signe de reconnaissance pour les deux catégories de maladies citées.

Dans les centres de santé officiels les symptômes décrits sont bien connus des agents. Lorsque le patient vient en consultation et dit *« moo no ni busu m...* (j'ai mal au ventre) *»*, la question habituelle qu'on lui pose est de savoir si cela est accompagné ou non de diarrhée. Si la réponse est affirmative, l'infirmier demande alors comment sont les selles (consistance, présence ou non de ce qui est nommé "glaire" et/ou de sang) pour savoir s'il s'agit de ce qu'on qualifie de "diarrhée simple" ou d'une autre forme de diarrhée. Si la présence des signes caractéristiques est avérée ("glaire" en terme biomédical et "morve" (*hansi*) dans la terminologie populaire, ou sang (*ma*), le diagnostic est souvent "dysenterie" ou "diarrhée dysentériforme" ou "diarrhée sanguinolente"[111] pour ne citer que quelques expressions fréquemment utilisées. Si la réponse est négative l'interrogatoire peut s'arrêter là, en plus des questions préliminaires sur les circonstances de survenue de la maladie, et la consultation se poursuit éventuellement par l'examen clinique (localisation de la douleur en appuyant sur différentes parties du ventre).

Les malades diront devant l'infirmier soit tout simplement "j'ai mal au ventre" (dans ce cas l'interrogatoire indiquera s'il s'agit de ce qu'on appellera un "mal de ventre simple" ou d'un "mal de ventre avec diarrhée") soit "j'ai mal au ventre avec la diarrhée" (*« moo no ni busure a ni surgo »*) ; il s'agira alors de savoir si cette diarrhée est simple, glaireuse ou sanguinolente. A l'inverse, si le malade dit qu'il a la diarrhée on lui demandera si cela est accompagné ou non d'un mal au ventre. D'un point de vue médical, cela permet de savoir si c'est la diarrhée ou le mal de ventre qui est le symptôme dominant ou s'il s'agit de symptômes associés qui font sens pour une même maladie.

Dans le cas de *yoor*, ce n'est pas vraiment de la diarrhée, au sens médical du terme, puisque les selles ne sont pas vraiment liquides et il n'y a pas de rapidité d'évacuation mais au contraire une difficulté à déféquer.

- Conceptions étiologiques : une maladie non contagieuse mais transmise

L'ensemble des témoignages concordent sur le fait qu'il s'agit d'une maladie héréditaire qui ne contamine pas directement. Par contre, il semblerait qu'une transmission d'ordre symbolique soit possible en certaines circonstances. C'est ce qu'avait suggéré L. qui avait dit qu'au moment de la préparation du remède (du côté arrière de la maison d'habitation) si quelqu'un passe et *« son sang convient à la maladie* (traduction littérale du propos de L.) *»* il sera atteint à son tour. Ce serait également le cas si on piétine les restes du remède jeté derrière la maison. Pareillement, le vieux T. indique que si on jette les restes du médicament et les redevances prescrites à un endroit

[111] D'autres expressions comme "selles glaireuses" relèvent visiblement beaucoup plus d'une description de symptômes que de la notification d'une catégorie nosologique.

(fourmilière entre autres) si quelqu'un marche dessus il aura la maladie.

Selon un autre témoignage, si quelqu'un a une affinité avec la maladie, la consommation des sauces gluantes active le mal et entraîne son apparition. Dans ce cas, une mise en relation est vraisemblablement établie entre le caractère gluant des sauces incriminées et l'aspect de morve des selles qu'entraîne la survenue de *yoor*.

- Traitement

Le savoir thérapeutique local est mis à contribution pour la prise en charge de cette maladie. Les descriptions faites de différents remèdes utilisés révèlent l'existence de diverses médications familiales dont l'efficacité est affirmée. A titre d'exemple, le traitement à base de racines relaté par N. se compose de deux séquences différentes : une partie des racines est utilisée pour faire une décoction obtenue en faisant macérer avec du *dolo* dans une jarre tandis que l'autre portion est brûlée et écrasée pour avoir une poudre qui est appliquée sur la zone abdominale douloureuse à l'aide du beurre de *karité*. Une redevance symbolique (différente selon que c'est un homme ou une femme) doit être acquittée pour la réussite du traitement.

L'efficacité des remèdes locaux est reconnu mais leur utilisation n'est pas exclusive. Les gens ont également recours aux soins biomédicaux, même si la proportion des consultations est bien moins élevée par rapport à d'autres maladies telles que le paludisme et les affections des voies respiratoires (cf. consultations dans les centres de santé).

1.4. Kooko

- Nomination

A la différence des autres entités qui ont une dénomination locale, *kooko* est un emprunt linguistique qui proviendrait de la langue *ashanti* du Ghana. La signification serait "cacao" (on constate une proximité phonique entre *kooko* et "cacao") dans cette langue originaire d'un pays côtier riche en cette denrée bien connue au Burkina où son utilisation est fréquente, surtout en milieu urbain. Cela pourrait expliquer l'origine de l'appellation *kooko*, si ce terme est utilisé pour suggérer le rôle activateur du cacao, ainsi que d'autres aliments associés à l'usage du sucre, notamment le café.

La prononciation de *kooko* évoque un autre terme, dont l'origine étrangère est également reconnue. Mais celui-ci fait appel à une intonation légèrement différente (inflexion différente des deux syllabes et allongement du *o* final) : il s'agit de *kookoo* qui est devenu un terme populaire utilisé pour désigner une bouillie fine préparée à partir de la farine de mil et du gingembre. On désigne différemment par *baga* une autre catégorie de bouillie qui est faite à base de farine moins fine, avec des boulettes obtenues par délayage avant la cuisson. Nous avons eu confirmation que *kookoo* signifie "bouillie" en *haussa* comme l'avait indiqué un informateur.

Des indications obtenues auprès des agents de santé, il ressort que *kooko* est associé à "hémorroïdes" (on fait référence à l'extériorisation anale dite "prolapsus"). Pourtant, cette signification biomédicale ne rend pas compte de la complexité des interprétations populaires de *kooko* qui ne se limite pas au symptôme prégnant, mais non nécessairement présent, de l'"anus qui sort". Certains thérapeutes locaux (surtout urbains) ne s'embarrassent pas de cette précaution terminologique[112]. En fait, une correspondance terme à terme est établie entre *kooko* et "hémorroïdes" alors qu'on peut difficilement assimiler les indications sémiologiques, étiologiques et thérapeutiques rattachées respectivement à l'entité nosologique populaire et à la signification biomédicale.

Dans le registre de la nomination, en contexte *bisa*, les gens expriment distinctement *kooko* et *yoor*, mais ils les rangent souvent dans une même configuration nosologique, ce qui n'est pas le cas en contexte *moore*.

- Symptomatologie populaire

La description des symptômes suggère une différence entre les entités *yoor* et *kooko* mais la distinction n'est pas systématiquement établie par les informateurs sollicités. D'un côté, il y a une classification par paquets selon laquelle *kooko* est une variante de *yoor* comme d'autres maladies du ventre et du bas-ventre[113] et, de

---

[112] On retrouve fréquemment la mention "hémorroïdes" sur les pancartes et les notices des praticiens de soins locaux.

[113] Il s'agit là d'un trait caractéristique révélé par les énoncés en *bisa*, à la différence des indications données en *moore*.

l'autre, une reconnaissance de la particularité de chaque entité (dans ce cas, il y a une similarité avec les énoncés en *moore*).

Le noyau de symptômes relaté pour *kooko* concerne trois catégories de signes :ceux qui annoncent la maladie, ceux qui sont observables durant l'épisode morbide et les conséquences qui pourraient en découler.

· Pour les signes précurseurs, on évoque surtout l'amaigrissement dont la cause généralement ignorée pourrait faire penser au Sida, selon certains informateurs ; un besoin fréquent de se frotter les yeux qui changeraient d'aspect, auquel s'ajoute un malaise physique général qui se manifesterait par le désir de ne pas se lever lorsque l'intéressé est couché (surtout sur le ventre, précise un témoin), et éventuellement par des vertiges.

Pendant la phase active de la maladie, deux types de symptômes majeurs sont décrits : on évoque à la fois l'"assèchement du ventre" et le désir de déféquer, mais avec une difficulté d'évacuation des selles, de consistance très dure, qui sont péniblement éliminées sous forme de débris accompagnés souvent de sang. On a fait allusion également à ce qui est décrit comme des cris intermittents du ventre, ainsi qu'une douleur ressentie à la ceinture dorsale et une perte de l'appétit alimentaire et sexuel.

Ces symptômes initiaux seraient caractéristiques de la forme non grave de la maladie qui pourrait se compliquer avec l'apparition de ce qui est décrit non pas comme une extériorisation de l'anus (ce serait le cas pour une forme grave de *yoor*) mais comme la saillie d'un organe interne (de la grosseur de l'index, selon une indication, ce qui fait dire à certains qu'il s'agit d'une "queue") perçu comme la conséquence du dépôt des excès alimentaires en douceurs et en graisse. Cette extériorisation apparaîtrait au moment de la défécation ou à tout moment lorsque l'intéressé est accroupi (position du corps jugée propice à cette manifestation). En ce moment, il serait possible de saisir l'organe avec les doigts. Outre des démangeaisons à l'anus, cette excroissance anale entraînerait comme désagréments physiques la difficulté à marcher et à s'asseoir au stade le plus avancé.

Les différents témoignages indiquent que *kooko* est susceptible d'engendrer comme conséquences une baisse ou même une perte de l'acuité visuelle mais aussi une défaillance dans l'activité sexuelle, ou même la stérilité. Un autre effet souvent affirmé est que *« kooko boit le sang »*. Cette expression, utilisée aussi pour d'autres maladies, rend compte de l'état de maigreur et de faiblesse physique (on dit habituellement que le malade n'a plus la "force", c'est-à-dire qu'il a perdu de sa vigueur) provoquées par ce qui est interprété comme une diminution du sang à cause de l'action néfaste du mal.

- Conceptions étiologiques

Lorsqu'ils sont sollicités pour parler de *kooko*, les gens qui ont séjourné dans les pays côtiers voisins (surtout le Ghana et la Côte-d'Ivoire) ou qui en ont une connaissance indirecte, sont unanimes à affirmer sa fréquence élevée dans ces contrées et à y localiser son origine. L'explication donnée est l'abondance de sucre tant dans les denrées alimentaires de base que sont les féculents que dans les produits alimentaires dérivés du cacao et du café dont les pays désignés sont des producteurs reconnus.

On dit familièrement que c'est à cause des "bonnes nourritures" (*hobirê nyinta* en *bisa*, *ri-noodo* en *moore*) que *kooko* est répandu dans ces régions. Par cette expression, on fait référence non seulement aux aliments sucrés mais aussi à tout ce qui est perçu comme ayant une qualité culinaire valorisée selon les critères culturels locaux (notamment l'abondance d'huile ou de graisse et de certains condiments). Dans l'imaginaire populaire, les habitants des pays côtiers ont des habitudes alimentaires qui les prédisposent beaucoup plus à contracter *kooko*. En effet, les mets de ces régions, aux disponibilités alimentaires plus abondantes qu'en zone soudano-sahélienne, sont perçus comme étant constamment "bons" (cf. conceptions locales déjà évoquées).

Les mêmes caractéristiques sont décrites pour les habitudes alimentaires locales incriminées comme causes de *kooko*, à savoir la fréquence et l'abondance de la consommation des sucres et des graisses. Le risque proviendrait surtout des nourritures légères et froides (par exemple la farine de mil délayée), même si des préparations chaudes comme le "café au lait" bien connu sont également cités. Selon l'expression populaire, on dit que la maladie "aime" cela, pour signifier que la prédilection pour ce genre d'aliments entraîne inéluctablement *kooko*.

Comme *yoor*, *kooko* n'est pas décrit comme contagieux. En revanche, aucune prédisposition héréditaire n'est suggérée pour *kooko*, à la différence de *yoor*.

- Traitement

Il existe un traitement local conjointement à la prise en charge biomédicale évoquée, mais l'interprétation de l'efficacité des deux techniques de soins est différente. En effet, on s'accorde à dire que les techniques thérapeutiques locales sont plus efficaces au stade d'apparition de l'extériorisation. L'interprétation donnée est que la technique chirurgicale utilisée pour l'ablation de ce qu'on appelle le "prolapsus anal" (qui ne correspond pas toujours à la description populaire de l'extériorisation) n'empêche pas à coup sûr que cette anomalie réapparaisse, contrairement à certaines techniques locales.

Le traitement local est destiné au soulagement des maux internes et externes. Des décoctions amères ainsi que des résidus calcinés de plantes sont proposés pour le mal interne, tandis que des fumigations sont prescrites pour la résorption de l'extériorisation. Conjointement, l'administration du médicament communément appelé "toupaï" aiderait à faire rentrer ce que certains considèrent comme l'allongement anormal d'un organe interne.

- Prévention

Il est indiqué de remédier à la cause notamment par la consommation d'aliments chauds et consistants ou de substances amères. A l'inverse, il est recommandé d'éviter la consommation continuelle des nourritures sucrées, légères et froides si d'autres denrées alimentaires consistantes et chaudes ne sont pas associées. Une autre solution recommandée est le recours à des purges régulières, avec des infusions amères, pratiques plus familières (cas des adultes) dans les pays côtiers cités.

1.5. Kuiiga

- Nomination

Kuiiga est un nom d'emprunt d'origine moore comme l'indique l'analyse morphologique qui montre que ce terme se compose du radical *kui* et du suffixe singulier *ga* qui devient *sé* au pluriel. Le radical a une signification principale sous la forme du verbe *n kui* qui veut dire sécher ou durcir. Le sens de *kuiiga* provient vraisemblablement d'une modification de ce radical par itération du *i*.

Cette dénomination évoque également le bruit caractéristique annonciateur du mal de ventre qui accompagne la manifestation des symptômes. Certains informateurs décrivent ce bruit qui parcourt la cavité abdominale avec une sonorité typique qu'on prononce *kwiiii*... Le prolongement de l'énonciation par l'itération du *i* représente la trajectoire sonore dans le ventre.

- Symptomatologie populaire

1°)- Localisation

Une première catégorie de manifestations typiques concerne les signes anatomiques (visibles ou non) qui indiquent la localisation sur le corps. Ainsi, selon le vieux D., *« kuiiga attrape au ventre seulement ; la maladie du côté est autre chose qu 'on appelle buuma... »*.

S. qui a été opéré de *kuiiga* considère *buuma* (atteinte douloureuse du flanc, autre entité) comme l'une des formes d'extériorisation de *kuiiga* lorsqu'il dit *« pour beaucoup de gens ça sort ici* (il montre le flanc)*, c'est ce qu 'on appelle* buuma*, parfois aussi ça peut sortir au bas-ventre... »*.

Globalement, une distinction est faite entre le siège de la douleur (le ventre) et les lieux où se déplace la protubérance qui est perçue comme un signe associé à la manifestation douloureuse.

Une autre manifestation typique de la maladie est le gonflement d'un testicule considéré comme un signe de reconnaissance par rapport à *puusazaa* perçu comme occasionnant le gonflement des deux testicules (éléphantiasis du scrotum ou hydrocèle dans la terminologie biomédicale).

2°)- Caractère ambulatoire[114]

Une seconde variété de symptômes décrits sont à la fois les bruits internes et la manifestation de la douleur dont on s'accorde à reconnaître la mobilité. C'est ce qu'avait confirmé le jeune H. (15 ans)

---

[114] En *moore*, on désigne par *bã-gõodse* (littéralement les "maladies qui se promènent") une catégorie de maladies dont la particularité serait qu'ils se déplacent partout dans le corps. En *bisa*, l'expression *« yaaba ka ti bubulê »* (la signification est la même qu'en *moore*) désignerait la même variété de maladies. D'un point de vue biomédical, on pourrait les considérer comme un ensemble de symptômes sans liens apparents qui se manifestent à divers endroits du corps et qui sont associés comme des éléments d'une même chaîne morbide. Cette "logique ambulatoire" (cf. OLIVIER DE SARDAN 1999b : 77) concerne à la fois la mobilité des symptômes et les fréquentes associations séméiologiques qui sont faites,

qui disait qu'il venait d'avoir la maladie. Dans son cas, l'excroissance n'était pas encore apparue[115] mais il déclarait qu'il ressentait néanmoins la douleur dont il disait qu'elle se déplaçait d'un côté du ventre à l'autre. Des bruissements et des sifflements également en mouvement à l'intérieur du ventre précéderaient la phase douloureuse.

Pour décrire la mobilité de l'excroissance, D. laisse entendre que *« ... tant que tu n'es pas d'âge mûr il est dans le corps et se déplace... »*. Il précise que c'est comme de l'eau ou un serpent qui se déplace.

Quant à Z., il va jusqu'à imiter les bruits du ventre pour différencier *kuiiga* de *yoor*. Selon lui, *«* kuiiga *s'élève dans le ventre de quelqu 'un en faisant kuidididididi...* yoor *se lève dans le ventre en faisant kunununu... »*. Le vieux T, imite également deux sortes de bruit similaires, à savoir *kurururu* et *wurururu.* Toutes ces sonorités évoquent le gargouillement répétitif et la sensation de mobilité.

Le vieux T. expliquait la formation de la boule par le fait que *« (...) la maladie descend à un endroit pour gagner la force avant de marcher... »*. Selon lui, *« (...) si elle ne gagne pas un endroit pour durcir elle ne peut pas se séparer pour pénétrer dans ton corps ; il faut qu'elle gagne un endroit avant de suivre ton sang pour se promener et t'avoir. »*. Cette interprétation suggère que c'est par le sang que la maladie se propage après avoir eu de la "vigueur" ou de la "force" en se fixant à un endroit sous la forme de l'excroissance[116].

3°)- Les stades d'évolution

Selon les témoignages, les symptômes commencent à se manifester dès le jeune âge. C'est l'avis du vieux thérapeute D. qui dit *« dès la naissance, si le ventre commence à faire entendre des bruits et un testicule sort plus que l'autre c 'est kuiiga... »*.

Le cas du jeune enfant de W. (âgé de 11 ans, il aurait été atteint par la maladie à l'âge de 3 ans) et celui de H. (déjà cité) semblent illustrer l'interprétation populaire selon laquelle l'enfance et

[115] Le stade initial se distinguerait ainsi du stade de maturité qui serait caractérisé par l'existence du renflement visible.

[116] Ces descriptions rendent compte d'une "logique de l'extériorisation" complémentaire d'une "logique ambulatoire" et d'une "logique des avatars" (cf. OLIVER DE SARDAN 1999b : 78). Il s'agit de trois caractéristiques importantes que nous retrouverons tout au long de la présentation des différentes ENPI.

l'adolescence sont des périodes de début d'actualisation du mal, de par la transmission héréditaire reconnue.

Deux stades d'évolution sont affirmés : dans un premier temps (avant l'âge adulte) la maladie commence avec ses symptômes typiques (bruissements mobiles suivis de douleur dans le ventre) puis lorsqu'elle atteint ce qui est supposé être son stade de maturité apparaît l'excroissance qui est le signe de reconnaissance connu de tous. Les cas de H. (nouveau jeune malade) et de S. (ancien malade opéré) sont indicatifs de ce qui pourrait être interprété comme deux moments de la progression de l'état morbide.

- Conceptions étiologiques

La transmission parentale de la maladie est unanimement perçue, On dit couramment que l'intéressé est "né avec" (*rog nê*, en *moore*) avec ta maladie. Cette origine congénitale latente sans signes manifestes se situe à un niveau de causalité différent de celui que constitue la manifestation de la maladie sous l'effet de facteurs d'activation (cause directe) reconnus.

Une autre cause indiquée par le thérapeute Z. est le non-respect d'un interdit en tuant un animal de la brousse lorsque celui-ci a le sexe étiré. La conséquence d'une telle faute serait qu'à la naissance un enfant du coupable aura *kuiiga* dont un symptôme bien connu est l'étirement d'un testicule considéré comme indirectement provoqué par l'acte paternel incriminé.

La consommation de certains aliments est reconnue comme provoquant le déclenchement de la crise. Ce serait donc la cause directe même si aucun agent (cause instrumentale) n'est évoqué. Comme le dit le vieux T. : *« ... tu ne peux pas manger une nourriture sans crainte car si ce que tu as mangé ne lui convient pas ça se lève... tes nourritures sont choisies... »*.

Les aliments cités par les uns et les autres peuvent différer : S. évoque la viande de poulet, la nourriture froide et les aliments dits "bons"[117] ; le jeune H. indique également les douceurs que sont les

[117] Les aliments dits "bons", c'est-à-dire à forte teneur de sucre ou avant certains ingrédients culinaires appréciés, sont souvent cités. La signification donnée à ce terme en *moore* et en *bisa* déborde celle de la langue française car il est employé pour évoquer : d'une part, au sens global, tous les aliments de qualité culinaire appréciée ; d'autre part, dans un sens plus restreint, il désigne le sucré pour lequel il n'y a pas un terme consacré.

raisins et le néré. On reconnaît unanimement le rôle éminent de tout ce qui est dit "bon".

- Logique thérapeutique

Pour la plupart des gens la seule solution pour enlever *kuiiga* est de se faire opérer, selon la technique biomédicale. Quant aux remèdes traditionnels, ils sont utilisés pour calmer ou faire cesser la douleur le temps d'une crise, comme l'indiquait Z. : *« lorsque kuiga te prend et qu'il n'y a pas un lotor à côté, tu peux aller enlever le fruit de dudu* (plante aquatique) *en plus des racines de nyaama, tu cherches une nouvelle jarre, tu mets de l'eau et tu te laves avec cela... »*.

S. qui souffrait de *kuiiga* avait décrit un autre traitement à base de plantes trempées dans une jarre qu'il faut boire. Il semblerait que ce remède est aussi utilisé pour les femmes enceintes car cela permettrait un accouchement sans douleur. On pourrait donc le considérer comme un analgésique et un antalgique locaux.

Le père de H. lui avait donné un produit rougeâtre à base de racines pilées qu'il devait prendre au moment de la crise avec un peu d'eau chaude. Son grand frère qui était revenu d'un pays voisin, où il réside en tant que travailleur émigré, lui avait apporté un autre traitement tout aussi naturel : il s'agit des graines sèches d'une plante nommée *goyaa* qu'il faut avaler directement ou croquer dans la bouche (deux graines suffisent dans son cas) lorsque commence la douleur. L'intéressé n'avait pas manqué de préciser que *« c'est amer comme la nivaquine »*[118]. H trouvait ces deux traitements efficaces pour arrêter la douleur mais conformément à ce qu'il avait appris, dans sa famille et au cours d'une visite au centre de santé, il attendait l'âge de la maturité (la sienne propre et celle de la maladie) pour envisager la solution que les gens recommandent le plus, à savoir l'opération.

Concernant le choix préférentiel du traitement biomédical (c'est le traitement reconnu efficace), Z. dit que *« kuiiga n'a pas de remède sauf chez le lotor (*au dispensaire) *; il faut qu'on opère pour enlever. Si ça se lève et qu'on n'opère pas pour enlever ça peut casser même les intestins de ton ventre et c'est ce qui peut te tuer... »*.

[118] Le nom de ce médicament connu de longue date et souvent utilisé par automédication est devenu populaire.

S. en avait fait l'expérience ; il était allé faire l'opération[119] au Ghana, qui est réputé pour le coût moindre des prestations de cette nature. Mais son avis était que l'opération n'avait pas été faite convenablement car il avait commencé à ressentir à nouveau des douleurs deux années après l'intervention. Il pensait alors que le praticien ne lui avait pas administré suffisamment de médicaments avant l'opération pour *« (...) réunir la maladie avant d'enlever... »*, disait-il. Au passage, il critiquait l'inexpérience de l'agent médical qui serait à ses premières prestations et n'aurait même pas jugé opportun de reporter l'intervention à cause de l'absence de la boule en cette période. Selon sa compréhension, tous ces manquements expliquent que toute la substance morbide n'ait pas été extraite, d'où la reprise de la douleur après deux ans. C'est pourquoi il envisageait une deuxième intervention qui lui reviendrait sûrement beaucoup plus chère que les 15 000 francs CFA qu'il avait dépensés la première fois cinq années auparavant.

1.6. Po

- Nomination

Le nom de la maladie évoque {a ressemblance entre la forme anatomique de l'excroissance, conçue comme associée à la maladie, et ce que désigne le terme utilisé En effet, *po* signifie "éléphant", à l'image de la perception de la protubérance (idée de masse et de grosseur) reconnue comme un symptôme caractéristique.

- Symptomatologie populaire

La vieille P. avait révélé qu'elle souffrait de cette maladie depuis ses premières maternités ; l'excroissance visible quelle avait montrée était perçue comme un signe de la persistance de l'affection. Son témoignage donne une illustration de ce que les symptômes variables (et pas forcément liés) d'une maladie peuvent revêtir comme significations couramment exprimées :

> *« (...) ma maladie a la force : c'était au niveau de ma poitrine, et après c'est monté à mon épaule. Elle se trouvait dans mon ventre ; actuellement je ne peux pas travailler, je ne peux pas*

[119] Il avait montré les cicatrices laissées par deux incisions obliques qui se rejoignent au niveau du pubis.

me lever lorsque je suis couchée. Cela me fait mal à la tête, à la hanche, c'est ce qui risque de fermer mes yeux... Le mal a commencé il y a longtemps ; au moment où j'enfantais je vomissais après chaque maternité ; lorsque c'est venu se placer sur mon épaule cela ne me fait plus vomir et lorsqu'on appuie cela ne me fait pas mal... ».

Par ces propos, la vieille P. évoque plusieurs symptômes liés notamment au caractère ambulatoire (cf. la "logique ambulatoire" déjà évoquée pour *yoor*) de la maladie. Elle les décrit comme la conséquence d'une même maladie, ce qui est difficile à attester d'un point de vue biomédical. En outre, elle se contente de décrire différents symptômes sans formuler un diagnostic[120] (elle dit ne pas savoir ce qu'est réellement cette maladie). Les conséquences de la maladie sont également décrites, avec une mise en relation de cause à effet : je ne peux pas (travailler, me lever lorsque je suis couchée), et j'ai mal (au ventre, à la tête, à la hanche), donc tout cela risque de fermer mes yeux. On comprend aisément que cette interprétation n'est pas justifiable d'un point de vue biomédical.

Comme pour *kuiiga*, la caractéristique notoire de cette entité c'est que le symptôme visible de l'excroissance molle (ce n'est pas aussi dur comme ce qui est dit pour *kuiiga*, comme nous avons pu le constater) est perçu comme la cause directe d'une catégorie de maux de ventre. Les symptômes énoncés par la vieille P. montrent que la douleur activée n'est pas seulement localisée dans le ventre mais aussi dans d'autres parties du corps, selon une logique ambulatoire.

Selon les descriptions, l'excroissance se fixe à différents endroits du corps (notamment sur l'épaule, le dos ou la main). Il apparaît, en fait, que les gens ont tendance à voir dans tout renflement sur la surface du corps le signe extérieur d'une atteinte intérieure (c'est le cas des maux de ventre supposés être liés aux excroissances caractéristiques de *kuiiga* et de *po*) par une logique populaire associant des symptômes sans liens apparents, en rupture avec la rationalité biomédicale.

---

[120] C'est une caractéristique de la symptomatologie populaire qui donne une description de symptômes sans nommer une maladie (l'acte de nomination équivaut à un diagnostic) ou incriminer une cause (cf. OLIVER DE SARDAN 1994 : 19).

- Conceptions étiologiques

On parle beaucoup de prédispositions héréditaires comme pour d'autres maladies de ce genre. On a l'impression que les gens ont recours à une explication basée sur ce registre étiologique lorsqu'ils n'ont pas d'autre catégorie causale légitimée.

- Traitement

La vieille P. dit qu'elle avait reçu différents traitements locaux depuis le début de sa maladie. Son mari connu en tant que chef de village et détenteur d'un remède familial[121] bien connu aurait fait de son mieux pour la faire soigner mais jusque-là elle continue de souffrir de cette affection. Selon un membre de la famille, on lui avait suggéré à plusieurs reprises de recourir aux prestations biomédicales pour enlever l'excroissance incriminée comme cause de la douleur mais elle n'aurait pas accepté depuis ce temps.

I. 7. Puusazaa (*pondagã* ou *hulgã*)[122]

- Nomination

Puusazaa signifie littéralement "celui qui a le sexe gros". On utilise cette appellation pour décrire la singularité morphologique (anomalie des bourses gonflées) qui caractérise l'individu atteint de cette affection des testicules. *Pondagã* et *hulgã* (les deux termes sont employés dans deux dialectes différents) sont d'autres noms de cette maladie.

Pour désigner *pondagã*, le jeune H parle de La désignation faite le plus souvent par les agents de santé est "hydrocèle". L'autre signification médicale ("éléphantiasis du scrotum") n'est pas exprimée.

- Symptomatologie populaire

---

[121] C'est le remède perçu comme polyvalent mais reconnu surtout pour son efficacité contre les maladies de génie, comme nous l'avions déjà indiqué.

[122] Le radical *puusa* en *bisa* ressemble phonétiquement à *põose* (pluriel de *poãaga*) en *moore* (certains termes des deux langues ont la même origine à cause des relations inter-linguistiques dans le passé). Une plante à bulbe (semblable à l'oignon) qui pousse en brousse, dont le fruit évoque la forme du gonflement caractéristique de cette maladie, a le même nom *poãaga* utilisé pour désigner l'affection en *moore* (cf. tableau sur les dénominations).

Le symptôme majeur (gonflement des bourses) est bien connu car facilement identifiable. On pourrait dire sans équivoque qu'il s'agit d'une "maladie-symptôme" à cause de la lisibilité du symptôme extérieur qui pour les gens est un signe distinctif entre *pondagã* et *kuiiga*. En effet, à la différence de *kuiiga* dont la crise aiguë est décrite comme susceptible de faire gonfler temporairement un testicule, *pondagã* est perçue avant tout comme, on pourrait dire, une "maladie des testicules gonflés", en faisant référence à l'atteinte simultanée et chronique des deux organes.

La précision complémentaire donnée est que souvent un testicule grossit plus que l'autre. On indique aussi que le gonflement des bourses entraîne un inconfort vestimentaire. D'où la pratique courante qui est de mettre un pantalon ample *« pour laisser entrer l'air »*, comme on dit souvent.

Lorsque les gens parlent de cette maladie c'est avant tout l'anomalie anatomique qui est évoquée tandis que pour *kuiiga* on fait référence beaucoup plus à la douleur et à la mobilité des symptômes. Selon les descriptions, *pondagã* peut provoquer ou non des maux de ventre. Ainsi Z. avait dit que ça fait mal au ventre il avait ajouté ensuite : *« le vrai* pondagã *qui est gros ça ne fait pas mal au ventre...* (la douleur serait fonction du degré d'atteinte) ... *»*. T. aborde dans ce sens en précisant : *« il y a deux sortes : il y en a qui descend, s'il descend il te laisse ; il y en qui reste à l'intérieur du ventre, lorsque ça te prend ça attache... si ça descend vraiment ça ne fait pas mal au ventre, c'est au regard que ce n'est pas beau ... »*. Le désagrément esthétique est évoqué ici.

Une distinction est faite entre deux sortes de *pondagã*, mais l'on parle le plus souvent de la forme typique qui se manifeste par le gonflement des testicules, décrit comme peu ou pas douloureux. L'autre variante est décrite comme une catégorie de maux de ventre qui ne s'extériorise pas.

W. indique que c'est de l'"eau" qui fait gonfler les testicules et que le traitement consiste à l'extraire en faisant appel à certaines techniques thérapeutiques traditionnelles ou à l'intervention biomédicale.

L'évolution de *pondagã* est décrite comme caractérisée par une augmentation progressive du volume du gonflement en fonction de l'âge. C'est cela qui fait dire que la maladie "mûrit" jusqu'à atteindre une taille indiquée pour le traitement biomédical par opération.

Kuiiga et *puusazaa* sont habituellement reconnues comme des maladies typiquement masculines (gonflement des testicules outre la manifestation ou non de douleurs abdominales). Mais une variante féminine également nommée *yuuru* a été décrite avec des symptômes différents, comme l'apparition d'une excroissance localisée au flanc. Mais à la différence de *kuiiga*, celle-ci ne serait pas mobile. Par contre elle serait douloureuse, contrairement au *puusazaa* masculin, et ferait également mal au ventre. On se situe là, vraisemblablement, à l'intersection entre les trois entités évoquées, à savoir *yuuru*, *kuiiga* et *puusazaa*.

- Entité voisine décrite par un thérapeute

Selon le thérapeute Z., une entité voisine qu'il nomme *kêbga* se manifesterait de façon similaire à *kuiiga*. Le signe distinctif serait l'apparition d'un seul testicule dès la naissance, ce qui occasionnerait un mal de ventre. Il y a lieu de distinguer ici ce qui relève du savoir populaire commun de ce qui est du savoir d'un spécialiste (le thérapeute) qui a une connaissance fine des maladies et des remèdes. En effet, certaines entités nosologiques sont connues de tous et bien identifiées contrairement à d'autres pour lesquels les thérapeutes, de par leur statut et leur expérience, sont les seuls à savoir décrypter les symptômes et à établir un diagnostic approprié.

- Cause

Des expressions "maladie familiale" ou "maladie de souche" et "on naît avec" sont utilisées pour évoquer le caractère héréditaire. Pour désigner le mode de transmission, l'on dit que *pondagã* "descend" chez quelqu'un. Par contre, il est reconnu que ce n'est pas une maladie contagieuse.

En fait, comme pour *kuiiga* et *yoor*, on fait référence à l'origine de la maladie qu'on peut considérer comme la cause latente. Mais il y a également des facteurs mécaniques reconnus même s'il n'y a pas d'agent identifié. Ainsi, W., qui venait de se faire opérer de cette maladie au moment d'une entrevue, évoque le transport de grosses charges (il parle de "poids lourds") et le parcours de longues distances. C'est également l'avis de L. qui cite deux cas dont il a connaissance. Selon ces témoignages, l'effort physique intense serait un facteur déclenchant.

- Traitement

Comme pour *kuiiga*, le traitement de référence évoquée est l'intervention chirurgicale, mais l'usage des remèdes traditionnels est également affirmé. Mais, à la différence de *kuiiga*, il est indiqué ici que le traitement traditionnel peut aussi guérir ou à défaut diminuer la quantité d'eau (l'élimination se fait par l'urine, selon W.) en attendant un traitement meilleur.

Certains témoignages indiquent que l'opération doit se faire avant que l'intéressé n'ait atteint un certain âge (au-delà de cinquante ans, selon les indications) à partir duquel il est supposé ne plus avoir suffisamment de sang et de force pour subir l'intervention. Dans le cas contraire, il faudrait un traitement d'appoint supposé apte à augmenter le sang, sinon on considère que l'intervention occasionnerait un décès. Cette conception d'une période propice repose aussi sur l'idée de mûrissement de la maladie au moment où l'excroissance s'est fixée, à la différence d'une phase initiale sans cette manifestation typique.

Le recours à cette technique thérapeutique est souvent envisagé mais le coût élevé des prestations ne permet pas à tout le monde d'en bénéficier. Par exemple, W. a dépensé près de 75 000 francs CFA pour l'ensemble de l'intervention, frais de séjour à l'hôpital compris. Mais il confie, selon une logique qu'il n'est sûrement pas le seul à partager, qu'il aurait pu se faire opérer à 35 000 francs CFA en diminuant le nombre de produits prescrits mais avec le risque que l'intervention se passe dans des conditions plus difficiles. Il avait préféré dépenser la somme requise car il avait économisé assez d'argent par ses activités de pêche. Il avait envisagé cette solution, à la différence d'un autre pêcheur également atteint.

L'événement était tel que W. se rappelait au moindre détail des différentes péripéties de l'intervention et la répartition des sommes pour chaque besoin[123]. Une autre personne avait confirmé ce coût de

---

[123] Récapitulatif des sommes dépensées (cf. ordonnances montrées et autres montants dont l'informateur se rappelle exactement) pour un coût total de 76 870 francs CFA :
- 51 500 francs CFA : antibiotiques + matériel de perfusion + sérum
- 3 500 francs CFA : examen de sang + anesthésie
- 8 000 francs CFA : intervention chirurgicale
- 9 270 francs CFA : compresses + médicament dit "pour la fatigue',
- 2 600 francs CFA : médicament dit "contre la fièvre" + thermomètre
- 2 000 francs CFA : frais d'hospitalisation (soit 200 francs CFA par jour pour 10 jours dans un hôpital publique).

l'opération de *kuiiga* au centre hospitalier régional de Tenkodogo (c'est la seule structure locale habilitée à faire des interventions chirurgicales). Il faudrait la moitié de cette somme (frais de déplacement et d'hébergement compris) pour les mêmes interventions dans un pays voisin. C'est surtout pour cette raison que les gens vont souvent dans un hôpital privé des missions chrétiennes (nous l'avons visité) implanté dans une petite ville frontalière.

1.8. Yaaba zabla ou *no yaaba* (bisa) ou *ka-puga* (moore)

- Nomination

Yaaba zabla signifie "maladie mauvaise". Par ce nom, on évoque Implicitement la cause magico-religieuse de cette maladie. Il s'agit de la seule maladie du ventre qui est interprétée comme ayant une cause surnaturelle. Cette singularité étiologique la situe en marge des significations médicales, d'où l'absence d'une correspondance terminologique .Des signes similaires correspondraient à ce qu'il est convenu d'appeler l'"ascite" ,affection à causalité naturelle, comme l'ensemble des maladies prises en charge par la médecine "moderne".

- Symptomatologie populaire

C'est une maladie qui serait reconnaissable par un symptôme dominant, à savoir le gonflement du ventre décrit comme croissant. Une jeune fille qui avait perdu sa mère (l'entrevue a eu lieu une dizaine de jours après le décès), avait décrit quelques symptômes : « ... *c'était à l'intérieur du ventre : au début elle grattait, ce qui faisait des boutons à l'extérieur du ventre. Après cela, le ventre s'est gonflé, on a fait tous les médicaments et ce n'est pas rentré. Souvent je lui demandais si elle avait mal et elle a toujours répondu que non, qu'elle n'a pas mal ; c'est ce qui l'a tué...* ».

Ces propos révèlent, comme pour d'autres maladies, l'association qui est faite entre des symptômes différents (ça gratte, ça fait des boutons, ça gonfle le ventre, ça ne fait pas mal) qui sont perçus comme ayant une signification séméiologique commune non reconnaissable selon les critères biomédicaux.

- **Conceptions étiologiques**

La cause unanimement désignée est la persécution d'un tiers (action magique ou empoisonnement), comme disait la jeune fille F. au sujet de la maladie de sa mère : « ... *on lui a mis quelque chose...* ». En d'autres termes, le vieux T. dit : « ... *on te jette un sort et chaque jour ton ventre ne fait que gonfler...* ».

Il y a un décalage entre les savoirs populaires et l'explication biomédicale, d'où la dissemblance des moyens thérapeutiques traditionnels et médicaux mis en œuvre.

- **Traitement**

Les soins réservés à cette maladie sont étroitement liés aux conceptions magicoreligieuses admises pour sa survenue. Selon les pratiques courantes décrites, une thérapie magique était nécessaire pour conjurer le mauvais sort lié à la cause surnaturelle de cette maladie. C'est ainsi qu'il est reconnu, comme pour d'autres maladies similaires, qu'en plus du traitement symptomatique (pratique biomédicale comprise), il faudrait également éliminer la cause profonde (l'action maléfique) pour obtenir la guérison.

2°)- Synthèse sur les entités *bisa* / *moore* du ventre et du bas-ventre

Globalement on retrouve un certain nombre de caractéristiques communes dans les deux sphères linguistiques tant dans les modes populaires d'expression des symptômes (chronicité, excepté *no busu(re)* au statut nosologique particulier, lisibilité visuelle et auditive, caractère ambulatoire et caractère fourre-tout pour la plupart), que dans les énoncés d'imputation causale (causalité naturelle, *a priori*, sauf pour une seule entité ; évocation fréquente du caractère héréditaire et description parfois de facteurs d'activation d'origine alimentaire) et dans les indications sur les recours thérapeutiques (disponibilité de traitements locaux utilisés conjointement à certains traitements biomédicaux favorablement accueillis). Mais il y a quelques variantes locales concernant la lecture populaire de certaines entités, que ce soit en passant d'une aire linguistique à l'autre, ou à l'intérieur d'une même aire linguistique entre savoirs populaires et savoirs populaires spécialisés.

Pour une première catégorie de maladies (cf. *no busure*, *yaaba zabla* et la forme visible de *pondagã*), on n'est vraisemblablement pas très loin d'une correspondance terme à terme, à la différence de ce qu'on peut en dire par rapport aux significations biomédicales. Par contre, pour une deuxième catégorie de maladies (*yoor*, *kooko*, *kuiiga*, et *po*), il y a un décalage dans la configuration de la nosographie mise en relief par les discours populaires. Autrement dit, d'une composante linguistique à l'autre, il y a des logiques différentes de rapprochement ou de séparation des maladies concernées. Ainsi, les énoncés en bisa révèlent soit un assemblage de *kuiiga*, *po* et *kooko* et la forme interne de *pondagã* en une entité massive unique *yoor*, soit une configuration voisine avec une reconnaissance de l'autonomie de *kooko* identifiée comme une entité d'origine étrangère. Par contre, il y a une distinction nette entre les différentes entités lorsqu'on considère les énoncés en *moore*, ce qui exclut l'existence d'une entité massive qui est propre à l'aire *bisa*.

Plusieurs aspects importants se dégagent de ces observations :

- On peut distinguer deux catégories de manifestations morbides parmi ce qu'on a convenu d'appeler les "maladies du ventre et du bas-ventre" pour désigner les affections localisées dans ces parties anatomiques du corps : il y a celles qui provoquent des douleurs au ventre (*no busure*, *kuiiga* et *po*) et celles qui n'en occasionnent pas (l'entité de base *yoor*, *kooko*, *puusazaa* et *yaaba zabla*).

- Dans la terminologie *bisa*, les entités n'ont pas la même importance et le même statut ; certaines sont incorporées dans d'autres, à la différence des entités autonomes et de statut similaire de la sphère *moore*. Ainsi, *yoor* apparaît comme une entité massive à laquelle on a tendance à associer ce qu'on devrait considérer comme des "sous-entités" (*kuiga*, *po* et éventuellement *kooko*), tandis que *sãb-noaadga*, en *moore*, est une entité autonome non reliée à d'autres entités voisines comme c'est le cas en contexte *bisa*.

- Pour *sãb-noaadga*, les symptômes sont circonscrits. De même, les conceptions et les représentations sont homogènes et stables contrairement à celles plus larges et fluctuantes de *yoor* qui font apparaître le caractère fourre-tout dans les interprétations nosologiques de cette maladie.

- On peut considérer qu'il y a des paliers ou des gradients dans l'interprétation populaire des entités, selon les modes d'expression en *bisa*, contrairement à ce qui apparaît dans les descriptions en *moore*. On peut distinguer au premier niveau les symptômes ordinaires, au deuxième niveau les symptômes qu'on pourrait dire "presque ENP" (c'est le cas de *no busure* qu'on peut qualifier de "maladie-symptômc" ou de "symptôme-maladie"), et au troisième niveau les ENP clairement définis comme *kuïiga* et *po*. Le dernier niveau concerne les regroupements d'entités circonscrites en une entité massive (cas d'une interprétation de *yoor*) et relève d'une logique propre à l'aire *bisa*, à la différence de la configuration unitaire caractéristique de l'aire *moore*.

- Il y a une logique d'association entre *yoor* et certains symptômes autonomes qui sont décrits comme des variantes dans la manifestation de cette maladie. Il s'agit d'un trait caractéristique du contexte *bisa* qu'on ne retrouve pas dans l'entité *sãb-noaadga* en *moore*, Tel est le cas de la simple fréquence d'apparition d'une catégorie de maux de ventre qui est conçue par certains comme une forme de *yoor*. Il y a également les maux de ventre chez les femmes au moment des règles qui sont considérés comme provoqués par *yoor*. Dans ce cas on évoque l'effet de la chronicité de la maladie en suggérant qu'à la longue *yoor* peut perturber le cycle menstruel et empêcher la procréation. Ces exemples montrent qu'il faut distinguer l'entité de base (*yoor*) et son extension soit à d'autres entités, comme déjà indiquée, soit à des symptômes non perçus comme autonomes. Nous considérerons que ces descriptions relèvent beaucoup plus d'une "logique des avatars" que d'une "logique fragmentaire" (OLIVIER DE SARDAN 1999b).

La première "logique" renvoie au fait que « (...) non seulement l'ENPI se déplace (logique ambulatoire) mais encore elle se transforme en une autre ENPI (logique des avatars), c'est-à-dire en une autre entité, dotée d'un nom particulier, d'un noyau de représentations spécifiques... » (OLIVIER DE SARDAN 1999b : 77). La deuxième "logique" concerne les énumérations ou les "sous-classements" (sans théorie classificatoire quelconque) des formes d'une ENPI, de divers "fragments" qui sont en quelque sorte des « "sous-modules" autonomes, dont chacun pourra avoir son propre traitement » (OLIVER DE SARDAN 1999b : 81). Dans les cas considérés ici, il ne s'agit pas à proprement parler de transformations d'une même entité mais de variantes dans les discours, les conceptions et les représentations.

- Il existerait des variantes féminines de certaines entités perçues habituellement comme typiquement masculines (cf. la "logique fragmentaire" décrite ci-dessus). C'est le cas de *kuiiga* et de *pondagã*. La différence entre les deux formes serait l'absence de mobilité de l'excroissance chez la femme. Le nom donné en *bisa* est l'appellation commune de *yoor*. Par contre, en *moore*, les termes *kuiiga* et *poãaga* sont admis à la fois pour les manifestations masculine et féminine. On pourrait évoquer là aussi la "logique des avatars".

- On constate pour *kooko* une même logique d'appropriation du nom de cette maladie (le même nom est utilisé aussi bien en *bisa* qu'en *moore*) dont l'origine étrangère est affirmée. De" même, des descriptions similaires sont faites de ses caractéristiques sémiologiques, étiologiques et thérapeutiques.

- *Yaaba zabla* est une maladie du ventre dont les symptômes décrits (manifestation extérieure d'une atteinte intérieure) s'apparentent à ceux d'autres entités nosologiques. En revanche, les représentations de la cause sont différentes de celles communément exprimées pour les autres ENP. Peut-on alors lui attribuer le statut d'ENP malgré cette caractéristique distinctive ? Nous nous contenterons de relever la parenté entre ce qui apparaît en dernière analyse comme une maladie à imputation causale stricte (évocation d'une cause surnaturelle) et les ENP qui relèvent d'une "logique entitaire" caractérisée par l'absence de référence au magico-religieux. En considérant cette propriété, *yaaba zabla* n'est pas une "entité" du point de vue de la dimension étiologique (cf. OLIVIER DE SARDAN 1999b : 76) :

- « Le "prosaïsme" par lequel nous avons désigné l'absence de référence au monde magico-religieux ou au "surnaturel", pourtant si présent aussi dans la vie quotidienne en Afrique, est une propriété de cette logique entitaire. La logique entitaire est autoréférentielle, et donc s'oppose, en ce sens, à la logique de l'imputation, qui met en cause directement des agents humains (magie maléfique), extra-humains (génies, ancêtres), ou les deux (sorciers). L'entité est l'agent de ses symptômes, sans qu'il y ait à en chercher un autre responsable, extérieur au corps souffrant. ».

- Les symptômes sont énoncés comme constitutifs d'une affection nommée et décrite de la même manière que les ENP ordinaires et localisée dans le ventre, mais il s'agit d'autre chose à cause de la causalité surnaturelle qui est incriminée et des pratiques thérapeutiques liées à cette interprétation.

- Les nuances dans les discours populaires se situent à deux niveaux : premièrement en comparant les énoncés en *bisa* et en *moore* ; deuxièmement, à l'intérieur de chaque compétence linguistique, entre savoirs populaires et savoirs populaires spécialisés détenus surtout par les thérapeutes confirmés et les anciens qu'on appelle familièrement les "vieux".

3°)- Quelques caractéristiques des ENP du ventre et du bas-ventre

Comme nous l'avons décrit et analysé à travers la plupart des entités nosologiques populaires présentés auparavant, on peut dire qu'il s'agit avant tout de maladies que les gens considèrent le plus souvent soit comme la conséquence ponctuelle d'une mauvaise consommation alimentaire, soit comme l'effet a posteriori de l'abus de certaines denrées, notamment les nourritures sucrées ou à forte teneur d'huile ou de graisse. Ce sont des maladies qui ne mobilisent pas a priori une interprétation magico-religieuse au sujet de leur nature et de leur origine (caractère dit "prosaïque"). Il faudrait distinguer *no busure* et *no yaaba* ou *ka-puga* dont les manifestations diffèrent de celles des entités nosologiques populaires dites "polysymptomales" (c'est le cas typiquement de *yoor*, *kuiiga* et *kooko*) qui se caractérisent par un ensemble de conceptions stables, notamment sur la symptomatologie (bruits et/ou signes mobiles). Dans cette catégorie de maladies, il ressort deux caractéristiques d'ordre étiologique :

- **premièrement**, on les considère habituellement comme des "maladies de Dieu" pour dire que leur transmission est naturelle[124] ou

[124] La description faite par BONNET concerne d'autres types de maladie puisqu'en plus de la cause principale unanimement évoquée dans le cas des ENPI, à savoir un excès de nourritures "douces" à base de sucre ou de graisse, elle cite trois autres

héréditaire. Ce sont des maladies "prosaïques" dont la signification est habituellement bien connue (la recherche de sens n'est pas une préoccupation). Il s'agit avant tout d'un trouble individuel qui ne suscite pas habituellement des conduites sociales de prise en charge du genre "groupe organisateur de la thérapie" (cf. JANZEN 1995). Ainsi, la manifestation chronique de *kuiiga* dont les gens connaissent l'évolution et les modalités de traitement ne sera pas perçue et vécue de la même manière qu'une maladie aiguë qui dure longtemps, suscite des conduites d'aide de la part de l'entourage et engendre le recours à plusieurs solutions curatives[125] .

- **deuxièmement,** certaines habitudes alimentaires et culinaires sont décrites comme des conditions d'activation[126] c'est-à-dire que la consommation de telles substances est supposée déclencher la maladie ; à cause de cela, on dit que "la maladie aime" ce genre d'aliments.

Les pratiques de soins sont en relation avec les conceptions et les représentations populaires évoquées[127] . En effet, les médications familiales à base de plantes souvent utilisées sont essentiellement des décoctions amères destinées à lutter contre l'effet pathogène des sucreries et des graisses (on soigne l'effet négatif des douceurs et des graisses par leur contraire). Les témoignages de deux personnes (un malade et un thérapeute) indiquent que *yoor* peut être soigné à la fois avec les remèdes locaux ou en allant au dispensaire, L'utilisation du traitement biomédical est fréquemment mentionnée pour *kuiiga* et

---

catégories causales : l'"excès d'humidité", le "contact avec une personne impure (malade, cadavre)" et la "rencontre d'un animal sauvage". Elle évoquait aussi selon une lecture extensive, des pratiques qui relèvent de certains usages sociaux locaux : « (...) ce type d'étiologie témoigne de la nécessité d'un équilibre corporel qui s'il est rompu, rend le sujet malade. L'état de santé de l'individu dépend, dans ce cas, de son savoir et de son respect des usages alimentaires et des règles d'hygiène (se laver le corps après un rapport sexuel, manger de la main droite, ne pas fréquenter une personne en contact avec la maladie et la mort) ... » (BONNET 1986 : 16).

[125] Ce sont les étapes des itinéraires thérapeutiques comme celles décrites pour la maladie de L.

[126] Conçues pour la plupart comme congénitales et chroniques, les ENPI sont perçues comme « enfouies dans le corps du sujet... » où elles peuvent rester « tapies, inoffensives, jusqu'au moment où elles se "lèvent" », selon une "logique de l'"activation" (cf. OLIVIER DE SARDAN 1999b : 79-80), sous l'influence de l'alimentation ou d'autres facteurs comme la "fatigue" ou l'"alimentation".

[127] Ce lien entre diagnostic populaire d'une ENPI et traitement utilisé renseignent sur le fait que ces -maladies du terroir" se soignent le plus souvent avec des médicaments du terroir.

pondagã pour lesquels les gens ont recours préférentiellement à l'intervention chirurgicale. Dans ce cas, les remèdes traditionnels ne sont pas reconnus efficaces pour une guérison complète. Pour *kooko*, le témoignage d'un malade indique un recours infructueux au traitement biomédical, et même un danger mortel (un cas de décès est cité) pour l'ablation de l'extériorisation anale. Par contre, les traitements locaux (administration de décoctions amères et fumigations anales) sont jugés efficaces pour une guérison totale et définitive.

Comme l'indique le tableau récapitulatif sur les entités nosologiques populaires du ventre et du bas-ventre (voir le début de ce chapitre), les agents de santé traduisent habituellement yoor par "dysenterie", *kooko* par "hémorroïdes", *kuiiga* par "hernie inguinale" et *pondagã* par "hydrocèle". Seule la dernière traduction est convenable d'un point de 'vue sémiologique. Dans les autres cas, l'explication médicale ne rend pas compte de l'ensemble des interprétations populaires. Il s'agit là d'une difficulté courante, à savoir l'"intraductibilité" (cf. OLIVIER DE SARDAN 1999b : 72) entre les entités nosologiques populaires internes et les pathologies biomédicales.

Un aperçu du nombre de consultations (annuelles ou pour quelques mois) dans deux centres de santé (cf. tableaux ci-après) pour les maladies de cette catégorie confirment les informations selon lesquelles elles n'y sont pas fréquemment soignées : un seul cas de 1993 à 1996 au dispensaire de Dassanga pour "hémorroïdes", 3 cas pour la même durée de temps à Bagré. Aucune consultation n'a été répertoriée pour "hydrocèle" à Dassanga contre 5 à Bagré ; 4 cas sont inscrits pour "hernie" à Dassanga contre 8 à Bagré. La dysenterie fait exception puisque le nombre de cas reçus en consultation représente 7 % des effectifs annuels en 1993 à Dassanga. Les proportions sont moins importantes pour les autres années que ce soit à Dassanga ou à Bagré (cf. tableaux ci-après).

Tableau 3 : répartition par durée de temps des effectifs de consultation au CSPS de Dassanga pour des variantes médicales de quelques ENP

Dassanga	**1993 (12 mois)**	**1994 (12 mois)**	**1995 (12 mois)**	**1996 (6 mois)**
"dysent."	63	11	36	17
"hémor. "	0	1	0	0
"hernie"	0	0	3	1
"hydrocèle"	0	0	0	0
Total consult.	**847**	**1196**	**2050**	**843**

Tableau 4 : répartition par durée de temps des effectifs de consultation au CSPS de Bagré pour des variantes médicales de quelques ENP

Bagré	**1993 (8 mois)**	**1994 (12 mois)**	**1995 (12 mois)**	**1996 (4 mois)**
"dysent."	35	88	90	26
"hémor."	0	1	1	1
"bernie"	1	2	3	2
"hydrocèle"	0	2	3	0
Total consult.	**1413**	**2253**	**1826**	**554**

Légende (tableaux 4 et 5)

- Dassanga, Bagré : CSPS de Dassanga, Bagré
- "dysent." : maladies diagnostiquées "dysenterie" au centre de santé
- "hémor." : maladies diagnostiquées "hémorroïdes" au centre de santé
- "hernie" : maladies diagnostiquées "hernie" au centre de santé
- "hydrocèle" : maladies diagnostiquées "hydrocèle" au centre de santé
- 1993 (8 mois) : nombre de consultation par catégorie de maladie en 1993 pour une durée de 8 mois
- 1994 (12 mois) : nombre de consultation par catégorie de maladie en 1994 pour une durée de 12 mois
- 1995 (12 mois) : nombre de consultation par catégorie de maladie en 1995 pour une durée de 12 mois
- 1996 (6 mois) : nombre de consultation par catégorie de maladie en 1996 pour une durée de 4 mois
- Total consult. : nombre total de consultations

Le nombre de consultations pour ces maladies est peu élevé par rapport à l'ensemble des soins pour les périodes considérées pour deux raisons principales : premièrement, la prévalence de ces affections n'est vraisemblablement pas importante ; deuxièmement, nous avons déjà souligné la disponibilité de traitements locaux dont l'efficacité est reconnue sauf pour *kuiiga* pour laquelle la nécessité d'un recours au traitement biomédical par opération est reconnue pour une guérison définitive. Comme le montre les conduites de trois malades, les gens ne vont pas habituellement au centre de santé pour *kuiiga* et *pondagã* mais vont directement à l'hôpital régional ou dans les pays voisins pour subir l'intervention lorsqu'ils jugent le moment opportun et qu'ils ont les moyens financiers nécessaires. Ils savent que les centres de santé périphériques ne réalisent pas ce genre de prestations. Le faible recours aux prestations biomédicales pour cette catégorie de maladie (le cas de la "dysenterie" n'est pas significativement différent) est lié au fait que les gens considèrent que les traitements proposés ne sont pas aussi efficaces dans certains cas ou pas qu'ils ne sont pas plus efficaces dans d'autres cas par rapport aux médications locales.

Chapitre III :

Savoirs populaires sur la contagion et la prévention des maladies

Après avoir décrit quelques maladies courantes et les stratégies de leur prise en charge, nous nous intéresserons aux différents registres d'interprétation de la causalité et de la contagion ainsi qu'aux savoirs et pratiques en matière de prévention pour deux raisons essentielles. Premièrement, en décrivant les conceptions et les représentations d'ordre étiologique, nous étions guidé à la fois par le souci de connaître les modes d'interprétation locaux mais aussi l'influence du registre de la causalité sur les choix thérapeutiques. En effet, le type de maladie et la représentation qui en est faite par le malade et son entourage influencent éminemment le recours à un traitement ou à un autre. Selon l'origine causale attribuée à la maladie des conduites thérapeutiques différentes sont adoptées, avec la possibilité d'une multiplicité de recours pour les cas complexes (cf. itinéraire thérapeutique de L.). Deuxièmement, la question de la prévention fait partie des stratégies sanitaires locales comme le traitement des épisodes de maladies. Elle sera abordée à la fois sous l'angle des pratiques habituelles pour éviter la propagation des maladies, notamment les épidémies, mais aussi en ce qui concerne les motivations pour l'utilisation des méthodes de contraception.

Au cours de notre travail nous nous sommes intéressés à trois catégories de maladies pour lesquelles l'interprétation populaire évoque le plus souvent soit une cause naturelle, soit une cause surnaturelle, ou encore la conjugaison de ces deux registres d'imputation causale. Au nombre des conceptions et des représentations courantes d'ordre étiologique, il y a aussi la description de conditions perçues comme favorables à la survenue des maladies selon leur nature.

Comme pour les maladies déjà décrites, nous dégagerons ici aussi certaines logiques de gestion populaire des maux telles que nous suggère les matériaux. Mais il ne s'agira aucunement d'une tentative de formaliser un prototype déterministe à vocation de généralisation mais juste quelques pistes pour rendre compte des faits. Il en sera ainsi de la description des savoirs locaux sur la contagion pour deux types de maladies : *paparlo* et les épidémies.

1°)- *Paparlo* (épilepsie)[128]

1.1. Brève description du symptôme dominant

Comme pour d'autres maladies on dit que *paparlo* se lève (se lever : *wutirê*). Le thérapeute Z. qui soigne cette maladie avait dit comment elle se manifeste pendant une crise chez une personne atteinte : *« son cœur lui fait mal, ses yeux deviennent rouges et ça lui fait si mal qu'il tombe brusquement et fait sortir de la bave jusqu'à ce que son mal s'arrête et il se relève... ».*

1.2. Registres d'interprétation de la causalité

- Une "maladie de génies"

Les témoignages de deux guérisseurs concordaient à ce propos, comme le disait l'un d'eux : *« ce sont les génies qui amènent cela en faisant peur aux gens dans la brousse ; il ne faut pas boire l'eau déjà bue par les génies ou s'asseoir sur l'arbre* yamba yirga*... ».*

L'action nocive de l'"arbre des génies" (*zinoro go*) avait été décrite par Z. :

> *« La maladie ne peut pas attraper tout le monde parce qu'il y a un arbre en brousse qu'on appelle* yamba yirga *; si une femme enceinte marche sur la cendre une femme et elle accouche, la maladie entre dans le corps de l'enfant et cela*

[128]Une description à partir des mêmes matériaux d'enquête avait été faite dans le bulletin n° 5 du programme de recherche "interactions entre les systèmes de santé publique et les conceptions et pratiques relatives à la maladie (Afrique de l'Ouest)". La différence entre les textes est que nous proposons présentement une analyse en profondeur, d'ordre comparatif, alors que la présentation faite dans le bulletin se limitait à une description stricte des matériaux, dans une visée de comparaison avec des matériaux d'autres zones linguistiques. Il s'agit dans les deux cas de deux approches différentes puisque dans le premier cas l'objectif était d'ordre purement descriptif sans recours à une interprétation poussée, à la différence de qui est proposé ici, à partir d'une analyse approfondie.

devient une maladie, l'arbre dont je parle, on ne cherche pas son bois pour faire du feu avec... ».

BONNET (1995 : 512-513) indique une autre interprétation dont elle souligne la différence avec la représentation étiologique des *Moose* qu'elle a étudiée :

> « L'agent pathogène, pour les guérisseurs, est rarement un esprit surnaturel (génie) comme dans d'autres sociétés, où l'on considère prioritairement que la crise comitiale représente un état de possession par un esprit. Les bisas, par exemple, pensent que l'épilepsie est interprétée comme une copulation du malade avec des esprits de brousse... ».

- Une maladie reconnue contagieuse et transmissible

Différents modes de contamination sont décrits : le reste de nourriture d'un malade, la salive, le pet, si le malade donne un coup de pied à autrui en dormant ou le contact avec l'urine d'un malade comme cela est suggéré par un informateur : *« ... un enfant qui a la maladie on ne le laissera pas se coucher à côté des autres enfants sinon ces enfants qui ne sont pas malades s'ils roulent dans l'urine ou la salive du malade ils seront vite pris par la maladie... ».*
Le mode de transmission qu'avait décrit le thérapeute Z. était d'ordre symbolique : *« Si une femme piétine ou enjambe le bois ou la cendre du "bois du génie " elle attrape elle-même la maladie ou la transmet à son enfant à la naissance... ».*

Tout se passe comme si le génie persécuteur punit quiconque s'assoit sur ce qui est reconnu être "son arbre" ou utilise le bois de cet arbre reconnu pathogène[129].

Z. avait donné une explication sur la manifestation des génies : *« chaque arbre a son génie qui peut par exemple faire disparaître ses fleurs d'un moment à l'autre ; le génie de cet arbre est tellement fort qu'il transmet la maladie même si l'arbre est mort. ».* Il décrivait ainsi la transmission de la mère à t'enfant : *« lorsque le bois est brûlé et une femme enceinte le piétine, la cendre dégage de la chaleur qui entre*

[129]Le discours populaire porte sur deux catégories d'agents qui sont, d'une part, l'agent persécuteur (le génie) et d'autre pan l'agent pathogène (le "bois du génie"). Comme le souligne FAINZANG (1986 : p. 74) : « (...) au contraire de l'agent pathogène, qui n'apparaît que comme simple agent de transmission de la maladie, guidé par la volonté d'un génie, l'agent persécuteur est "maître" de son action. ».

dans le corps et atteint l'enfant ... A la naissance, celui-ci sera bien mais il aura déjà cette maladie... ». A la question de savoir *« à quel moment le génie fait son travail ? »*, la réponse suivante avait été donnée : *« une fois que la maladie entre dans le corps elle fait son travail... »*.

Le mécanisme de la transmission par la naissance n'était pas décrit ; il y avait souvent un simple constat empirique comme pour d'autres maladies par l'expression consacrée "naître avec la maladie".

- Le rôle activateur ou inhibiteur de la saison

Le thérapeute Z. qui soigne des maladies à toutes les saisons avait dit : *« chaque saison a ses maladies ; la maladie de la saison des pluies est différente la maladie de la saison sèche est différente... »*.

Le constat empirique qu'il avait exprimé était que les maladies diffèrent selon la saison. L'influence de la saison était évoquée comme cause de l'existence de deux catégories de maladies intimement liées aux deux périodes de variation climatique (saison des pluies et saison sèche). L'idée émise était que l'une ou l'autre saison peut faire apparaître ou au contraire mettre en veille les maladies selon leur nature. Il en serait de même de la douleur dont on suppose qu'elle est accentuée ou amoindrie en fonction du type de saison.

Selon les indications de Z., *paparlo* comme d'autres maladies est "activée" par la saison pluvieuse, c'est-à-dire que son éruption est favorisée par l'arrivée de cette saison : *« si ce temps arrive, les maladies qui sont là ce sont feer busu* (maladie du coeur) *nyim busure* (plaie qui ne guérit pas), *paparlo* (épilepsie) *et goro* (variante dialectale de go, "maladie des arbres") *; c 'est en ce moment que ces maladies se lèvent ; si la maladie des arbres te pique* (go i bi pa) *elle dort* (n wuta) *il faut la saison des pluies pour qu'elle se lève... »*.

Une explication était donnée de ce phénomène : *« c'est à cause de la fraîcheur du temps, la fraîcheur du sol* (lêê bi nyon, tara bi nyon) ... *Si quelque chose te blesse ça ne fait pas mal comme au temps chaud* (lêêma) *; si le temps devient frais et tu te blesses, cela fait mal plus qu'en temps chaud... si tu piétines aussi quelque chose* (c'est-à-dire un objet ayant un pouvoir maléfique) *c 'est le temps où ça fait beaucoup mal si tu attrapes la "maladie des arbres" c'est son temps aussi de faire beaucoup mal... »*.

Z. avait précisé en plus que pendant la saison sèche les maladies sont plus nombreuses qu'en saison pluvieuse : *« il y a beaucoup de maladies pendant la saison sèche à cause de la chaleur ; le temps frais de la saison pluvieuse ne montre pas la maladie* ("montrer la maladie": *yaaba hinkarê) ; la saison pluvieuse et la saison sèche ne montrent pas les maladies de la même façon : la saison sèche montre à cause de la chaleur, la saison pluvieuse à cause de la fraîcheur...* ».

Les deux saisons ne sont donc pas rangées sur la même échelle dans l'interprétation de la survenue des maladies. L'état de chaleur ou de fraîcheur selon le cas est évoqué par Z. pour expliquer le fait que certaines maladies apparaissent durant la saison chaude et non la saison froide ou vice versa. Il s'agit là d'une interprétation empirique de l'apparition et de la manifestation des maladies qui rend compte du fait que la saison sèche favorise la survenue de maladies différentes de celles qui apparaissent en saison des pluies perçue comme plus clémente. En effet, lorsque les épidémies se déclarent habituellement en saison sèche et chaude, les gens attendent les premières pluies en considérant que la fraîcheur qu'elles apportent éloigne les maladies.

1.3. Prévention de **paparlo**

Le thérapeute Z. avait dit à ce sujet: *« il n'y a pas de remède pour prévenir la maladie mais tu peux avoir un remède pour chasser les génies surtout si tu es un chasseur tu peux mettre sur un caillou ou un arbre pour pouvoir passer la nuit sans qu'un mauvais génie te dérange.. ».*

A cela *paparlo*, ainsi que les autres maladies considérées transmises par des génies, se distinguent des maladies dites "prosaïques" à causalité naturelle (habituellement la consommation alimentaire est évoquée) qui sont souvent considérées comme héréditaires.

1.4. Traitement de **paparlo**

Deux techniques différentes de soins ont été décrites par deux thérapeutes. Dans l'un et l'autre cas il est précisé que la guérison est totale si les interdits sont respectés. La préparation du premier remède se fait avec un mélange de six composés dont la peau du poisson *nyigue* (communément appelé "poisson électrique") et *fir go* (arbre qui pousse à l'entrée de la demeure d'un caïman, selon les indications). Le thérapeute avait dit que le malade amène une jarre, il lui fait cueillir les racines en brousse qu'il trempe avec la peau du poisson dans l'eau contenue dans la jarre et le malade emporte à la maison ; après le traitement celui-ci doit jeter les racines dans une clairière, loin du feu.

Pour prendre le remède, le demandeur doit donner en contrepartie une pintade et un poulet ; en plus de cela, un animal à quatre pattes, plus une somme de 2220 francs CFA pour une femme et 1665 francs CFA pour un homme doivent être remis après guérison complète. Le thérapeute avait dit qu'il ne pouvait pas donner d'explication pour les sommes requises ; il savait seulement que selon la tradition le chiffre 3 est réservé à l'homme et le chiffre 4 à la femme. Il avait dit à ce propos : *« ... l'homme a trois âmes et la femme en a quatre... »*. En fait, il avait donné l'explication en parlant des chiffres 3 et 4 reconnus comme les symboles réservés respectivement à l'homme et à la femme. En effet, en faisant la conversion du franc CFA à la monnaie locale qu'était le "cauri", on voit clairement qu'il s'agit de sommes fortement symboliques, car sur la base du taux de conversion (1 "cauri" = 5 franc CFA), 1665 francs CFA font exactement 333 "cauris" pour la contrepartie d'un homme et 2220 francs CFA font 444 cauris pour la contrepartie d'une femme ! Ce n'est donc pas par hasard que ces sommes étaient demandées car ils contiennent chacun trois chiffres représentatifs des valeurs symboliques associées respectivement à l'homme et à la femme. Les sommes indiquées avaient donc une valeur symbolique (très marquée dans le cas présent) qui sert de repère et de garant de l'efficacité thérapeutique. Ainsi, le thérapeute avait souligné qu'il ne peut pas prendre au-delà des sommes exigées parce que, disait-il, il risque de "gâter" le remède s'il ajoute ne serait-ce que 5 francs CFA, cela d'autant que la maladie est ancienne et que la redevance fixée est connue. Il avait indiqué qu'après le traitement il faut attendre un à deux ans pour une guérison complète.

Le remède a pour interdits toute nourriture préparée dans l'huile (galettes, beignets...), la viande fraîche (on peut consommer le poisson et la viande séchée), la viande de mouton et le *dolo*. Il y a une condition préalable pour que le remède soit efficace, comme l'avait précisé le thérapeute :

> *« (...) lorsque la personne a été brûlée par du feu mon remède ne peut pas le guérir mais si elle n'a jamais été brûlée par du feu si je lui donne tout finit... La maladie a pour interdit* (suho) *le feu ... ; ce n 'est pas lorsque la personne a été brûlée par le*

feu pendant la préparation d'un repas mais quand la maladie pendant son travail jette l'intéressé dans le feu... ».

La préparation du deuxième traitement se fait avec du *karité*, du poisson, du *soumbala* préparé depuis trois ans, des fleurs de paille (on en trouve facilement en brousse). Il faut piler l'ensemble, ajouter de l'eau d'une tablette coranique au mélange avant de faire sécher pour donner au malade. Celui-ci doit brûler le remède et "respirer la fumée" (administration par fumigation). Les interdits sont le *dolo* (bière de mil), les galettes et la viande de mouton.

2°)- Les épidémies

2.1. Les perceptions des grandes épidémies d'antan

Les maladies les plus souvent citées étaient les épidémies de rougeole (*jiryaarê* ou *sunsoon*) et de "méningite" qui se manifestent en saison sèche. La persistance de ces affections qui ont fait beaucoup de victimes par le passé et continuent de sévir gravement est un fait marquant perceptible dans les discours. Ainsi, un ancien va jusqu'à souligner que *yaaba jitarê* (variole), *sunsoon* (rougeole) et la "méningite" sont les trois maladies les plus grandes"[130].

2.1.1. Description de la manifestation des épidémies et de leurs effets

Le vieux G. avait relaté ses souvenirs sur les ravages des épidémies du passé qui étaient des moments de grande frayeur : *« (...) personne n'osait sortir, tout le monde restait chez soi car beaucoup de gens avaient la maladie... On entendait annoncer les décès mais personne n'osait sortir, on attendait la nuit pour enterrer les morts ; on n 'osait même pas prononcer le nom de la maladie... ».*

Une expérience similaire est relatée concernant trois épidémies, avec les extraits d'un témoignage rapporté par POUYA (1996 : 35). Il est question d'abord des ravages de la variole, décrits en ces termes :

[130] L'ampleur de la propagation épidémique et l'impuissance à faire face à ces maladies qui faisaient de grands ravages avant l'introduction de la vaccination expliquent cette qualification de la maladie.

> « (…) je me souviens d'une épidémie de variole. C'était terrible. Les gens disaient "*tuk lafkôm zoobre* c'est-à-dire "creuse et passe-moi la pioche". Les cadavres ne quittaient pas vos yeux. C'est comme si tout le monde passait son temps au cimetière. Aujourd'hui encore, en cet endroit, vous apercevrez des hectares et des hectares parsemés de tombes. On n'enterre pas de personnes décédées d'une autre maladie. Il n'a jamais été question de l'utiliser à des fins agricoles. Le milieu traditionnel croit que lorsque l'on pioche sur la tombe d'une personne décédée de variole, l'on meurt soi-même de cette maladie. ».

Il évoque ensuite le cas d'une épidémie de coqueluche et les ressources thérapeutiques utilisées en cette période (cf. POUYA 1996 : 35) :

> « (…) je me souviens aussi d'une épidémie de coqueluche. A l'époque, on en mourait. Comme remède, nous avions seulement les plantes. Il y avait un arbre appelé *farânga*... Les feuilles de cet arbre servent à produire une infusion que nous faisons boire aux malades. Un autre remède consiste à plonger un escargot dans de l'eau. L'escargot se débrouille pour sortir. Le malade boit cette eau "de bain" de l'escargot. ».

Enfin, il parle d'une épidémie de méningite contre laquelle le traitement biomédical qui était proposé n'avait visiblement pas eu un grand effet (cf. POUYA 1996 : 35) :

> « (…) en 1946, j'ai vécu une épidémie de méningite..., quand j'étais au Cours moyen. C'était vraiment la catastrophe. La médecine n'était pas très outillée pour combattre le mal. Le personnel médical administrait aux malades des comprimés appelés "dajeunot", si mes souvenirs sont bons. Les sujets sains croquaient ces comprimés pour se prémunir de la méningite. Les malades en croquaient pour guérir. Est-ce que l'on s'en sortait grâce à ce produit ? Je n'en avais pas l'impression car, tous les jours, beaucoup de cadavres étaient enterrés. Les gens allaient permanemment au cimetière. ».

Le nom donné à la variole en bisa est lié à cette attitude générale face à l'épidémie. En effet, la dénomination *yaaba jitarê* (la plus grande maladie) est relative à la représentation populaire de l'ampleur de la propagation et des nombreux décès que cela a occasionné. Les ravages de la maladie étaient tels qu'on n'osait pas prononcer son nom, d'où l'usage du qualificatif *yaaba jitarê*. La méningite était la deuxième maladie dont les ravages d'antan inspiraient de tels commentaires de la part du vieux G. : *« La méningite était une sale maladie, si tu l'attrapais aujourd'hui tu étais un cadavre demain. »*. Le témoignage proposé par POUYA (1996 : 36) décrit une même attitude de dénomination détournée : « ... la rougeole, par exemple, a fait tellement de ravages que, dans certains villages, on n'ose plus l'appeler par son nom. On la désigne par le mot "*panga*" (force) ». Cette désignation était employée notamment lorsqu'il s'agissait d'envoyer à d'autres villages des messages qui diffusés de la sorte étaient « restitués dans un langage codé ».

Ces épidémies d'antan qui ont fait des ravages considérables avaient laissé l'image de maladies redoutables dont la propagation ne pouvait pas être arrêtée avant l'avènement de la vaccination qui représente pour les gens une étape importante de l'adhésion aux techniques biomédicales et de l'accès aux méthodes préventives modernes.

2.1.2. Un registre d'explication causale

POUYA relève une logique d'interprétation qui est celle, habituelle, de la hiérarchisation causale caractéristique des conceptions et des représentations locales :

> « Dans le milieu traditionnel, la hiérarchie est tellement respectée que l'on accuse rarement Dieu. Dieu est la hiérarchie suprême. Si l'on pense que le milieu traditionnel est polythéiste, c'est à cause de cela. On ne doit s'adresser à Dieu que très exceptionnellement. On s'adresse aux pères qui s'adressent aux grands-pères qui s'adressent aux ancêtres, quand on veut solliciter quelque chose d'eux. Quand une épidémie survient, la communauté victime cherche, collectivement, à savoir s'il n'y a pas eu une faute qui a été commise et qui mérite une telle sanction. Il peut s'agir d'une faute individuelle ou collective. L'on répare la faute par des prières appropriées. Si l'on ne décèle aucune faute, l'on se dit que "Dieu l'a voulu". » (POUYA 1996 : 35).

2.2. Les pratiques de soins en temps d'épidémie

L'histoire des épidémies montre une faible efficacité des traitements locaux devant l'ampleur du désastre :

> « La société était un peu outillée pour soigner ces maux. On se soignait mais l'efficacité des traitements était assez relative. Les plantes sortaient certains malades d'affaire. Cependant, seuls les anciens et les initiés savaient comment ils s'y prenaient en réalité, pour venir à bout de ces maladies. Ils utilisaient des éléments comme les plantes, les trophées de chasse, de la terre, etc. Je me souviens que contre la rougeole l'on nous a soignés avec des grains d'oseille. Contre la coqueluche, (...) on utilisait des feuilles d'un arbre appelé *farânga*. Maintenant, est-ce que les malades guérissaient toujours par efficacité médicale ou pour d'autres raisons, je ne saurais vous l'affirmer. » (POUYA 1996 : 35-36).

2.3. Les pratiques préventives contre les épidémies

Il existait des pratiques autochtones (familiales ou individuelles) destinées à écarter la maladie, notamment les épidémies. Avant l'avènement de [a vaccination, la méthode préventive habituelle pour faire face à une maladie contagieuse en période d'épidémie consistait à inoculer la maladie aux personnes non atteintes pour qu'elles soient immunisées.

Il s'agissait d'une transmission volontaire de la maladie lorsque celle-ci était identifiée à l'intérieur d'un village ou dans un village voisin. Le vieux G. qui avait vécu ces événements raconte qu'il était fréquent d'"acheter la maladie", c'est-à-dire de se faire contaminer volontairement pour être immunisé[131]. Cela pouvait se faire par famille dans tout un village, particulièrement pour *yaaba jitarê* (variole). A cette occasion, le chef de famille réunissait les gens de la maison et il demandait pendant trois jours que les fautifs de transgression à des règles sociales (adultère, vol, tricherie ou sorcellerie) se fassent connaître. Ensuite, il faisait venir tous les

[131] Depuis l'introduction de la vaccination, certaines pratiques familiales ou lignagères tendent à être délaissées au profit de cette technique biomédicale dont l'efficacité est largement perçue du fait notamment des nombreuses interventions pour l'éradication des grandes épidémies.

membres de la famille devant un malade ; le déroulement de ta scène a été décrit par le vieux G. :

> *« (...) chacun avait une pierre blanche, un petit pois et une épine*[132] *; on faisait une petite scarification, à la main gauche pour l'homme et à la main droite pour la femme, puis on crevait un abcès sur le corps du malade avec l'épine et à tour de rôle on étalait le pus sur la scarification à l'aide du petit pois : ainsi, tout le monde était contaminé... ».*

Il fallait respecter certaines règles pour être épargné car il était admis que ceux qui étaient coupables de mauvaises actions (sorcellerie, vol, adultère notamment) non confessées étaient vulnérables à la maladie. Ainsi, il y avait plusieurs interdits pendant la durée de l'épidémie : tout rapport sexuel était interdit ; de même, on ne devait pas se coucher à même le sol et porter des chaussures ou un bonnet ; le chef s'habillait juste avec une couverture et ne devait pas s'asseoir sur son siège avant la fin de l'épidémie. C'est pourquoi on disait qu'il n'y avait plus de chef pendant les épidémies et que c'était la maladie qui était le chef.

Les interdits portant sur l'honnêteté et la moralité au début de l'épidémie permettaient probablement de justifier une évolution fatale car il était reconnu que la maladie emportait irrémédiablement tous ceux qui étaient malhonnêtes, adultères, menteurs ou voleurs. Le vieux G. avait dit à ce propos : *« ... la maladie vient rétablir la vérité... ».*

On retrouve cette idée d'"acheter la maladie" à la fois en zone linguistique *bisa* et *moore*. Cette pratique correspondait à une interprétation populaire de l'immunité thérapeutique, comme l'illustre l'explication suivante :

> « C'était plutôt une pratique qui semble obéir au principe du vaccin qui fonctionne autrement. Quand un village est frappé par une épidémie et que l'on sent que l'on est proche de ce village-là, on y va et on achète la maladie, comme on le dit. Par exemple, dans le cas de la variole, l'on se rend dans le village atteint avec du poids de terre. On fait un cadeau à un malade afin d'être autorisé à lui acheter son mal. On enlève de son corps une croûte varioleuse, libérant ainsi le pus. On

[132] Des aiguilles étaient également utilisées, selon un autre témoignage.

enrobe le petit pois du pue et on l'emporte. De retour au village, l'on choisit une personne saine, on lui ouvre la peau avec une épine spéciale (on n'utilise pas d'outils ferreux comme l'aiguille). C'est le bras gauche que l'on blesse lorsqu'il s'agit d'un homme, le bras droit dans le cas d'une femme. On roule le petit pois dans la plaie de la personne saine. Quelques jours après, la personne ainsi vaccinée fait la maladie. C'est exactement le même principe que celui du vaccinostyle. Avec ce procédé, le microbe garde-t-il sa vigueur ? Je ne le sais pas. Toujours est-il que, en général, la personne qui attrape la maladie de cette façon n'en meure pas comme la personne qui la contracte autrement. » (POUYA 1996 : 36).

On constate, à quelques détails près, que la même pratique préventive était utilisée dans les aires linguistiques et culturelles *bisa* et *moore*.

BECKER et COLLIGNON (1998 : 415) confirment l'existence de ces pratiques d'inoculation préventive contre la variole :

> « Certains savoirs et pratiques médicales telles que l'inoculation antivariolique étaient d'un usage bien établi dans certaines populations du Soudan occidental et central avant la présence européenne : l'attitude autoritaire des mesures sanitaires des pouvoirs coloniaux et l'hostilité des médecins à ces techniques de "variolisation sauvage" les contraignirent à une rigoureuse clandestinité. ».

M'BOKOLO (1984 : 180) suggère que cette pratique présente déjà au XVIIIe siècle, selon des récits d'esclaves en provenance d'Amérique du nord, serait d'origine étrangère : « L'inoculation antivariolique était un usage bien établi au Soudan occidental et central, où il aurait peut-être été introduit par des commerçants arabes et berbères. ».

Une autre méthode de lignage indiquée par le vieux G. consistait à faire des sacrifices pour arrêter la propagation de la maladie *: « il faut promettre aux ancêtres que si la maladie disparaît ils auront par exemple un ou deux bœufs ou des moutons... ».*

Il y a aussi des méthodes individuelles de prévention, par exemple porter une bague ou un bracelet sur indication du marabout, mais ces pratiques de protection étaient jugées inefficaces dans le cas de cette maladie décrite comme particulièrement redoutable. Pour la rougeole, deux méthodes étaient couramment utilisées : elles consistaient à provoquer un contact direct, l'une en laissant dans une même case un enfant sain entre deux autres malades, l'autre en faisant tousser le malade dans la bouche de l'enfant sain qui est ainsi contaminé. Un troisième procédé de contamination volontaire est décrit par OUEDRAOGO (cf. POUYA 1996 : 36) :

> « (...) on prépare un mets spécial à base de sorgho rouge que l'on donne à manger à des enfants atteints mêlés à des enfants sains. Les enfants sains ayant consommé ce mets spécial font la maladie mais toujours de façon différente de ceux qui la contractent par d'autres voies. ».

Une autre pratique familière de prévention était que si les enfants d'une concession sont atteints de rougeole, ceux des concessions voisines ne doivent pas se laver pendant toute la durée de la maladie pour être épargnés. Enfin, une dernière catégorie de méthode préventive consistait à entourer la maison avec de la cendre *« pour empêcher la maladie d'entrer... »*, selon les indications du thérapeute Z. On pouvait aussi couper une branche d'un arbre nommé *zontu go* qu'on dépose dans la maison *« pour empêcher la maladie d'entrer... »*, avait ajouté le même informateur. Il s'agit là de deux stratégies préventives familiales, mais il y a aussi des pratiques individuelles pour cette maladie, comme ces deux recours qui ont été évoqués : le premier serait de manger un fruit sec (*kaga*, en *moore*) bien connu dans la région mais aussi en zone linguistique *moore*, le deuxième serait de boire du *dolo*, la bière de mil locale.

2.4. Modes de transmission, perceptions et gestion du risque de contamination des maladies épidémiques

Les modes de transmission des épidémies qui ont été souvent indiqués sont le vent, la respiration, approcher le malade, manger le reste de nourriture du malade. Lorsque la maladie était déclarée dans un village, des mesures étaient prises à l'intérieur et à l'extérieur de la localité pour enrayer sa propagation. Le témoignage suivant renseigne sur cette pratique d'antan, en prenant l'exemple d'une famille atteinte :

« Au départ, la famille dans laquelle la maladie s'est déclarée est mise en quarantaine. Le chef du village convoque tout le monde et donne des ordres à cet effet : "évitez d'être en contact des membres de telle famille !". Partout où il y a des rencontres publiques (puits, moulin) les membres de cette famille attendent que tout le monde ait quitté les lieux avant de s'y rendre afin de ne pas contaminer les autres. Si, malgré cette mesure le mal se répand au point de menacer les villages voisins, le chef du village envoie des messages à ses collègues, les mettant en garde contre le fléau... A partir de cette mise en garde, les autres villages prennent des précautions, en commençant par ne plus se rendre dans le village atteint. Les chefs de village convoquent les notables qui convoquent les chefs de famille pour interdire, officiellement, d'aller dans le village atteint. Réciproquement, les habitants du village atteints de la maladie évitent de se rendre dans les villages sains. On suspend le marché local. L'on suspend tous {es marchés environnants quand le mal a dépassé les frontières d'un seul village. Même les causeries sous l'arbre à palabres ou à l'abri d'un hangar, sont supprimées. Il n'y a plus aucune réunion publique, plus de fêtes ni de funérailles célébrées. Si quelqu'un viole ces interdictions, il s'expose à l'opprobre général. » (POUYA 1996 : 36).

Comme par le passé, ces conduites d'évitement du risque de contamination sont d'actualité. Ainsi, l'infirmier du CSPS de Dassanga avait raconté que pendant la période des épidémies de rougeole et de méningite, les Peuls ne voulaient pas venir en consultation au dispensaire de peur d'être contaminés. Ils venaient souvent s'arrêter sous un arbre à proximité du dispensaire mais n'osaient pas aller jusqu'au local de soins, Certains voulaient même être examinés au domicile de l'infirmier ; il fallait les persuader de se rendre au bâtiment du dispensaire. L'une des raisons était que les adultes qui n'avaient pas encore eu la rougeole craignaient d'être atteints par contagion car il est reconnu que cette maladie est plus sévère chez les adultes que chez les enfants.

3°) Quelques registres de la contamination et de la transmission au sujet de *paparlo* et des épidémies

Il s'agit de deux catégories de maladies dont les causes sont différentes : *paparlo* est perçue comme provoquée par l'action nocive d'un génie tandis que les épidémies sont considérées d'abord comme des maladies d'un registre naturel même si la possibilité d'une action nocive (par exemple punir les gens d'un village en "achetant une maladie" dans un autre village pour l'y propager) a été évoquée.

3.1. Le cas de paparlo

Deux modes contamination ont été exprimés (cf. description et analyse des matériaux) :

- **premièrement**, une contamination par contact physique avec certains éléments le reste de nourriture du malade, la salive, le pet, le contact d'un enfant avec l'urine d'un autre enfant malade ou si un enfant malade donne un coup de pied à un autre en dormant. C'est l'idée de "contamination par contact" décrite par FAINZANG (1986 : 67) : « la relation établie entre agent pathogène et corps malade résulte d'un contact physique entre les deux. bien que ce contact puisse ne pas être direct. ».

- **le deuxième registre de contamination** est d'ordre symbolique : selon les descriptions, il y a un contact physique non pas directement entre un agent persécuteur et sa victime, mais par l'intermédiaire d'un agent pathogène (le bois de l'arbre du génie). Dans ce registre d'interprétation, FAINZANG (1986 : 74) distingue deux types d'agents (un agent pathogène et un agent persécuteur) : « au contraire de l'agent pathogène, qui n'apparaît que comme simple agent de transmission de la maladie, guidé par la volonté d'un génie (cf. maladies *go* et *waafo* citées), l'agent persécuteur est "maître" de son action... ».

Les caractéristiques décrites concernent donc deux variantes de la terminologie de FAINZANG mais non une autre catégorie de contamination dite "contamination-sanction"[133] par « transmission des propriétés d'un objet à une personne sans qu'il y ait nécessairement contact physique. » (FAINZANG 1986 : 69). *Waafo* apparaît comme un exemple typique de cette variante interprétative mais avec une petite nuance ; comme l'indique le nom de la maladie[134], le symptôme dominant est l'apparition de signes sur le corps semblables à l'aspect de la peau du serpent, par le simple fait d'enjamber la trace d'un python. L'interprétation populaire suggère donc une transmission de propriétés (le symptôme dominant) sans contact physique. Par contre, les propriétés transmises sont celles d'un être vivant et non celles d'un objet. Ce serait plutôt le cas du goitre (*buko* en *bisa*, *kokoluugo* en *moore*) dont l'une des causes désignées est de boire .l'eau d'une gourde incurvée (*linga* en *moore*), ou d'un ustensile en caoutchouc, boursouflé (ou "puisette"), qui sert à enlever l'eau du puits. Le point commun est l'analogie entre la forme de ces objets et le gonflement caractéristique du goitre.

3.2. Le cas des épidémies

Les descriptions concernent surtout la transmission par contact direct qui se traduit par des pratiques préventives soit par un isolement des personnes non atteintes soit par une inoculation volontaire de la maladie.

Ce qui différencie les deux catégories de maladie, c'est que la contamination par inoculation volontaire de la maladie était utilisée comme une méthode préventive dans le cas des épidémies alors que pour *paparlo*, la conduite habituelle serait d'éviter la transmission de la maladie mais non de se faire contaminer. Dans un cas la contamination est perçue comme salutaire alors que dans l'autre la stratégie est exactement le contraire. On se trouve donc en présence de deux stratégies différentes de gestion du risque de contagion, l'une, similaire au principe de prévention par la vaccination qui consiste à prévenir une forme grave de la maladie en provoquant son éruption par anticipation ;l'autre, ordinaire, qui est d'éviter d'être atteint par la maladie. En fait, dans un cas (*paparlo*) il n'y a pas de stratégie préventive pour cette maladie reconnue socialement stigmatisante mais peu répandue, alors que dans l'autre (épidémies) une pratique

---

[133] Il y a une ambiguïté dans cette expression qui ne désigne en rien une sanction ou une punition comme cela est suggéré implicitement.

[134] *Waafo* qui signifie "serpent" est un terme commun au *moore* et au *bisa*.

dont l'efficacité est admise était devenue un recours habituel pour lutter contre la propagation d'épidémies répétitives et dangereuses.

Dans la perspective d'élargir la réflexion, l'analyse de nos matériaux nous a renvoyé à la "théorie de la contamination" de FAINZANG dans laquelle nous retrouvons certains référents conceptuels, mais notre préoccupation n'a pas été de partir d'une théorie quelconque (celle-là ou une autre). Nous y voyons en première lecture un repère pour une interprétation "dans l'émique" de nos données, du moins les extraits que nous avons cités. Par contre, nous estimons qu'une autre dimension qui concerne l'analogie entre contamination et transmission thérapeutique se situe en dehors de ce registre car nous n'avons aucun matériau empirique à l'appui d'une telle conceptualisation. Dans cette interprétation, FAINZANG associe ce qui relève d'une théorie locale de la transmission pathogénique et ce qui relève d'une théorie locale du mode d'action thérapeutique :

> « L'idée selon laquelle un objet peut communiquer ses propriétés au corps avec lequel il se trouve en contact, par quoi peut se définir, comme on l'a vu plus haut, son caractère pathogène, est également au principe de la croyance dans sa vertu thérapeutique et de son utilisation en tant que remède... l'un des postulats qui fonde la théorie locale de la contamination pathologique, fonde également celle de la transmission thérapeutique. » (FAINZANG 1986 : 74-75).

Non étayée par des matériaux empiriques qui en donneraient une légitimité, cette mise en relation apparaît comme une simple proposition théorique qui reste à prouver.

L'objectif de notre démarche (faire une description et une analyse les plus proches possible des conceptions, des représentations et des pratiques locales) n'est pas d'engager un débat théorique sur la validité de la théorie de la contamination de FAINZANG, mais sur sa concordance ou non avec nos matériaux d'enquête. Dans une autre perspective, JACOB (1987 : 68) avait contesté la validité de cette théorisation : « (...) pour nous, la théorie de ta contamination n'a de validité qu'à condition qu'elle soit considérée comme d'application générale pour la culture locale. ». En prenant le cas de la maladie de l'oiseau, il avait fait le constat suivant à la suite, selon la même source :

« De toute évidence cette maladie ne menace pas de manière indifférenciée n'importe quel sujet puisque la chevêchette n'a d'effets funestes ni pour la femme enceinte, ni pour quelqu'un de son entourage, mais bien pour - et seulement pour - l'enfant à naître. S'il y avait contamination (dans le sens moderne du terme: simple effet mécanique), tout le monde devait risquer cette contamination, à condition d'entrer en contact avec l'oiseau. ».

L'explication qu'il avait proposée était celle de SINDZINGRE (1983 : 15) qui s'articule autour de l'idée d'une « disjonction spatio-temporelle entre l'initiateur du mal et le support de ses effets. » et renvoie à deux éléments : d'une part, la possibilité d'une transmission différée dans le temps et l'espace (le trouble ne survient pas directement au temps et lieu de la transgression de l'interdit), à la différence de celle, mécanique qui s'opère directement par contact ; d'autre part, la victime de la sanction n'est pas nécessairement le fautif : dans le cas présent, il est supposé que l'enfant subit une sanction pour une faute commise par sa grand-mère et sa mère[135]. Cette interprétation amène deux observations d'ordre général la première est que l'explication de SINDZINGRE rejoint celle de FAINZANG sur la "contamination-sanction" et quelques-unes des distinctions terminologiques que nous avons proposées, même si les registres d'interprétation diffèrent.

En effet, dans les deux cas on décrit un décalage (temps, lieu, personne) dans le mode de la transmission, mais dans un cas (SINDZINGRE) la description de la "disjonction" est faite à partir d'un fait concret alors que dans l'autre (FAINZANG) il s'agit d'une formulation théorique du mécanisme (transmission de propriétés physiques à une personne mais pas nécessairement par contact physique). Un autre aspect est que l'argument de JACOB selon laquelle la validité d'une théorie locale de la contamination est subordonnée à son application générale par la culture locale est difficilement justifiable. Si tel était le cas, il faudrait renoncer par exempte à comprendre les conceptions et les représentations autour de la transmission sélective des maladies selon l'âge (cf. maladie de

[135] L'explication donnée était que la grand-mère fautive avait transgressé un interdit parce qu'elle n'avait pas remboursé un prêt à la mère de l'enfant (c'est-à-dire sa propre fille).

l'oiseau) ou les prédispositions physiques ou héréditaires (cf. entités nosologiques populaires). En fait, il s'agit simplement de considérer les "théories" locales telles qu'elles sont exprimées et non pas sous le registre de leur concordance avec la terminologie biomédicale.

BONNET (1999 : 314-315) fait différentes observations concernant la critique de JACOB (1987 : 68) sur la formalisation qu'elle avait proposée au sujet de la transmission maternelle de la maladie de l'oiseau. Celui-ci avait suggéré (cf. JACOB 1987 : 68 in BONNET 1999 : 314) que l'interprétation qui en avait été faite par BONNET représentait une « formalisation qui passe à côté du discours local ». En réponse à cette objection, BONNET (1999 : 314) évoque un « refus de variabilité des discours et des représentations » et la dichotomie (opposition radicale) qui est opérée entre l'empirique et le magico-religieux alors qu'une telle distinction, formulée de la sorte, n'est pas pertinente. Il est reproché à JACOB d'avoir privilégié « l'unique aspect magico-religieux du processus », et dans cette logique, d'avoir préféré l'usage du terme de "contiguïté symbolique" à ceux habituels de contamination (utilisé également par FAINZANG et DACHER) et de contagion, alors que ces deux catégories de termes ne se situent pas au même niveau sémantique.

Il est question ici de la pluralité des registres d'interprétation des causes de cette maladie[136] qui ne sont pas réductibles à la seule dimension symbolique car il y a aussi des éléments d'ordre "prosaïque", c'est-à-dire ce qui relève de conceptions et de représentations banales, ordinaires ou courantes des maladies, sans connotation magico-religieuse. De ce fait, l'idée d'une opposition entre le matériel et le spirituel ou entre le mécanique et le magico-religieux n'est pas pertinente, comme l'explique BONNET en évoquant le fait que « le discours local est varié » et peut aller « du plus "physiologique" au plus "religieux" » en fonction du statut des interlocuteurs (certains

[136]A ce propos, BONNET (1999 : 310-315) donne un aperçu de différentes contributions et parle de "glissements interprétatifs" (BONNET 1999 : 315), en évoquant la possibilité d'un changement de catégorie causale en certaines circonstances : « lorsqu'une maladie ne guérit pas, on peut observer un changement de catégorie causale. On ne remet pas en cause le remède, on change d'interprétation. Dans certains cas, des parents vont douter de l'interprétation des troubles par la maladie de l'oiseau et supposer qu'il s'agit plutôt de la maladie du lièvre ou de l'hippotrague ou encore de la perdrix. Ils peuvent consulter un autre guérisseur ou devin, et s'orienter vers des catégories de maladies "de proximité". » (BONNET 1999 : 315).

privilégient le modèle mécanique et d'autres le modèle magico-religieux). Il y a également ce qui relève du syncrétisme car certains éléments de la pensée scientifique sont intégrés dans les discours, selon l'influence de la position personnelle des informateurs (cf. BONNET 1999 : 314-315) :

> « Le parcours individuel et religieux du sujet (animiste, musulman) et son statut social (infirmier, imam, forgeron, agriculteur, devin, fonctionnaire, accoucheuse, etc.) favoriseront parfois une théorie de la contamination relativement "sophistiquée" (théorie du reflet spéculaire) ou, dans d'autres cas, une explication essentiellement humorale, proche d'un discours hippocratique, ou encore les deux à la fois. ».

Globalement, cette réflexion critique nous enseigne qu'il faut une vigilance dans le traitement des matériaux pour tenir compte des différents registres exprimés. En effet, il ne s'agit pas de tomber dans un excès holiste ou de s'enfermer dans un excès symboliste ou mécaniste mais de restituer la part qui revient à chaque registre d'interprétation. L'évolution du débat épistémologique[137] suggère ces remarques. L'enjeu scientifique (délicatesse d'une lecture des catégories "émiques") est de ne pas trop durcir les interprétations et d'éviter le piège omniprésent de la "surinterprétation" (cf. OLIVIER DE SARDAN 1996, JAFFRE 1996b) ou des grandes figures complexes, notamment pour rendre compte des représentations symboliques. A cet égard, la formalisation qui avait été proposée initialement par BONNET (1986) exposait à une lecture trop systématisée du phénomène. En outre, elle évoquait une causalité "naturelle" dans ce cas de figure où le primat de la représentation d'ordre symbolique incorpore des éléments de nature magico-religieuse[138] qui ne peuvent pas être rangés dans le registre d'une étiologie "naturelle".

En fait, BONNET (1986 : 16) part du principe que « dans les maladies à étiologie "naturelle" c'est le corps matériel de l'individu qui

---

[137]BONNET répondait à une critique de JACOB douze ans après qu'elle ait été formulée.

[138] C'est le cas notamment de l'évocation du rôle du *siiga* (cf. 1986 : 49) et de la signification qui se dégage du schéma d'interprétation du mode de transmission (cf. BONNET 1986 : 50).

est atteint » tandis que « dans les maladies à interprétations persécutrices l'agent pathogène agresse le principe vital immatériel de la personne », en faisant référence à la nature persécutrice ou non au mécanisme de transmission. Or, les conceptions et les représentations sur le mode de transmission font référence à une signification d'ordre surnaturel comme en témoigne la référence au *siiga*. On ne peut donc pas se limiter au seul registre de la nature, persécutrice ou non, de l'agent causal incriminé ou ne tenir compte que du support matériel (le corps) de manifestation des symptômes car il y a aussi tout ce qui concerne plus généralement l'interprétation de l'ensemble de la chaîne causale. S'il fallait s'en tenir à ces deux registres (manifestation de nature non persécutrice de l'agent pathogène et description du corps comme support séméiologique), la plupart des maladies à étiologie magicoreligieuse devraient être considérées comme "naturelles" car les symptômes décrits sont typiquement corporels (cf. *waafo* et *go*) même s'il peut y avoir une composante symbolique d'ordre surnaturel (cf. la perception de la signification sous-jacente des convulsions pour *paparlo*). Dans le cas présent, ce n'était pas non plus le fait que les vecteurs étaient d'ordre naturel[139] qui était en cause puisqu'aucun agent pathogène matériel n'est décrit.

Finalement, l'interprétation causale qui est donnée de cette maladie renvoie à une signification symbolique avec des référents d'ordre naturel et surnaturel qui suggèrent une lecture transversale du phénomène, comme le mentionne BONNET (1999 : 314-315) à juste titre. Cette « dimension symbolique des explications causales » (BONNET 1986 : 18) n'autorise pas une mise en catégories qui risque de ne pas rendre compte de la « dynamique du système causal. ». Cependant, l'auteur relative au fait qu'« une cause une fois donnée peut elle-même être considérée comme l'effet d'une autre cause et ainsi de suite. » (BONNET 1986 : 18), selon une logique que nous avons qualifiée de "chaîne causale".

Dans un autre registre, la description de la chaîne de transmission par JACOB (1987 : 68) est fortement déductive puisqu'il infère que « l'oiseau transmet à son ombre qui transmet à la mère qui transmet à l'enfant. ». L'inconvénient de cette décomposition en séquences d'événements pour les besoins de l'analyse est le risque de sortir du cadre de référence par des déductions non directement

---

139 L'exemple donné par BONNET (1986 : 16) était « la salive, l'air exhalé par des êtres impurs », considérés comme des "vecteurs de transmission".

exprimées dans les discours ou décrites dans les conceptions et les représentations qui servent de référence Cette tendance relève d'une description "étique" qui a une valeur de théorie savante mais non d'interprétation "émique"

.

Chapitre IV

Notes de synthèse (ENP, *paparlo* et épidémies)

1°)- Un noyau de représentations et de pratiques

Certaines caractéristiques communes se dégagent des savoirs, des représentations et des pratiques qui ont été décrites.

1°) Différentes facettes apparaissent des trois catégories de maladies concernées (ENP, *paparlo* et épidémies) : d'une part, il y a ce qui relève de la manifestation des symptômes, de l'expression de la causalité, et des formes d'utilisation des moyens thérapeutiques d'autre part, il y a ce qui relève des motivations pour l'usage des méthodes de prévention. Un rapide récapitulatif donnera une idée d'ensemble.

- Les entités nosologiques populaires font partie des maladies courantes qu'on peut dire de "sens commun" et dont un éventail de conceptions et de représentations ont été exprimées (cf. deuxième chapitre). Il s'agit d'un ensemble de concepts qui renvoient à des savoirs locaux stables sur la maladie (langage des symptômes, expression concordante de la cause sans grande connotation symbolique ou surnaturelle, recours à des médications familiales pour la plupart). On peut distinguer trois sous-groupes dans cette catégorie de maladie : certaines sont ponctuelles, aiguës et brèves (*no busure*, *yoor*) ; en revanche, d'autres s'inscrivent dans la durée (cas de *kuiiga*, de *po* et de *kooko*) tant qu'un traitement efficace n'a pas été administré (médical pour le premier, local pour les deux autres) ; enfin, la manifestation évolutive de *pondagã* ne correspond pas à ces deux cas de figure : le mal est aigu au début (cf. cas du jeune H.) et se transforme en une simple anomalie de bourses gonflées qui ne fait pas mal, à l'âge adulte.

Toutes ces entités ont en commun de ne pas coller à un tableau clinique avec une équivalence stricte dans la terminologie biomédicale. Elles sont exprimées dans les langues locales et certaines sont désignées par des termes français (langage populaire ou médical) mais avec un décalage dans l'interprétation des signes entre les deux catégories linguistiques.

- **Pour *paparlo*** et les maladies à registre étiologique surnaturel, la cause de la maladie est clairement exprimée et l'agent est identifié (action maléfique de génies), à la différence des ENP pour lesquelles la causalité naturelle qui est admise ne renvoie pas toujours explicitement à une imputation causale stricte[140]. Les trois maladies souvent citées (*go*, *paparlo* et *waafo*) sont décrites comme provoquées par l'action nocive d'un génie : par l'intermédiaire d'un arbre pathogène (cas de *paparlo*), du contact avec des lieux de présence de génies dans la brousse (cas de *go*) ou avec la trace d'un python (cas de *waafo*). La question de la contagion et de la transmission se pose différemment pour chacune de ces maladies (cf. chapitre précédent sur les théories de la contamination) car les registres interprétatifs ne sont pas analogues dans les trois cas.

Le constat qui a été fait par un thérapeute de *paparlo* est que les gens ne consultent pas en priorité au centre de santé[141] pour des symptômes caractéristiques de ces maladies. En effet, les praticiens locaux sont considérés comme les seuls capables de remédier à de tels maux que les gens interprètent comme ayant une origine surnaturelle. Il peut s'agir d'inconduites sanctionnées par les génies (par exemple traverser leur gîte à certains moments de la journée) ou d'une conséquence jugée irrémédiable d'une rupture de l'interdit ancestral (*sufi*) : la folie par exemple pour avoir mangé la viande de l'animal-totem familial. La maladie peut apparaître aussi comme la résultante de l'action nocive d'un agent humain persécuteur (sorcellerie ou "flèches magiques").

Le traitement est symbolique et vise à conjurer le mauvais sort (l'interprétation courante est que parfois l'issue est fatale si le traitement approprié n'est pas administré à temps) sans toutefois

---

[140] Dans certains cas (par exemple pour *no busure* et *yoor*) le discours sur l'étiologie concerne une cause directe (consommation alimentaire) tandis que dans d'autres (cas de *kuiiga* et *pondagã*) on évoque simplement l'origine congénitale de la maladie.

[141] Un seul cas d'épilepsie a été mentionné dans les registres de consultation du CSPS de Bagré entre 1993 et 1996. Aucun cas n'a été signalé au CSPS de Dassanga pour la même période.

exclure le traitement symptomatique qui peut se faire également au centre de soins biomédicaux.

A la différence des maladies du ventre et du bas-ventre, souvent décrites comme non contagieuses et transmises par "héritage familial", cette catégorie nosologique concerne des maladies à transmission surnaturelle dont certaines sont reconnues contagieuses (cas de *waafo* ou de *paparlo* présenté auparavant). Les deux registres d'interprétation de la maladie (prosaïque pour les ENP, magico-religieux pour les maladies de génie cités) qui sont exprimés sont intéressants au même titre pour une compréhension des savoirs et des pratiques populaires. Il ne faut donc pas glisser dans un "excès holiste" ou un "excès symboliste" en privilégiant les maladies à causalité surnaturelle[142] L'excès symboliste consisterait à « voir le "tout" de la culture derrière chaque événement morbide... tandis que l'excès symboliste serait de mettre trop en avant « les visions du monde et en particulier de son -au-delà", c'est-à-dire les rapports avec le surnaturel (dieux, ancêtres et autres puissances non humaines). » (OLIVIER DE SARDAN 1999a : 16) dans la description et l'analyse des représentations de la maladie et des pratiques thérapeutiques.

Contrairement à cela, les entités nosologiques relèvent d'un autre registre d'interprétation car elles renvoient à « un ensemble restreint de représentations relativement autonomes et circonscrites. » (OLIVER DE SARDAN 1999a : 16) et non à la culture, à la société, au sens ou au cosmos. L'enjeu d'une approche ancrée sur des savoirs locaux "contextualisés" serait de « trouver un moyen pour rendre compte des représentations populaires sans tomber ni dans l'excès médical ni dans l'excès du Sens. » (OLIVIER DE SARDAN 1999a : 17). La difficulté réside dans le fait qu'il s'agit souvent de "savoirs en miettes", de "configurations", de "nébuleuses", d'"ensembles flous", de "recouvrements partiels" (cf. OLIVIER DE SARDAN 1999a : 18) qui ne s'inscrivent pas dans une structure ou un système nosologique populaire au sens strict car il n'y a pas une véritable classification des maladies[143] comme pour d'autres cultures savantes (médecine chinoise

[142] Ces maladies sont peut-être les plus "spectaculaires" mais elles ne sont pas les plus représentatives du vécu quotidien de la maladie, c'est-à-dire celles qui sont les plus souvent citées et qui suscitent le plus de quêtes thérapeutiques.

[143] On conviendra qu'il n'y a pas de "véritables constructions théoriques indigènes" (cf. OLIVIER DE SARDAN 1999a : 18) sur l'étiologie ou la nosographie. Par contre, les maladies à causalité surnaturelle qui relèvent d'un savoir spécialisé détenu par les thérapeutes ou des initiés font l'objet d'un traitement particulier en

ou indienne). L'on est plutôt en présence de représentations qui laissent apparaître « le caractère fluctuant et lâche des catégories nosologiques. » (cf. SINDZINDRE 1984 : 115 in OLIVIER de SARDAN 1999a : 19) ou qui renseigne sur une "nosographie instable" (FASSIN 1989 : 69 in OLIVIER de SARDAN 1999a : 19). Mais tout n'est pas non plus complètement aléatoire et fluctuant (cf. OLIVIER DE SARDAN 1999a : 19-20) :

> « (...) il y a bien, dans ce désordre général, des formes relatives d'ordre. Il y a bien des représentations communes stables, des noyaux ou des ensembles de significations cristallisées, non seulement dans une même culture, mais que l'on retrouve, qui plus est, d'une culture à l'autre[144]. ».

Il faut considérer différentes catégories, différents contextes, différents dispositifs de maladie et ne pas se cantonner aux seules lectures concernant les étiologies d'ordre surnaturel et à forte valeur symbolique. En prenant le cas des pratiques de soins, la capacité de prise en charge de la thérapie traditionnelle est reconnue pour les maladies à étiologie magico-religieuse alors que les demandes de soins médicaux concernent surtout des maladies ordinaires à causalité naturelle (entre autres les entités nosologiques décrites dans ce travail) pour lesquelles certaines médications locales sont tout aussi efficaces.

2°)- Des paliers dans l'interprétation des savoirs et des discours

Plusieurs niveaux de savoirs et de discours sont considérés pour rendre compte des savoirs locaux et de leur mode d'expression dans différents contextes (interactions sanitaires dans les centres de santé ou discours dans des situations ordinaires) et avec des acteurs de statut différent (malade ou informateur bien portant, agent de santé ou thérapeute). L'idée n'est pas d'opérer une simple catégorisation mais d'exprimer le fait qu'il est utile de préciser les situations de communication et le statut des acteurs pour rendre compte au plus près des contextes d'interaction. En fait, la question est de rechercher une posture adéquate pour dire les concepts, les conceptions, les

---

tant que savoirs constitués, à la différence des entités nosologiques populaires pour lesquelles tout individu détient un savoir profane.

[144] Les matériaux sur les entités nosologiques populaires recueillis dans des aires linguistiques et culturelles de plusieurs pays rendent compte de cette réalité.

représentations et les pratiques des gens sans les dénaturer par des interprétations trop durcies ou des lectures savantes selon de grandes théories non concordantes avec les matériaux.

Il est question ici du point de vue "émique" qui constitue un aspect important dans l'approche anthropologique des faits sociaux. La distinction classique entre ce qui concerne les conceptions "émiques" et ce qui relève d'élaborations "étiques" apparaît lorsqu'il s'agit de rendre compte d'un phénomène comme le système nosologique.

En première lecture, la signification que nous donnons à ce terme "émique" est celle de "représentations populaires", et de "signification culturelle locale », alors que l'"étique" désigne "l'interprétation anthropologique" ou "le discours savant", selon le discours qu'en font les anglo-saxons (cf. OLIVIER DE SARDAN 1998 : 157). Sous l'angle de l'interprétation de données empiriques d'enquête de terrain concernant l'"émique" (il s'agit dans ce cas d'une interprétation "dans l'émique" et non sur l'"émique"), une telle définition évacue trois autres aspects : d'une part, tout ce qui relève de « données discursives produites par des interactions entre le chercheur et les acteurs sociaux » ; d'autre part, ce qui renvoie aux « codes censés être sous-jacents aux discours et comportements », c'est-à-dire « une sorte de grammaire culturelle », et ce qui renvoie à des « structures cognitives au principe des façons de penser et des façons d'agir » (cf. OLIVIER DE SARDAN 1998 : 158). Notre expérience nous suggère au moins trois approches pour rendre compte de nos données.

2.1. Interprétation "dans l'émique"

Prenons le cas d'une remarque critique sur une étape de ce travail : il nous était suggéré de clarifier le vocabulaire sur la causalité et de revoir les analyses car il manquait une référence à une théorie de la causalité en bonne et due forme. Cette observation était basée sur le fait que des expressions comme "cause directe", "cause indirecte" 'cause profonde", "causalité naturelle à priori" (cf. chapitre 2) sortaient de la terminologie étiologique classique comme celle de ZEMPLENI dont l'adoption pour commode qu'elle soit ne nous permettait pas de rendre compte de l'ensemble des thèmes abordés (il était nécessaire de mettre en contexte et de sortir d'une théorisation générale).

Notre position était qu'il fallait tenir compte des élaborations théoriques (celle de ZEMPLEM ou d'autres auteurs) qui sont des repères mais qu'il fallait surtout se laisser guider par les données qui servent de support d'analyse. Ainsi, la lecture empirique que nous avons adoptée nous a renvoyé à d'autres codes et d'autres concepts caractéristiques du contexte local qui ajoutent quelque chose à un schéma étiologique général tel que celui de ZEMPLENI. C'est en ce sens que nous parlons d'"interprétation dans l'émique" pour dire que notre préoccupation était non pas de retrouver des catégories nosologiques et étiologiques déjà établies mais d'explorer des matériaux qui pourraient livrer des caractéristiques nouvelles non explorées.

Il s'agit d'« interprétations de recherche de terrain, soumises à certains impératifs de production des données émiques. » (cf. OLIVŒR DE SARDAN 1998 : 163) puisque nous étions attentif à la fois à l'émergence de significations nouvelles à partir des données recueillies ct à leur concordance ou non avec certains postulats théoriques ou méthodologiques. En cela, nous empruntons un peu à l'approche ethno-méthodologique qui considère les relations sociales comme le résultat d'une construction permanente (un "accomplissement interactif", selon une expression consacrée) et non des faits sociaux déjà constitués et ayant une signification patente en eux-mêmes (cf. COULON 1990, GULLICH 1990).

En revanche, une autre observation attirait notre attention sur le fait qu'il n'était pas nécessaire de se réfugier derrière une grande théorie, ce que nous trouvions justifiable car il n'y a pas forcément une théorie locale sur les thèmes considérés. Les travaux d'autres auteurs (FAINZANG dans le même contexte linguistique bisa, DACHER dans le contexte linguistique *goin*) montrent des variantes dans l'interprétation.

2.2. Interprétation "sur l'émique"

Les travaux de deux auteurs seront considérés à titre comparatif pour montrer qu'on y trouve à la fois des "interprétations dans l'émique" (cf. analyse ci-dessus) et des "interprétations sur l'émique"[145].

---

[145]Ce sont celles qui relèvent du « domaine classique des interprétations propres aux sciences sociales » (OLIVIER DE SARDAN 1998 : 164). Nous faisons cas en plus

Premièrement, FAINZANG (1986 : 51) avait proposé un modèle interprétatif pour rendre compte des noms de maladies en *bisa.* Dans cette terminologie, certaines maladies peuvent être rangées dans plusieurs catégories (cf. présentation ci-après). Elle avait précisé d'emblée au sujet de sa classification que celle-ci n'est pas "donnée" dans la nosographie *bisa* mais qu'« (…) elle a été élaborée à partir de l'étude linguistique des noms de maladies qui, seule, a permis la mise en évidence de critères distinctifs retenus par la pensée *bisa.* » (FAINZANG 1986 : 52). De ce fait, l'auteur considère que l'idée même de classification ne relève pas de l'ensemble nosographique étudié mais de sa propre tentative de cerner les paramètres à partir lesquels les bisa désignent la maladie, d'où le constat suivant fait subséquemment par l'auteure :
« Cette mise en système est par conséquent le résultat d'une élaboration personnelle, et non l'expression d'une conceptualisation opérée par les *bisa* eux-mêmes... Dès lors cette classification n'a pas de valeur, en tant que telle, de matériau ethnographique, même si le contenu des catégories présentées est quant à lui riche d'informations : elle est plutôt un instrument de travail grâce auquel ont pu être mises en lumière un certain nombre de constantes, voire de dominantes, dont on pourra tirer les conséquences et en particulier saisir la cohérence. » (FAINZANG 1986 : 52).

L'idée retenue est que « la classification des maladies effectuée par les *Bisa* relève d'un autre découpage : elle est d'ordre exclusivement étiologique et non terminologique ou sémantique... » (FAINZANG 1986 : 52).

Il faudrait sans doute nuancer cette analyse en considérant trois éléments, premièrement, les gens parlent des maladies, de leurs représentations et des pratiques de soins mais ils n'en font pas eux-mêmes une classification explicitement exprimée (c'est le résultat d'une construction analytique *a posteriori* [nous soulignons] effectué par le chercheur), comme l'indique FAINZANG.

Deuxièmement, FAINZANG n'avait vraisemblablement pas perçu le fait que sa classification même si elle n'était pas donnée par les Bisa eux-mêmes correspondait à une lecture empirique de matériaux qui n'autorisent pas une catégorisation stricte car il y a des

des significations obtenues par des traductions de matériaux, des interprétations qui sont le fruit d'élaborations et de conceptualisations à partir de données empiriques.

recouvrements, des imprécisions, des flous, d'où la possibilité d'avoir des noms de maladies dans plusieurs catégories et une subdivision en "sous-catégories" dans la perspective de l'analyse linguistique et sémantique adoptée. Trois catégories distinctes avaient été relevées[146] : premièrement, les désignations exprimées en fonction des manifestations somatiques qui peuvent être exprimées de manière littérale ou métaphorique (registre dit "phénoménal") ; deuxièmement, les dénominations qui component une référence à la cause supposée de la maladie (registre dit "causal") ; troisièmement, les dénominations qui comportent une référence à la technique thérapeutique en usage dans le cas considéré (registre dit "instrumental"). On constate sans grande difficulté qu'il y a de nombreuses interférences entre les différents registres interprétatifs. Ainsi, des maladies comme *no busu* (*no* = ventre ; *busu* = mal), *kor busu* (*kor* = nombril), *meya busu* (*meya* = yeux), *mim busu* (*mim* = tête) et *tor busu* (*tor* — oreille) désignent à la fois une localisation anatomique et un symptôme déterminé. Une classification dans la catégorie "symptôme sensible" relève donc d'un choix analytique. De même, des maladies comme *waafo* et *go* suggèrent à la fois une description métaphorique (l'auteur les a rangés dans cette catégorie) et une dénomination causale.

Troisièmement, deux aspects sont à souligner : d'une part, l'idée de classification n'est pas une préoccupation pour les gens, comme le suggère FAINZANG qui évoque néanmoins une classification d'ordre étiologique. Des conceptions sur la causalité sont exprimées, mais il est difficile d'y voir une quelconque catégorisation étiologique sous-jacente. En tout cas, ce n'est pas ce qui apparaît dans les descriptions faites des entités nosologiques (cf. chapitre précédent) qui concernent surtout le langage de la nomination des maladies, celui de la symptomatologie et des pratiques de soins. D'autre part, si des discours ou l'analyse linguistique qui est faite de certains termes suggèrent implicitement des classifications, celles-ci ne peuvent pas être d'ordre exclusivement étiologique.

---

[146] La classification adoptée par DACHER (1992 : 113-117) dans le contexte linguistique *goin* repose aussi sur une distinction similaire entre quatre grandes catégories (nomination de type descriptif et nomination de type étiologique "syndromes" et "maladies étrangères", avec des sous catégories pour les deux premières.

En effet, il n'y a pas un langage construit autour de l'imputation de causes, comme le montrent les entités nosologiques populaires décrites habituellement comme des "maladies de Dieu". Dans ce cas précis, la dénomination "maladie de Dieu" ne correspond pas à un diagnostic[147], selon les significations qu'en donne OLIVER DE SARDAN (1999a : 25) :

> « Il n'n'y a pas là un nom de maladie, et Dieu n'est pas désigné en tant qu'agent spécifique (à l'inverse de ces troubles qui ont pour caractéristique justement d'être le fait d'un magicien malveillant, d'un génie de brousse, ou d'un sorcier "mangeur d'âmes"). Il s'agit simplement de dire, lorsqu'on emploie à l'occasion cette expression, que la maladie à laquelle on a affaire est une maladie sans responsable, une maladie due au destin, à la fatalité, via tel ou tel type de vecteur pathogène identifié, ou sous la forme de telle ou telle entité nosologique, qu'elle soit congénitale, c'est-à-dire "héritée", qu'elle soit "attrapée", contractée par hasard, comme un accident, ou qu'elle se diffuse par contagion. ».

Il s'agit dans ce cas essentiellement de descriptions d'ordre séméiologique ou de l'affirmation de l'absence d'une cause surnaturelle établie, ce qui sort une fois de plus de l'argument étiologique avancé par FAINZANG. En fait, c'est le mode de survenue de la maladie (non-respect des usages alimentaires et des règles d'hygiène) qui est évoqué comme cause directe en dehors de toute autre considération comme un lien entre un agent pathogène quelconque non naturel et la manifestation des symptômes. Notre analyse des noms de maladie confirme cette absence d'une imputation causale, c'est-à-dire la non évocation d'une causalité surnaturelle.

En considérant les maladies décrites, on peut distinguer plusieurs registres de nomination[148]. Certaines maladies sont désignées par un nom composé exprimant d'une part la localisation anatomique et, d'autre part, la douleur provoquée (*busu* ou *busure*) ou

---

[147]OLIVIER DE SARDAN (1994b : 39) indique à ce sujet que « la catégorie "maladie de Dieu" n'est pas une catégorie nosologique pas plus qu'elle n'est une catégorie étiologique. ».

[148] Nous faisons allusion à des registres d'énonciation et non pas à des classifications sur les dénominations comme celles, similaires, qui ont été faites à des périodes différentes par DACHER (1990 : 14-19) et FAINZANG (1986 : 53-59) et qui portent sur quatre caractéristiques distinctives.

le caractère morbide : par exemple *mim busure*[149] (mal de tête), *no busure* (maladie du ventre), *wo busure* (maladie des mains), *gam busure* (maladie des pieds), *ci busu yaaba* (maladie de la poitrine), *feer busu* (maladie du coeur), *minyaa busure* (maladie des yeux), *nyo yaaba* (maladie des seins),

Comme déjà précisé, cette formulation n'intègre pas une imputation causale. C'est le cas de la plupart des maladies considérées comme "naturelles" ou "maladies de Dieu" (non provoquées par un agent surnaturel), à la différence d'autres maladies à étiologie magico-religieuse dont le nom évoque implicitement la cause (c'est le cas de *go* et de *waafo* déjà cités).

D'autres noms de maladie n'incorporent pas des référents sémantiques explicites analysables et doivent éventuellement être rapportés à l'histoire de l'origine de la nomination de la maladie. Par exemple, la variole est désignée par *yaaba jitarê* qui signifie "la plus grande maladie", nomination qui renvoie à la période des épidémies durant laquelle cette maladie particulièrement redoutée décimait la population. Cette terreur que suscitait la manifestation du fléau faisait dire qu'il n'y avait plus de chef dès qu'apparaissait cette maladie. Devant l'impuissance du chef à arrêter la propagation fulgurante de la maladie, celle-ci était considérée comme le véritable maître tant que durait l'épidémie, d'où le nom qui lui était donné.

Enfin, il y a des emprunts linguistiques (du *moore* au *bisa* ou du français dans les deux langues). Ainsi, les noms *kuiiga* et *waafo* (serpent en *moore*) désignent la même maladie en *bisa* et en *moore*. La raison est que les deux groupes linguistiques ont eu de nombreux contacts (cf. l'histoire du peuplement dans la première partie) si bien que certains termes *moore* sont passés dans la langue *bisa*. Le terme "méningite" est également passé dans les deux langues, même si les énonciations déformées sont assez différentes.

La terminologie biomédicale est utilisée pour certaines maladies qui n'ont pas une correspondance dans le parler local : c'est le cas de "méningite" et d'autres noms de maladies. Ces usages (les emprunts linguistiques) sont l'expression de ce que nous appellerons

---

[149] L'entité biomédicale "paludisme", communément appelé "palu", n'a pas une équivalence stricte avec *mim busure* ou "mal de tête" (il s'agit d'un diagnostic et non d'un simple constat séméiologique comme le laisse croire le mode d'expression) qui désigne vraisemblablement toute douleur localisée dans la tête qu'elle soit paludéenne ou non. On retrouvera cette caractéristique dans la plupart des entités nosologiques décrites ci-après.

une logique d'intégration des référents biomédicaux que nous considérons comme une marque d'adaptation aux significations biomédicales.

En fait, il ne s'agit pas seulement des noms de maladies mais d'autres termes empruntés au langage de la médecine officielle, en l'absence d'équivalents locaux. Même si la connaissance des référents biomédicaux n'est pas étendue, elle est vraisemblablement la manifestation d'une logique d'intégration des signifiants et des signifiés propres au domaine biomédical. On peut y percevoir une dynamique d'appropriation et d'insertion de ces objets et de ces termes étrangers dans les savoirs des utilisateurs de soins locaux avec une logique de transformation des savoirs locaux du fait d'un double système de référence (biomédical et autochtone).

Le travail de DACHER (1992) s'inspire largement d'une posture théorique et d'un modèle étiologique (cf. SINDZINGRE et ZEMPLENI 1981 cité) mais elle s'appuie sur des référents empiriques. Nous considérerons donc l'analyse de ces matériaux comme des "interpréta-tions sur l'émique" (cf. définition ci-dessus) pour des raisons qui seront données ci-après.

Nous prendrons le cas des descriptions des agents de maladies ; ceux-ci sont répertoriés selon des catégories étiologiques qui laissent apparaître une distinction classique, qu'on retrouve largement exprimée dans les travaux sur d'autres sociétés locales (cf. BONNET 1985 ; FAINZANG 1986), entre maladies naturelles et maladies à causalité magico-religieuse. La précision importante qui est donnée est que « les catégories ne sont pas énumérées telles quelles par les informateurs mais synthétisées à partir de récits de maladies vécues (86) qui ont fourni 100 étiologies. » (DACHER 1992 : 123). Globalement, une grande majorité des maladies considérées (près de 90 % cf. schéma, p. 125) sont à étiologie magico-religieuse : 31 % pour "sorcellerie", 21 % pour "double ancestral", 12 % pour "ancêtres", 7 % pour "ruptures d'interdits", 6 % pour "génies" et 5% pour "fétiches". En revanche, seulement 5 % de "maladies naturelles" sont mentionnées. Cela s'explique vraisemblable-ment par l'approche choisie car il est indéniable que cette catégorie de maladies "naturelles" et "ordinaires" est de loin la plus courante du point de vue de la prévalence globale des maladies.

Les matériaux concernent différentes catégories étiologiques, mais il manque certaines précisions pour une lecture plus complète : quelles maladies sont considérées (maladies les plus couramment nommées ou les plus couramment soignées, soignées à la maison, chez le guérisseur ou au dispensaire) ? Les récits de cas (qu'ils soient faits par les personnes qui ont vécu les maladies ou par d'autres personnes, qu'ils soient décrits individu par individu pour chaque maladie ou par un nombre restreint de personnes qui décrivent plusieurs maladies) prennent-ils en compte les interprétations successives au cours de l'évolution de certaines maladies ? N'y a-t-il pas pour certaines maladies une possibilité de les ranger dans plusieurs catégories ?

Ce sont autant de repères qui suggèrent que les interprétations proposées ne peuvent pas être considérées comme constantes dans l'aire géographique et linguistique concernée, c'est-à-dire que la proportion d'agents d'ordre magico-religieux déclarés pour les maladies évoquées est indicative du seul contexte de recueil des matériaux. Dans un autre contexte, ce sera peut-être 90 % d'agents naturels, si l'on considère par exemple les maladies soignées au dispensaire. En somme, par cette approche, les résultats ne doivent pas être présentés comme une caractéristique générale de la société *goin*, mais des informations relatives aux maladies qui ont été décrites par des informateurs dans un contexte donné. Il s'agit là d'une "interprétation sur l'émique" car ce ne sont pas les savoirs ou les discours locaux qui sont exprimés, mais une codification par l'auteur pour les besoins de son analyse.

Une "interprétation dans l'émique" est, par exemple, celle qui est faite sur la terminologie et les registres de la nomination. Ainsi, DACHER (1992 : 110-111) précise, en conformité avec les analyses empiriques qui sont faites, l'influence des caractéristiques sociales dans le mode d'énonciation :

> « Le mode de nomination des maladies dépend davantage des conditions d'énonciation que d'un système nosographique rigoureux. Nommer une maladie, c'est souvent poser un diagnostic et donc prétendre à un savoir. Or, le savoir est fonction du statut social et, selon qu'on interroge une femme ou un homme, un jeune ou un vieux, un villageois ou un citadin, un habitué des migrations en Côte-d'Ivoire, un scolarisé, etc., on n'obtient pas les mêmes réponses. ».

La possibilité d'une variation dans la terminologie locale en fonction des changements sociaux qui s'inscrivent dans le temps est également suggérée (cf. DACHER 1992 : 111) : « (…) la terminologie peut changer dans le temps, au fil des réinterprétations successives élaborées par chacun en réponse à l'évolution des dynamiques sociales en cours. ».

2.3. Une approche comparative

Nous étions guidé par une approche comparative : d'une part une comparaison entre des matériaux relatifs à deux contextes linguistiques différents (*bisa* et *moore*) ; d'autre part, une comparaison entre des savoirs locaux et des catégories médicales.

Dans le premier cas (comparaison entre faits et discours dans les aires linguistiques et culturelles *bisa* et *moore*), comme le montrent deux études de cas (entités nosologiques du ventre et *paparlo*), il y a de nombreuses similitudes dans les savoirs et les pratiques. C'est ce qu'illustre l'interprétation de certaines entités nosologiques comme *kuiiga* ou d'une maladie comme *waafo* dont le nom est commun aux deux langues, ou les pratiques préventives en période d'épidémie. Par contre, il y a quelques variantes qui ont été également soulignées, par exemple la diversité des conceptions *bisa* sur *yoor* qui se distinguent d'une interprétation plus circonscrite en *moore* (cf. chapitre 2 sur les entités nosologiques populaires).

Dans le deuxième cas (comparaison entre savoirs locaux et significations médicales), que ce soit pour les entités nosologiques populaires, *paparlo* ou les épidémies, un effort a été fait pour confronter les concepts, les conceptions et les pratiques des gens avec les catégories biomédicales. On constate qu'il y a souvent un décalage en plusieurs aspects et plus rarement quelques éléments de convergence.

Pour ce qui est du décalage, la plupart des entités nosologiques internes qui ont été décrites montrent sans équivoque que les catégories populaires et les catégories biomédicales ne sont pas superposables, comme l'exprime OLIVIER DE SARDAN (1999a : 15-16) :

> « Le savoir populaire sur les maladies n'est ni constitué ni structuré de la même façon que le savoir médical. Il a son épaisseur propre, ses logiques propres, ses configurations sémantiques propres. Les entités nosologiques populaires, autrement dit les "maladies" telles que le sens commun les nomme, n'ont rien à voir avec les entités nosologiques

savantes, autrement dit les "pathologies" telles que la biomédecine les décrit. ».

Les savoirs et les pratiques des gens ne concordent pas souvent avec les prescriptions et les pratiques biomédicales, mais dans certains cas il y a des logiques similaires qui montrent que les conduites populaires ne sont pas aberrantes, inadéquates ou irrationnelles. Ainsi, pour prévenir les épidémies, les gens avaient recours à l'inoculation de la maladie pour s'en protéger[150] sans rien connaître du principe de la vaccination qui consiste ni plus ni moins à immuniser l'organisme à l'aide d'une culture du germe responsable de la maladie.

[150] Il s'agissait d'une exposition volontaire à un risque mortel réel puisqu'il fallait se faire contaminer par la maladie (cf. analyse antérieure sur les épidémies).

CONCLUSION

Du local au global : pratiques de soins et contextes de changements locaux

Dans ce travail, il s'agissait de rendre compte des conduites et des pratiques thérapeutiques locales dans une zone où un grand projet de développement en cours de réalisation occasionnait des transformations importantes. A cet effet, différents thèmes ont été abordés, les uns pour présenter les objets, les contextes d'investigation et les méthodes utilisées, les autres pour rendre compte des savoirs populaires, des conduites thérapeutiques ainsi que des enjeux sociaux, sanitaires ou professionnels liés aux interactions dans différents contextes. Auparavant, une description de différentes caractéristiques de la zone d'enquête ainsi qu'un aperçu historique ont situé les événements dans l'espace et dans le temps, en donnant des repères qui situent les acteurs dans l'environnement local.

La description et l'analyse des données d'enquête ont fourni des indications relatives à la fois aux savoirs locaux sur les maladies, aux représentations étiologiques et aux motivations qui influencent les pratiques de soins. A partir de ces matériaux, nous avons élargi la réflexion engagée à partir de faits locaux à des préoccupations plus larges selon une certaine visée pratique qui était d'appréhender le global à partir du local. Autrement dit, des cas particuliers nous ont conduit à des considérations plus générales.

La question de départ était celle des recours aux soins, exprimée en termes de logiques de gestion de la santé et d'itinéraires thérapeutiques dans une zone de projet de grande envergure nationale. En d'autres termes, il était question des pratiques locales de soins, de comment les gens se soignent dans un contexte géographique, historique, social et culturel donné. Quelle contribution pouvait être apportée sur ce sujet déjà largement abordé dans de nombreux travaux, notamment en anthropologie et en sociologie ? Comme pour tout projet d'investigation, l'objectif était d'apporter un plus à la réflexion dans ce domaine en mettant l'accès sur une description et une analyse "micro" (nous dirons "contextualisée") des faits de santé et de société dans une arène locale où les acteurs sont impliqués, de près ou de loin ou pas du tout, dans ce qui se passe autour d'un grand projet hydraulique.

Par rapport à la question initiale, l'investigation a permis une implication en temps réel dans des faits locaux de santé et de société, en focalisant la réflexion sur les motivations éminentes des pratiques de soins. Les aspects directement liés à cette thématique ont été abordés : les représentations de la maladie, les ressources thérapeutiques disponibles et les conditions de leur utilisation, les enjeux divers qui apparaissent à l'occasion des interactions en situation de soins ou lorsque les gens sont impliqués dans des faits locaux de santé dans le cadre de la réalisation d'actions de développement.

Que nous apprennent les résultats présentés ? Trois types d'observations serviront à caractériser les résultats de cette démarche.

Premièrement, il y a un fond commun de représentations courantes des principales entités nosologiques et étiologiques (cf. JAFFRE et OLIVIER DE SARDAN 1999), avec quelques variantes locales (par exemple *go* en *bisa* et *tiise* en *moore* sont similaires comme *waafo* dont la dénomination est la même dans les deux langues[151] ; par contre *yoor* ou *yuuru* en *bisa* diffère un peu de *sabnoadga* en *moore*).

Deuxièmement, les recours thérapeutiques sont multiples et il est tentant mais vain de s'engager dans une description exhaustive de ce qui est censé influencer les décisions et les conduites des malades et de leur entourage. C'est pourquoi une entrée en la matière a été l'exposé de quelques récits de cas pour rendre compte par la suite des motivations éminentes qui guident la recherche de soins ainsi que les enjeux engendrés par des interactions entre les acteurs locaux autour de faits de santé et de société.

Troisièmement, la question de l'impact du projet de développement local sur les pratiques de soins avait été posée. Cette question concerne les conditions d'émergence ou non du changement social dans le contexte de réalisation d'un projet local de développement. Des transformations rapides sont engendrées par les activités du projet (aménagement de l'espace, arrivée de migrants avec un impact social et démographique indéniable, diffusion de savoirs et de savoir-faire

---

[151] Les emprunts linguistiques sont le signe de la rencontre entre les deux principaux groupes linguistiques de la région, à savoir les *bisa* et les *moose*.

techniques autres que ceux des gens du terroir), mais en est-il autant pour des activités courantes comme les pratiques de soins non directement liées à ces interventions ? En d'autres termes, un projet comme celui de Bagré est-il de nature à changer directement, et en quoi, des savoirs locaux et des pratiques en matière de prise en charge de la santé ?

La réponse à cette question n'apparaît pas d'emblée car un projet quel qu'il soit fait l'objet d'un traitement symbolique[152] qui tend à surestimer son influence et sa capacité à transformer les réalités locales. Nous avons abouti au constat que ce n'est pas parce qu'il y a un grand projet que les gens changeront du jour au lendemain leur manière de percevoir et de soigner les maladies. L'arrière-fond cognitif des registres d'interprétation ne subit pas une modification sensible à cause de l'action directe du projet mais plutôt à cause de certains effets du changement social[153] en général tel qu'il se manifeste aussi dans des contextes sociaux ordinaires. On peut dire que la configuration thérapeutique est globalement la même qu'ailleurs avec quelques variantes locales : médication familiale, quête de soins de proche en proche en associant les relations familiales et le voisinage, recours aux prestations des thérapeutes locaux ou aux soins des centres de santé selon certaines logiques dont nous avons décrit quelques manifestations courantes. Autrement dit, le contexte de projet en lui-même n'engendre pas un changement en profondeur directement perceptible dans les conceptions, les représentations et les pratiques en matière de soins de santé. En revanche, certaines manifestations sont directement visibles pour ce qui concerne les transformations environnementales, démographiques, sociales et économiques qui sont révélatrices de l'impact du projet. Il apparaît donc que le projet permet d'appréhender certains faits de changement et fait partie des phénomènes caractéristiques des mutations qui s'opèrent dans les groupes sociaux concernés.

Pour rendre compte du rapport entre le développement et le changement social local, nous avons montré à travers quelques exemples (cas des moulins ou des magasins appelés "banques de

---

[152] C'est l'"imaginaire du projet" ou les attentes favorables qui sont exprimées ainsi que les croyances en ses bienfaits.

[153] C'est le cas par exemple des maladies qui sont interprétées comme la conséquence nocive de nouvelles habitudes alimentaires (cf. les entités nosologiques populaires décrites dans le chapitre 2 de la deuxième partie).

céréales") qu'un projet de développement n'engendre pas en lui-même nécessairement du changement social et qu'il y a d'autres causes comme la scolarisation, l'impact de l'expérience de migrants internes (cas de l'"exode rural") ou externes (cas des migrations à l'étranger) ou l'effet des émissions de radio. Il est certain que l'impact sous l'angle du changement social s'inscrit dans la durée[154], ce qui dans le cas d'un projet d'aménagement se manifestera éventuellement lorsque toutes les activités seront en place[155]. Le corollaire logique de ces observations est que l'on ne peut s'étonner du décalage entre les intentions des promoteurs d'un projet qui veulent un changement rapide[156] des savoirs ainsi que des pratiques populaires et la réalité qui est souvent différente.

En définitive, les différents thèmes qui ont été abordés, que ce soit dans une perspective diachronique (cf. aperçu historique), par l'intermédiaire d'une approche fine et "contextualisée" des concepts, des conceptions, des représentations locales et des pratiques de soins (cf. entités nosologiques populaires) ou à travers des études de cas (cf. itinéraires thérapeutiques, *paparlo* et épidémies, activités de deux centres de santé), nous ont permis de rendre compte de plusieurs facettes des pratiques de soins. Au-delà, une telle approche nous a amené à inclure la problématique du développement et du changement social dans notre réflexion en référence à deux actions locales de développement (le projet sanitaire contre le goitre endémique au Bazega et le projet d'aménagements hydrauliques de Bagré) que nous avons décrites.

Ce travail est avant tout une mise en perspective pour jeter les bases d'une approche multidimensionnelle des faits de santé qui ne peuvent plus être confinés dans les monographies d'antan ou des essais trop généralistes, ou encore une analyse trop symboliste à l'image de

---

[154] C'est ce que nous avons exprimé en parlant de l'effet dans le temps dans le chapitre 2 de la troisième partie.

[155] Selon la nature du projet, l'effet grandeur nature recherchée n'apparaît pas d'emblée ou n'est pas immédiatement perceptible. C'est l'une des caractéristiques de l'imaginaire du projet que nous avons décrit.

[156] Il s'agit d'une logique de transformation hic et nunc (ici et maintenant) car le projet a une durée de vie et les opérateurs obéissent à une logique de gestion du temps et de l'argent ainsi qu'à l'impératif de fournir des résultats dans un délai déterminé.

travaux de certains pionniers de l'anthropologie de la santé[157]. Au-delà, cette démarche s'inscrit dans l'une de nos préoccupations qui est de plaider pour une approche fédératrice des préoccupations épistémologiques actuelles en sciences sociales. Des jalons sont déjà tracés par certains auteurs dans une perspective générale ou plus spécifiquement dans le domaine de la santé. L'enjeu majeur est de ne pas se laisser enfermer dans la crise actuelle des "grandes idéologies scientifiques"[158] et de perdre les repères alors que de nouvelles perspectives heuristiques sont ouvertes avec la prise en compte de la dimension diachronique dans l'approche anthropologique ainsi que l'intérêt accordé au changement social et au développement[159].

Dans un autre registre, les différents aspects abordés dans ce travail de recherche relèvent de deux types d'approches comme l'illustre l'ensemble des résultats. En effet, d'une part, nous avons mis l'accent d'abord sur le recueil et l'analyse de données fines, "contextualisées" (cf. deuxième partie) : il s'agit là de la dimension "micro" de cette démarche. Ensuite, nous avons élargi la réflexion à des considérations plus générales, sous l'angle diachronique à travers les descriptions des interventions sanitaires qu'elles soient initiées par des organisations non gouvernementales ou par l'Etat, mais aussi en ce qui concerne les analyses des contributions des professionnels de la santé ainsi que les transformations à l'œuvre dans le champ de la santé. Il s'agit là de la dimension "macro" du travail.

Au terme de nos analyses sur notre objet d'étude et ses articulations transversales avec des centres d'intérêt d'ordre notamment social, culturel et économique et politique, il convient de faire le lien entre les réalités observées depuis une vingtaine d'années et celles d'aujourd'hui. Cela prolonge la réflexion sur les questions liées aux changements locaux et plus globaux telles qu'abordés dans ce travail doctoral. Trois points clés nous serviront de repères. Premièrement, la prévalence toujours récurrente d'épidémies est préoccupante et impose de nouvelles formes de gestion de l'urgence sanitaire avec des implications sur les usagers des services de santé ; deuxièmement, la permanence des politiques d'aménagement de grands espaces à potentiel hydro-agricole renseigne sur le maintien

---

[157] Les terminologies peuvent varier (cf. "anthropologie médicale" ou "anthropologie de la maladie") mais elles désignent toutes le même objet.

[158] Cf. OLIVIER DE SARDAN (1985 : 34, 1991a : 7).

[159] Cf. OLIVIER DE SARDAN (1991a : 7, 1995 : 46).

des stratégies de développement local « clés en mains » qui n'ont pas fait leurs preuves jusqu'à présent ; troisièmement, l'évolution de la gouvernance mondiale de la santé vers une globalisation des systèmes et des politiques de santé (HOURS 2001) semble être inéluctable sans pour autant régler le problème de fond de l'accès aux soins des plus pauvres.

Pour le premier point, les grands foyers d'épidémies constatés depuis deux décennies (cas par exemple de la méningite et de la rougeole, d'ébola, de la grippe A ou H1N1 qui a précédé la pandémie à coronavirus) mettent en relief l'idée que le "régime du mal" peut varier d'une période à l'autre de l'histoire, de même que les stratégies de riposte globale et à plus petite échelle dans les pays. Le cas récent de la pandémie à coronavirus illustre à souhait comment la gestion de l'urgence d'une menace épidémique globale renvoie à des enjeux multidimensionnels qui reflètent l'état du monde actuel. En effet, au regard des moyens disponibles actuellement, ce défi sanitaire planétaire n'était pas pour autant aussi critique qu'en d'autres périodes de l'histoire. Mais la nature de la riposte et les actions engagées avec plus ou moins d'efficacité révèlent une gestion collective du mal imposée aux Etats et aux individus à cause des enjeux sanitaires (mise à l'épreuve de la résilience des systèmes de santé) et macro-économiques. Cette réaction tranche avec les approches plus spontanées et culturellement ancrées d'antan, avec une responsabilité individuelle et sociale plus marquée.

Le deuxième et le troisième points de repères se rejoignent concernant la réflexion sur les changements locaux et globaux en matière de développement local et de résilience des politiques et des systèmes de santé. Il apparaît dans l'un et l'autre cas une même tendance à l'uniformisation de modèles qui ne sont pas pour autant des panacées face à des réalités complexes et multiformes. Ce phénomène, qualifié par OLIVIER DE SARDAN de "modèle voyageur", désigne en quelque sorte les principes et stratégies couramment colportés selon une vision "développementiste" planétaire. En effet, l'expérience du grand barrage hydroélectrique de Bagré comme exemple grandeur nature d'un changement local provoqué a montré les limites d'une idéologie du développement importée depuis la période coloniale en Afrique. Cette stratégie coûteuse repose sur des actions de transformations volontaristes mais en décalage avec les capacités ou les attentes immédiates des acteurs locaux. Ainsi, à l'heure actuelle, pas plus de 10 % des prévisions initiales d'aménagement hydro-agricole des terres de la région de Bagré ont été réalisés. Diverses difficultés observées avec des approches antérieures basées sur des logiques d'entreprenariat agricole pour des producteurs attachés à leurs habitudes de cultures vivrières montrent que le fond du problème est ailleurs. En l'occurrence, la politique de petits aménagements à l'échelle d'espaces plus restreints plus accessibles à la grande masse des producteurs offre de meilleures perspectives de succès et d'ancrage local.

Une situation similaire caractérise la gouvernance nationale de la santé en référence aux défis actuels de l'accès aux soins qui font partie des grandes priorités des politiques publiques. En effet, des initiatives importantes ont été mises en œuvre (cas de la subvention des urgences obstétricales suivie de la gratuité totale des soins pour les femmes enceintes et les enfants de moins de cinq ans). Elles obéissent aux grandes recommandations et directives internationales qui correspondent à des standards conventionnels (les "modèles voyageurs" d'OLIVIER DE SARDAN) dont l'application en contexte africain dans des pays à ressources limitées est confrontée à de nombreux obstacles. En dehors des ressources (humaines, financières et matérielles) insuffisantes, de telles approches s'apparentent à des expérimentations en réponse à des situations d'urgence conjoncturelle dont la solution s'inscrit dans la durée. Cela signifie que l'effort demandé est disproportionné par rapport aux résultats attendus dans l'immédiat. En d'autres termes, les politiques et les systèmes de santé fortement alignés aux standards internationaux s'écartent de stratégies plus résilientes et adaptées aux capacités nationales dans un contexte de crise économique au long cours. De ce constat, se dégage l'idée que d'autres solutions, moins standardisées et potentiellement plus efficaces, peuvent être engagées, en sortant des sentiers battus des logiques "développementistes" classiques. Dans cette perspective, des initiatives en tous genres relevant de la santé, plus spécifiquement de l'accès aux soins, ou d'autres domaines sont susceptibles de renouer avec une approche plus réaliste, endogène et moins conformiste du développement.

BILIOGRAPHIE

Abréviations et signes conventionnels

ACCT : Agence de coopération culturelle.et technique

ADDB : Association "Découvertes Du Burkina" (Ouagadougou)

al. : collaborateurs non nommés

AUPELF : Association des universités partiellement ou entièrement de langue française

CEPED : Centre français sur la population et le développement

CIEH : Comité Inter-africain d'Etudes Hydrauliques (Ouagadougou)

CIFAGE : Centre d'information et de formation des agents en coopération (France)

coll. : collection

com. pers. : communication personnelle

coord. : coordination (sous la)

CTA : Centre technique de coopération agricole et rurale

dir. : direction (sous la) éd. : édition (éditeur) éd. angl. : édition anglaise

Ed. (eds) : Editions (éditeurs)

ha : hectare

km : kilomètre

p. : page
pp. : page x à y

trad. : traduction

trad. française : traduction française

vol. : volume

Btin : bulletin

Bull. Soc, Path. Ex. : Bulletin de la Société de Pathologie Exotique

Cah. d'Et. Afr. : revue *Cahiers d'Etudes Africaines*

Cah. intern. de soc. : revue "Cahiers internationaux de sociologie"

Cah. Sci. Hum. : revue "Cahiers des Sciences Humaines"

Cah. ORSTOM, série Sci. Hum. : revue "Cahiers ORSTOM, série Sciences humaines"

INSERM : Institut national de la santé et de la recherche médicale (France)

JA Conseil : Editions "Jeune Afrique Conseil"

Méd. Afr. Noire : revue "Médecine d'Afrique Noire"

Min. Coop. : Ministère de la coopération

PUF : Presses universitaires de France

PU Nancy : Presses universitaires de Nancy

RP : Révérend Père (missions chrétiennes)

Sc. Soc. et Sant. : revue *Sciences Sociales et Santé*

Soc. Sci. Med. : revue *Social Science and Medecine*

ADAM (Philippe), HERZLICH (Claudine), 1994, *Sociologie de la maladie et de la médecine*, Paris, Nathan / Université, 127 p.

AÏACH (Pierre), FASSIN (Didier), 1994a, *Les métiers de la santé : enjeux de pouvoir et quête de légitimité*, Paris, Anthropos / Economica, 364 p.

ALFIERI (Chiara), 1999, « Kooko : une entité nosologique populaire de la modernité », in *La construction sociale des maladies : les entités nosologiques populaires en Afrique de l'Ouest*, JAFFRÉ et OLIVIER DE SARDAN (dir.), pp. 207-225.

AUGE (Marc, dir.), 1974, *La construction du monde : religions, représentations, idéologie*, Paris, Maspéro.

AUGÉ (Marc), 1994, *Le sens des autres : actualité de l'anthropologie*, Fayard, 199 p.

AUGÉ (Marc), HERZLICH (Claudine), dir., 1984, *Le sens du mal : anthropologie, histoire et sociologie de la maladie*, Paris, Editions des Archives contemporaines.

AUGÉ (Marc), 1984, « Ordre biologique, ordre social : la maladie forme élémentaire de l'événement », in *Le sens du mal : anthropologie, histoire et sociologie de la maladie*, AUGÉ et HERZLICH (dir.), pp. 35-91.

BACHELARD (Gaston), 1989, *La formation de l'esprit scientifique : contribution à une psychanalyse de la connaissance objective*, Paris, Librairie philosophique Vrin, 256 p. (14e. éd., le éd. 1938).

BADIEL (Oumarou), 1993, *Introduction à l'histoire de la profession infirmière au Burkina Faso de 1896 à 1992 : naissance et évolution d'un corps*, mémoire d'études, Université Lyon Il, 137 p.

BADINI (Amadé), 1994, *Naître et grandir chez les Moosé traditionnels*, Paris / SÉPIA - Ouagadougou / ADDB (coll. "Découvertes du Burkina"), 207 p.

BADO (Jean-Paul), 1996, *Médecine coloniale et grandes endémies en Afrique*, Karthala, 428 p.

BADO (Laurent), 1996, « L 'Afrique refuse-t-elle le développement », in *Tradition et modernité*, n° 4, pp. 17-30.

BALANDIER (Georges), 1960, « Structures sociales traditionnelles et changements économiques », in *Cah. d'Et. Afr.*, n° l, pp. 1-14.

BALANDIER (Georges), 1963, « Sociologie dynamique et histoire à partir de faits africains », in *Cahiers internationaux de sociologie*, vol. XXXIV, pp. 3-11.

BALANDIER (Georges, dir.), 1970, *Sociologie des mutations*, Paris, PUF, 531 p.

BALANDIER (Georges), 1971, *Sens et puissance : les dynamiques sociales*, Paris, PUF, 334 p.

BALANDIER (Georges), 1982, *Sociologie actuelle de l'Afrique noire : dynamique des changements en Afrique centrale*, Paris, PUF (le éd. 1955), 510 p.

BALIMA (Salfo-Albert), 1995, « Le gouverneur Edouard Hesling (1869-1934) », in *La Haute-Volta coloniale :témoignages, recherches, regards*, MASSA et MADIÉGA (dir.), pp. 523-528.

BALIMA (Salfo-Albert), 1995, *Légendes et histoire des peuples du Burkina Faso*, JA Conseil, 403 p. (annexes)

BALIQUE (Hubert), 1995, « La diversification des services de santé, promesses et problèmes », in *Innover dans les systèmes de santé : expériences d'Afrique de l'Ouest*, BRUNET-JAILLY (dir.), pp. 11-18.

BARÉ (Jean-François, dir.), 1995, *Les applications de l'anthropologie : un essai de réflexion collective depuis la France*, Paris, Harmattan, 282 p.

BASTIDE (Roger), 1971, *Anthropologie appliquée*, Paris, Petite Bibliothèque Payot, 247 p.

BECKER (Charles), COLLIGNON (René), 1998, « Epidémies et médecine coloniale en Afrique de l'Ouest », in *Cahiers Santé*, vol. 8, n° 6, pp. 411-416.

BENOIST (Jean), 1986a, « La question de l'efficacité en anthropologie médicale », in *Médecine du monde : anthropologie et pratiques médicales*, Paris, actes colloque (27-28 janvier), pp. 91-98.

BENOIST (Jean), 1986b, « La médecine traditionnelle est-elle efficace ? », in *Santé, médicaments et développement : les soins primaires à l'épreuve des faits*, DESTEXHE (dir.), pp. 211-217.

BENOIST (Jean), 1994, *Les communautés, l'argent et la santé en Afrique, in Argent et santé : expériences de financement communautaire en Afrique*, Actes séminaire international du 24-27 septembre 1991, CIE-Paris, pp. 47-60.

BENOIST (Jean), 1996, « Prendre soins », in *Soigner au pluriel : essai sur le pluralisme médical*, BENOIST et DESCLAUX (dir), pp. 491-506.

BENOIST (Jean), DESCLAUX (Alice), dir., 1996, *Soigner au pluriel : essai sur le pluralisme médical*, Karthala (coll. Médecines du monde), 520 p.

BENOIST (Roger de), 1974, *Docteur Lumière*, SOS Ed., 237 p.

BEOGO (Gaston), 1997, *La relation soignants-soignés : contribution pour une amélioration de la communication entre les soignants et les soignés dans la zone sanitaire de Bittou (Province du Boulgou)*, Ouagadougou, mémoire ENSP, 90 p.

BERCHE (Thierry), 1985, A propos d'une ONG de développement sanitaire : l'Eglise catholique en Afrique et les soins de santé primaires, *Sci. Soc. et Sant.*, vol. III, n° 3-4, pp. 85-103.

BERCHE (Thierry), 1998, *Anthropologie et santé publique en pays dogon*, APAD-Karthala, 232 p.

BIBEAU (G.), CORIN (E.) et COLLIGNON (R.), 1995, *Préface à JANZEN 1995.*

BICHMANN (Wolgang), 1979, « Primary health care and traditional medicine: considering the background of changing health care concepts in Africa », *Soc. Sci. & Med.*, vol. 13B, pp. 175-182.

BIERSCHENK (Thomas), 1991, « Les projets et les politiques de développement sont-ils des préoccupations légitimes de l'anthropologie ? », *Btin APAD*, n° 1, pp. 12-14.

BIERSCHENK (Thomas), CHAUVEAU (Jean-Pierre), OLIVIER DE SARDAN, dir., 2000, *Courtiers en développement : les villages africains en quête de projets*, APAD-Karthala.

BLANC-PAMARD (Chantal, coord.), 1992, *La santé en société : regards et remèdes*, Paris, ORSTOM, 302 p.

BOGNOUNOU (Ouétian), 1988, « Au sujet de la valorisation des pratiques médicales traditionnelles », in *Science et Technique*, vol. XVIII, n° 3 (numéro spécial journées scientifiques), Ouagadougou, CNRST, pp. 82-93.

BOIRAL (Pierre), LANTERI (J.-F.), OLIVIER DE SARDAN (Jean-Pierre), 1985, *Paysans, experts et chercheurs en Afrique noire : sciences sociales et développement rural*, CIFAGE-Karthala.

BOIRAL (Pierre), 1985, *Logiques de recherche et logiques d'action in Paysans, experts et chercheurs en Afrique noire : sciences sociales et développement rural*, BOIRAL, LANTERI, OLIVIER DE SARDAN (dir.), pp. 45-66.

BONNET (Doris), 1986, *Représentations culturelles du paludisme chez les moosé du Burkina Faso*, ORSTOM, Ouagadougou, 64 p.

BONNET (Doris), 1990, « Anthropologie et santé publique : une approche du paludisme », in *Sociétés, développement et santé*, FASSIN et JAFFRÉ (dir.), pp. 243-258.

BONNET (Doris), 1994, « Identité et appartenance : interrogations et réponses moose à propos du cas singulier de l'épileptique », in *Cahiers des Sciences Humaines*, 31 (2), pp. 501-522.

BONNET (Doris), 1994, « La notion de négligence sociale à propos de la malnutrition de l'enfant », in *Sciences Sociales et Santé*, vol. 14, n° l, pp. 5-15.

BONNET (Doris), 1999, « Les différents registres interprétatifs de la maladie de l'oiseau », in *La construction sociale des maladies*, JAFFRÉ et OLIVIER DE SARDAN (dir.), pp. 305-320.

BOURDIEU (Pierre), CHAMBOREDON (Jean-Claude), PASSERON (Jean-Claude), 1987, *Le métier de sociologue : préalables épistémologiques*, Paris, Mouton (4e éd.).

BOURDIEU (Pierre) 1993, *La misère du monde*, Paris, Seuil, 948 p.

BOURDIEU (Pierre), 1993, « Comprendre », in *La misère du monde*, Paris, Seuil, pp. 903-925

BOUVIER (Sylvie), 1999, « Du ventre à la tête : à propos de quelques maladies ordinaires à Timba (FoutaDjalon) », in *La construction sociale des maladies : les entités nosologiques populaires en Afrique de l'Ouest*, JAFFRÉ et OLIVIER DE SARDAN (dir.), pp. 115-135

BRISSET (Claire), STOUFFLET (Jacques), éd., 1988, *Santé et médecine : l'état des connaissances et des recherches*, La Découverte / INSERM / ORSTOM, 584 p.

BRUNET-JAILLY (Joseph), dir. 1994, *Se soigner au Mali : une contribution des sciences sociales*, Karthala, 342 p.

BRUNET-JAILLY (Joseph), dir., 1997, *Innover dans les systèmes de santé : expériences d'Afrique de l'Ouest*, Paris, Karthala, 435 p.

BRUNET-JAILLY (Joseph), 1997, « Innover pour développer », in *Innover dans les systèmes de santé : expériences d'Afrique de l'Ouest*, BRUNET-JAILLY (dir.), pp. 399-424.

Bulletin médical de l'Afrique occidentale française, 1954, *Tâches et problèmes de la santé publique en AOF*, n° spécial.

CANGUILHEM (Georges), 1966, *Le normal et le pathologique*, Paris, PUF (3e éd.).

CANTRELLE (Pierre), LOCOH (Thérèse), 1990, *Facteurs culturels et sociaux de la santé en Afrique de l'ouest*, Les Dossiers du CEPED, n° 10, pp. 7-36.

CHAMBERS (Robert), 1980, *Rapid Rural Apraisal: Rationale and Repertoire*, Brighton, Institute of Development Studies.

CHAMBERS (Robert), 1990, *Développement rural : la pauvreté cachée* (traduction française), Karthala – CTA.

CHAROLLES (Michel), FISHER (Sophie), JAEZ (Jacques), coord., 1990, *Le discours : représentations et interprétations*, PU Nancy, 305 p.

CHASTRE (Claire), 1994, *Analyse bibliographique sur l'impact des aménagements hydrauliques sur la santé et la nutrition dans les pays en développement (cas du barrage de Bagré au Burkina Faso)*, mémoire DESS, Université Montpellier II - ORSTOM, 52 p.

COLLEYN (Jean-Paul), 1981, *Eléments d'anthropologie sociale et culturelle*, Editions de l'Université de Bruxelles (coll. "Arguments et Documents"), 190 p. (2e éd.)

COMPAORE (Maxime), 1995, « L'enseignement public en Haute-Volta pendant la période coloniale », in *La Haute-Volta coloniale : témoignages, recherches, regards*, MASSA et MADIEGA (dir.), pp. 351-359.

COPPO (Piero), KEITA (Arouna), dir., 1990, *Médecine traditionnelle : acteurs, itinéraires thérapeutiques*, Trieste, Edizioni, 320 p.

COQUERY-VIDROVITCH (Catherine), HEMERY (Daniel), PIEL (Jean), éd., 1988, *Pour une histoire du développement : Etats, sociétés, développement*, Paris, Harmattan, 286 p.

COULON (Alain), 1990, *L 'ethnométhodologie*, PUF / coll. "Que sais-je", 127 p.

COURADE (Georges), 1987, « Demandes sociales, démarches scientifiques et réponses aux problèmes de développement », in *Terrains et perspectives : l'anthropologie face aux transformations des sociétés rurales, aux politiques et aux idéologies du développement*, GESCHERE et SCHLEMMER (éds), pp. 351-359.

CROZIER (Michel), FRŒDBERG (Erhard), 1977, *L'acteur et le système : les contraintes de l'action collective*, Seuil (Points), 500 p.

DACHER (Michèle), LALLEMAND (Suzanne), 1992, *Prix des épouses, valeur des soeurs, suivi de Les Représentations de la maladie : deux études sur la société Goin* (Burkina Faso), Paris, Harmattan, 203 p.

DELOBSOM (Dim), 1932, *L 'empire du Mogho Naba : coutumes des Mossi de la Haute-Volta*, Paris, DomatMontchestien, 303 p. (Etudes de sociologie et d'ethnologie juridiques, vol. 11)

DELOBSOM (Dim), 1934, *Les Secrets des sorciers noirs*, Paris, Nourry.

DESCLAUX (Alice), 1992, « Le RAP et les méthodes anthropologiques rapides en santé publique », in *Cahiers Santé*, vol. 2, n° 5, pp. 300-306.

DESCLAUX (Alice), 1996, *Enquêtes CAP et recherches en sciences sociales sur le Sida au Burkina Faso (1986-1996) : synthèse bibliographique*, Ouagadougou, Min. coop., 84 p.

DESCLAUX (Alice), 1996, *L'épidémie invisible : anthropologie d'un système médical à l'épreuve du sida chez l'enfant à Bobo-Dioulasso*, Burkina Faso, thèse d'Anthropologie, Université de Droit, d'Economie et des Sciences d'Aix-Marseille, 2 vol.

DESJEUX (Dominique), dir., 1985, *L'eau : quels enjeux pour les sociétés rurales*, Paris, Harmattan, 220 p.

DESJEUX (Dominique), FABRE (Isabelle), SMONGIOVANI (Joëlle), dir., 1993, *Anthropologie d'une maladie ordinaire : étude de la diarrhée de l'enfant en Algérie, Thaïlande, Chine et Egypte*, Paris, Harmattan, 256 p.

DESTEXHE (Alain), dir., 1987, *Santé, médicaments et développement : les soins primaires à l'épreuve des faits*, Les Publications de la Fondation Liberté sans frontières, 271 p.

DIALLO (Yveline), 1999, « Suma : la représentation complexe d'une maladie banale (guérisseurs sus de Guinée maritime) », in *La construction sociale des maladies : les entités nosologiques populaires en Afrique de l'Ouest*, JAFFRÉ et OLIVER DE SARDAN (dir.), pp. 89-114.

DOZON (Jean-Pierre), PONTY (Guy), 1985, « Développement, sciences socialcs et logiques paysannes », in *Paysans, experts, chercheurs en Afrique noire*, BOIRAL, LANTERI, OLIVIER DE SARDAN (dir.), pp. 67-80.

DOZON (Jean-Pierre), SINDZINGRE (Nicole), 1985, « Pluralisme thérapeutique et médecine traditionnelle en Afrique contemporaine », in *Prévenir*, 12, pp. 43-52.

DOZON (Jean-Pierre), 1987, « Ce que valoriser la médecine traditionnelle veut dire », in *Politique africaine*, n° 28, pp. 9-20.

ECO (Umberto), 1993, Les limites de l'interprétation, Paris, Grasset.

EGROT (Marc), 1999, *La maladie et ses accords : le sexe social, mode de déclinaison et espace social de résonance de la maladie chez les Moose du Burkina Faso*, thèse de doctorat en Anthropologie, Université Aix-Marseille.

ELLING (Ray), 1978, «Medical systems as changing social systems», *Soc. Sci. & Med.*, vol. 12, pp. 107-115.

EPELBOIN (Alain), 1987, « Les pluralismes thérapeutiques », in *Santé, médicaments et développement : les soins primaires à l'épreuve des faits*, DESTEXHE (dir.), pp. 219-229.

EPELBOIN (Alain), 1992, « De la difficile et nécessaire collaboration des sciences biomédicales et de l'anthropologie sociale et culturelle », *Cahiers Santé*, AUPELF-UREF, vol. 2, n° 5, pp. 287-288.

FABREGA (Horacio), 1979, «The ethnography of illness», *Soc. Sci. & Med.*, vol. 13A, pp. 565-576.

FAINZANG (Sylvie), 1985, « La "maison du blanc" : la place du dispensaire dans les stratégies thérapeutiques des *Bisa* du Burkina », *Sciences Sociales et Santé*, vol. III, n° 3-4, pp. 105-128.

FAINZANG (Sylvie), 1986, *L'intérieur des choses : maladie, divination et reproduction sociale chez les Bisa du Burkina*, Paris, Harmattan, 204 p.

FASSIN (Didier) et al., 1984, « Une étude sociologique de l'accès aux soins en milieu urbain à Tunis », *Bull. soc. Path-Ex.*, 77, 717-727.

FASSIN (Didier), 1986, « Pauvreté, urbanisation et santé les inégalités d'accès aux soins dans la banlieue de Dakar », *Psychopathologie Africaine*, XXI, 2 : 155-176.

FASSIN (Didier) 1987, « La santé, un enjeu politique quotidien », *Politique africaine*, n° 28, pp. 2-8.

FASSIN (Didier), JAFFRÉ (Yannick), 1990, *Sociétés, développement et santé*, Ellipses / AUPELF, 287 p.

FASSIN (Didier), 1992, *Pouvoir et maladie en Afrique*, PUF (coll. "Les Champs de la santé"), 359 p.

FASSIN (Didier), 1994, « Penser les médecines d'ailleurs », in *Les métiers de la santé*, AÏACH et FASSIN (dir.), pp. 339-364.

FASSIN (Didier), 1996, *L'espace politique de la santé*, Paris, PUF, 324 p.

FAURE (Armelle), 1990, *L'appropriation de l'espace foncier : une étude d'anthropologie sociale en région bisa (Burkina Faso)*, thèse de doctorat en Anthropologie, EHESS (Marseille), 456 p.

FAURE (Armelle), 1996, *Le pays bissa avant le barrage de Bagré*, Paris (SEPIA) -Ouagadougou (ADDB).

FEIERMAN (Steven), 1979, «Change in african therapeutic systems», *Soc. Sci. & Med.*, vol. 13B, pp. 277-284.

FORD (Thomas), ARCURY (Thomas), 1984, «Population and health in developing world: research perspectives for medical anthropologists», *Soc. Sci. & Med.*, vol. 18, n° 10, pp. 855-859.

FOSTER (George), 1976, «Desease etiologies in Non-Western Medical Systems», *American Anthropologist*, n° 78, pp. 773-781.

FOSTER (George), 1984, «Anthropological research perspectives on health problems in developing countries», *Soc. Sci. and Med.*, vol. 18, n° 10, pp. 847-854.

FREIDSON (Eliot), 1984, *La profession médicale*, Paris, Payot, 360 p.

FROGER (M.), 1909, *Codification des coutumes indigènes des Boussangas, peuplade habitant la circonscription de Tenkodogo*, Archives du cercle de Ouagadougou (cité par TAUXIER, 1924 : 162).

GENEST (Serge, dir.), 1985, *La passion de l'échange : terrains d'anthropologues du Québec*, ChicoutimiQuébec / Canada, Gaétan Morin Editeur, 309 p.

GENTILINI (Marc), 1987, « Alma-Ata ou la grande illusion ? », in *Santé, médicaments et développement : les soins primaires à l'épreuve des faits*, DESTEXHE (dir.), pp. 83-90.

GEERTZ (Clifford), 1996, *Ici et là-bas*, Éd. Métailié, 153 p.

GESCHIERE (Peter), SCHLEMMER (Bernard), 1987, *Terrains et perspectives : l'anthropologie face aux transformations des sociétés rurales, aux politiques et aux idéologies du développement*, Ed. de l'ORSTOM, 453 p.

GOARNISSON (Jean, RP), BLANC (Claude, RP), 1972, *Guide médical africain : médecine tropicale*, Paris, Saint-Paul, 743 p.

GOBATTO (Isabelle), 1989, « La spécificité du champ médical moderne dans un pays en développement : le cas du Burkina : d'une transformation à une automatisation », in *Cahiers d'Anthropologie et Biométrie humaine*, vol. 7, n° 3-4, pp. 259-268.

GOBATTO (Isabelle), 2001, « Les médecins acteurs dans les systèmes de santé : une étude de cas au Burkina Faso », in *Systèmes et politiques de santé : de la santé publique à l'anthropologie*, HOURS (dir.), pp. 137-162.

GOSSELIN (Gabriel), 1970, « Travail, tradition et développement en pays *bisa* », *Cah. ORSTOM, Série Sci. Hum.*, vol. VII, n° 1, pp. 29-46.

GOUBA (Firmin), 1988, *L 'acculturation linguistique en pays Bisa : monographie du village de Zabré*, INSULLA, Université de Ouagadougou, 47 p.

GRICE (Jean -Blaise), 1990, « La Construction du discours : un point de vue sémiotique », in *Le Discours : représentations et interprétations*, CHAROLLES, FISHER, JAEZ (coord.), pp. 11-18.

GRUÉNAIS (Marc-Eric), 1988, « Comment se débarrasser de l'"efficacité symbolique" de la médecine traditionnelle », *Politique africaine*, n° 31, pp. 51-61.

GRUÉNAIS (Marc-Eric), DELPEUCH (Francis), 1992, « Du risque au développement, anthropologie sociale et épidémiologie nutritionnelle : à propos d'une enquête », *Cah. Sci. Hum.*, n° l, pp. 37-55.

GRUÉNAIS (Marc-Eric), 1995, « Anthropologie médicale appliquée : connaissances, attitudes, croyances, pratiques », in *Les applications de I 'anthropologie*, BARE (dir.), pp. 179-220.

GUISSOU (Basile), 1983, « Médecine traditionnelle et sciences humaines », *Notes et Documents Voltaïques*, 14 (3-4), Ouagadougou, DGRST, pp. 31-51.

GUISSOU (Basile) 1995, *Burkina Faso : un espoir en Afrique*, Paris, Harmattan, 220 p.

HAMEL (Jacques), 1989, « Pour la- méthode de cas : considérations méthodologiques et perspectives générales », *Anthropologie et Sociétés*, vol. 13, n° 3, pp. 59-72.

HERVOUET (Jean-Pierre), 1978, « La mise en valeur des vallées des Volta Blanche et Rouge : un accident historique », *Cahiers ORSTOM / série Sciences Humaines*, (l), pp. 81-97.

HERVOUET (Jean-Pierre), 1989, *Peuplement et mouvements de population dans les vallées des Volta Blanche et Rouge*, ORSTOM, Ouagadougou, 121 p.

HERVOUET (Jean-Pierre), 1992, « Les bases du mythe du dépeuplement des vallées soudaniennes par l'onchocercose », in *La santé en société regards et remèdes*, BLANC-PAMARD (coord.), pp. 273-302.

HERZLICH (Claudine), PIERRET (Janine), 1984, *Malades d'hier, malades d'aujourd'hui*, Payot, 295 p. (2e édition : 1991).

HERZLICH (Claudine), 1984, « Médecine moderne et quête de sens : la maladie signifiant social », in *Le sens du mal : anthropologie, histoire et sociologie de la maladie*, AUGE et (dir.), pp. 189-215.

HOURS (Bernard), 1992, « La santé publique entre soins de santé primaires et management », *Cah. Sci. Hum.*, 28(1), pp. 123-140.

HOURS (Bernard), dir., 2001, *Systèmes et politiques de santé : de la santé publique à l'anthropologie*, Karthala (coll. "Médecines du monde"), 358 p.

HUBERT (Annie), SANCHO-GARMER (Hélène), 1992, Anthropologie et épidémiologie nutritionnelle, *Cah. Sci. Hum.*, n ° l, pp. 57-65.

HUBERT (Annie), SANCHO-GARMER (Hélène), 1995, « Anthropologie et recherche biomédicale : de quoi donc parle l'anthropologie médicale », in *Les applications de l'anthropologie*, BARE (dir.), pp. 221-239.

HUNTINGTON (Samuel), 1997, « Les autres civilisations veulent se moderniser, pas forcément s 'occidentaliser », in *Le Monde*, 18 novembre, p. 18.

IGUN (U.), 1979, «Stages in health-seeking: a describe model», *Soc. Sci. Med.*, 13A, pp. 445-456.

ILBOUDO (Pierre), 1966, « Croyances et pratiques religieuses traditionnelles des Mossi », *Recherches Voltaïques*, 3, CNRS (Paris) / CVRS (Ouagadougou), | 12 p.

Institut National de la Statistique et de la Démographie (INSD), 1996, *Analyse des résultats de l'enquête prioritaire sur les conditions de vie des ménages*, Ouagadougou, Ministère de l'Economie, des finances et du plan, 278 p.

IZARD (Michel), 1970, « Introduction à l'histoire des royaumes *Mossi* », tome l, *Recherches Voltaïques*, 12. Paris / CNRS Ouagadougou CVRS, 212 p.

IZARD (Michel), 1985, *Gens du pouvoir, gens de la terre : les institutions politiques de l'ancien royaume du Yatenga (Bassin de la Volta Blanche)*, Cambridge University Press / Editions de la Maison des Sciences de l'Homme, Paris, 594 p.

JACOB (Jean-Pierre), 1987, « Interprétation de la maladie chez les Wynie, Gurunsi du Burkina Faso : critique d'une théorie de la contamination », *Genève-Afrique*, vol. XXV, n ° pp. 59-88.

JACOB (Jean-Pierre), 1987, *Le sens des limites : maladie, sorcellerie, religion et pouvoir chez les Winye, Gourounsi du Burkina Faso*, Université de Neuchâtel, thèse de doctorat ès Lettres, 384 p.

JAFFRÉ (Yannick), 1990a, « Comprendre les mots du malade », in *Sociétés, développement et santé*, FASSIN et JAFFRÉ (coord.), pp. 126-133.

JAFFRÉ (Yannick), 1990b, « Education et santé », in *Sociétés, développement et santé*, FASSIN et JAFFRÉ (coord.), pp. 50-56

JAFFRÉ (Yannick), 1991, « Anthropologie de la santé et éducation pour la santé », *Cahiers Santé*, n° l, pp. 406-414.

JAFFRÉ (Yannick), OLIVIER DE SARDAN (Jean-Pierre), 1996a, « "Tijiri", la naissance sociale d'une maladie », *Cah. Sci. Hum.*, 31 (4) : 773-795.

JAFFRÉ (Yannick), 1996b, « L'interprétation sauvage : une lecture du livre de Tobie Nathan, L'influence qui guérit (Paris, Odile Jacob, 1994) », *Enquête*, 3-1996, pp. 177-190.

JAFFRÉ (Yamick), OLIVIER DE SARDAN (Jean-Pierre), 1999, *La construction sociale des maladies : les entités nosologiques populaires en Afrique de l'Ouest*, Paris, PUF, 374 p.

JAFFRÉ (Yannick), 1999a, « La maladie et ses dispositifs », in *La construction sociale des maladies*, JAFFRÉ et OLIVIER DE SARDAN (dir.), pp. 41-68.

JAFFRÉ (Yannick), 1999c, « Les services de santé "pour de vrai" : politiques sanitaires et interactions quotidiennes dans quelques centres de santé (Bamako, Dakar, Niamey) », *Btin APAD*, n° 17, pp. 3-17.

JAFFRÉ (Yannick), 1999d, « Pharmacies des villes, pharmacies par terre », in *La construction sociale des maladies*, JAFFRE et OLIVIER DE SARDAN (dir.), pp. 63-70.

JANZEN (John), 1978, «The comparative study of medical systems as changing social systems», *Soc. Sci. & Med.*, vol. 12, pp. 121-129.

JANZEN (John), 1995, *La quête de la thérapie au Bas Zaïre*, Paris, Karthala (éd. angl. 1978), 287 p.

Jeune Afrique Economie, 1994, *Bagré : le rêve réalisé*, n° 176, pp. 143-193.

JODELET (Denise, dir.), 1991, *Les représentations sociales*, PUF, 424 p.

KABORE (Oger), 1988, « Le Kindri : rite thérapeutique moaaga de la Région de Koupéla », *Science et Technique*, vol. XVIII, n° 3 (numéro spécial journées scientifiques), Ouagadougou, CNRS T, pp. 70-81.

KABOU (Axelle), 1993, *Et si I 'Afrique refusait le développement*, Paris, Harmattan (le éd. 1991), 208 p.

KABRE (Maxime), 1989, « Problèmes méthodologiques et cliniques posés par les interférences anthropologiques en psychopathologie africaine », *Les Annales de l'Université de Ouagadougou / Série Sciences Humaines et Sociales*, vol. II, pp. 75-108.

KAFANDO (Talan Wendlassida), 1974, « Les perspectives 1960-1975 », *Notes et Documents Voltaïques*, 7 (2), pp. 3-27.

KAWADA (Junzo), 1979, *Genèse et évolution du système politique des mosi méridionaux (Haute-Volta)*, Tokyo (Institute for the Study of Languages & Cultures of Asia & Africa), "Monograph Series", n° 12, 330 p.

KERBRAT ORECCHIONI (Catherine), 1986, *L 'implicite*, Paris, Armand Colin.

KERBRAT-ORECCHIONI (Catherine), 1990, *Les interactions verbales*, Paris, Armand Colin, 318 p.

KERE-OUEDRAOGO (Aminata), 1993, *Lexique spécialisé en santé*, ACCT, 187 p.

KIETHEGA (Jean-Baptiste), 1993, « La mise en place des peuples du Burkina Faso », in *Découvertes du Burkina*, tome I, Paris / SEPIA - Ouagadougou / ADDB, pp. 9-29.

KILANI (Mondher), 1989, *Introduction à l'anthropologie*, Ed. Payot Lausanne, 368 p.

KINDA (Jules), NIKIEMA (Norbert), 1998, *Dictionnaire orthographique du moore*, Ouagadougou, Sous-commission nationale du moore.

KLEINMAN (Arthur), 1978, «Concepts and a model for the comparison of medical systems as cultural systems», *Soc. Sci. & Med.*, vol. 12, pp. 85-93.

KLENMAN (Arthur), 1980, *Patients and healers in the context of culture: an exploration of the borderland between anthropology, medicine and psychiatry*, Berkeley, University of California Press.

KOUANDA (Assimi), 1986, « L'historiographie du Burkina : un bilan », in *Connaissances du Burkina*, Université de Ouagadougou, CERLESHS / INSHUS, pp. 43-54.

KOUTABA (Justin), 1996, « Nagréongo : le corps et son dysfonctionnement au centre des débats », *Tradition et modernité*, n° 1, pp. 45-49.

KRAUSE (G.), BENZLER (J.), HEINMULLER (R.), BORCHERT (M.), KOOB (E.), OUATTARA K., DIESFELD (H.J.), 1998, «Performance of village pharmacies and patient compliance after implementation of an essential drug programme in rural Burkina Faso», *Health Policy and Planning*, 13 (2), 159-166.

KROEGER (Axel), 1983, «Anthropological and socio-medical health care research in developing countries», *Soc. Sci. Med.*, vol. 17, n° 3, pp. 147-161.

LABOV FANSHEL (D.), 1977, *Therapeutic discourse*, New York: Academic Press.

La Documentation française, 1952, « L'organisation et l'œuvre des services sanitaires français Outre-Mer », *Notes et Etudes Documentaires*, n° 1570, 51 p.

La Documentation française, 1960, « La République de Haute-Volta », *Notes et Etudes Documentaires*, n° 26-93, 64 p.

LAHUEC (Jean-Paul), MARCHAL (Jean Yves), 1979, « Mobilité du peuplement *bisa* et *mossi* », Paris, ORSTOM, *Travaux et Documents*, n° 103, 149 p.

LAHUEC (Jean-Paul), 1982, « Contraintes historiques et onchocercose : une explication des faits de peuplement dans la sous-préfecture de Garango, Nord pays Bissa - Haute-Volta », in *De l'épidémiologie à la géographie humaine*, table ronde "Tropiques et santé", pp. 1-11.

LALLEMAND (Suzanne), 1974, « Cosmologie, cosmogonie », in *La construction du monde : religions, représentations, idéologie*, AUGE (dir.), Paris, Maspéro, pp. 20-32.

LAPEYSSONNIE (Médecin général), 1971, « Les problèmes médicaux-sanitaires en zone rurale dans les pays en voie de développement », *Afrique contemporaine*, n° 55, pp. 2-9.

LAPEYSSONNIE (Médecin général), 1995, « La trypanosomiase humaine africaine et la Haute-Volta », in *La Haute-Volta coloniale*, MASSA et MADIÉGA (dir.), pp. 379-383.

LAPLANTINE (François) 1986, *Anthropologie de la maladie*, Paris, Payot, 411 p.

LAPLANTINE (François), 1991, « Anthropologie des systèmes de représentations de la maladie », in *Les représentations sociales*, JODELET (dir.), pp. 277-298.

LASKER (Judith),1981, «Choosing among therapies : illness behavior in Ivory Coast», *Social Science and Medecine*, vol. 15A, pp. 157-168.

LAURENT (Pierre-Joseph), 1998, *Une association de développement en pays mossi : le don comme ruse*, Paris, Karthala, 294 p.

LE MARCIS (Frédéric), 1999, « Keefi : une maladie peule », in *La construction sociale des maladies : les entités nosologiques populaires en Afrique de l'Ouest*, JAFFRE et OLIVIER DE SARDAN (dir.), pp. 139-153.

LENCLUD (Gérard), 1995, « La question de l'application dans la tradition anthropologique française », in *Les applications de l'anthropologie*, BARE (dir.), pp. 65-84.

LEVI-STRAUSS (Claude) 1958, *Anthropologie structurale*, Paris, Plon, 450 p.

LEVI-STRAUSS (Claude), 1958, « Problèmes de méthode et d'enseignement », in *Anthropologie structurale*, pp. 301-351.

LEVI-STRAUSS (Claude), 1958, « Place de l'anthropologie dans les sciences sociales et problèmes posés par son enseignement », in *Anthropologie structurale*, pp. 377-418.

LINGANI (Yollande), 1990, *Les noms de lieu et de personne en pays Bisa*, mémoire de maîtrise, INSULLA, Université de Ouagadougou (Département de linguistique), 79 p.

LOUDUN (J.B.), 1976, *Social Anthropology and Medecine*, London, New York, San Francisco Academic Press.

MASSA (Gabriel), MADIÉGA (Georges), 1995, *La Haute-Volta coloniale : témoignages, recherches, regards*, Paris, Karthala, 677 p.

MASSARD (Josiane), 1989, « Variations étiologiques sur une maladie infantile malaise », in *Information sur les Sciences Sociales*, SAGE, Londres, Newbury Park et New Delhy, 28, 4, pp. 719-735.

MASSÉ (Raymond), 1995, *Culture et santé publique*, Gaétan Morin Ed., 499 p.

MAUSS (Marcel), 1947, *Manuel d'ethnographie*, Paris, Payot, 211 p.

MAUSS (Marcel), 1980, *Sociologie et anthropologie*, Quadrige / PUF (cou. "Sociologie d'aujourd'hui"), 482 p.

M'BOKOLO (Elikia), 1984, « Histoire des maladies, histoire et maladie : l'Afrique », in *Le sens du mal : anthropologie, histoire, sociologie de la maladie*, AUGÉ et HERZLICH (dire), pp. 155-186.

MEBTOUL (Mohamed), 2001, « Les acteurs sociaux face à la santé publique : médecins, Etat et usagers (Algérie) », in *Systèmes et politiques de santé*, HOURS (dir.), pp. 103-116.

MERCIER (Paul), 1966, *Histoire de l'anthropologie*, Paris, PUF, 221 p.

MEUNIER (Aude), 1998, *Système de soins publics et organisation territoriale : approche de l'espace burkinabè*, thèse de doctorat (Géographie de la santé), Université de Rouen, 490 p.

Ministère des enseignements secondaire, supérieur et de la recherche scientifique / Centre national de la recherche scientifique et technologique, 1995, *Plan stratégique de la recherche scientifique*, Ouagadougou, 401 p.

Ministère de la santé publique, 1978, *Document de programmation sanitaire nationale 1980-1990 (avant-projet)*, 104 p.

Ministère de la santé publique, 1983, *Projet de développement des services de santé*, rapport d'évaluation, Ouagadougou.

Ministère de la santé et de l'action sociale, 1988, *Opération un village, un PSP : rapport de la cellule de suivi des Postes de Santé Primaires 1986-1987*, Ouagadougou.

Ministère de la santé (DMP), 1998, *Etude de l'impact du barrage de Bagré sur l'état de santé des populations*, rapport d'étude, 275 p., annexes.

Ministère de la santé, 1999, *Etats généraux de la santé : le processus d'élaboration de la politique sanitaire nationale et du plan de développement sanitaire*, rapport de synthèse, Ouagadougou, DEP, 20 p.

Ministère de la santé 2001, *Plan National de Développement Sanitaire*, 56 p., annexes.

MOESCHLER (Jacques), 1985, *Argumentation et conversation : éléments pour une analyse pragmatique du discours*, Paris, Hatier.

MOESCHLER (Jacques), 1990, « Théorie des actes de langage et analyse de conversation », in *Le discours : représentations et interprétations*, CHAROLLES FISHER, JAEZ (coord.), PU Nancy, pp. 53-69.

MONNÉ (Raymond), 1996, *Secteurs sanitaires confessionnel et public dans la ville de Ouagadougou (Burkina Faso) : quelle articulation*, ORSTOM, Ouagadougou, 38 p.

MORIN (Edgar), 1966, « La démarche multidimensionnelle en sociologie », *Cah. intern. de soc.*, tome XLI, pp. 49-61.

OLIVIER DE SARDAN (Jean-Pierre), 1985, « Sciences sociales, africanistes et faits de développement », in *Paysans, experts et chercheurs en Afrique noire : sciences sociales et développement rural*, BOIRAL, LANTERI, OLIVIER DE SARDAN (dir.), pp. 27-43.

OLIVIER DE SARDAN (Jean-Pierre), 1987, « Rapports de production, modes d'action économiques et logiques sociales : quelques interrogations », in *Terrains et perspectives l'anthropologie face aux transformations des sociétés rurales, aux politiques et aux idéologies du développement*, GESCHIERE et SCHLEMMER (éds), pp. 361-372.

OLIVIER DE SARDAN (Jean-Pierre), 1989, « Le réel des autres », in *Cahiers d'Études Africaines*, 113, XXIX-I, pp. 127-135.

OLIVIER DE SARDAN (Jean-Pierre), 1990, « Sociétés et développement », in *Sociétés, développement et santé*, FASSIN et JAFFRÉ (coord.), pp. 28-45.

OLIVIER DE SARDAN (Jean-Pierre), 1991a, « L'anthropologie du changement social et du développement comme ambition théorique ? », *Btin APAD*, n° l, pp. 7-14.

OLIVIER DE SARDAN (Jean-Pierre), 1990b, « Anthropologie et sociologie : la pluridisciplinarité et les postures heuristiques », in *Revue européenne des sciences sociales*, tome XXXIV, n° 103, pp. 195-201.

OLIVIER DE SARDAN (Jean-Pierre), PAQUOT (Elisabeth), 1991, *D'un savoir à l'autre : les agents de développement comme médiateurs*, GRET / Min. Coop., 204 p.

OLIVIER DE SARDAN (Jean-Pierre), 1993, « L'espace wébérien des sciences sociales », *Genèses*, 10, pp. 146-160.

OLIVIER DE SARDAN (Jean-Pierre), 1994a, *Sémiologie populaire et dynamique des représentations relatives à la santé, à la souffrance et à la maladie : réflexions méthodologiques*, Réseau Anthropologie de la santé, Btin n° 2, pp. 18-29.

OLIVIER DE SARDAN (Jean-Pierre), 1994b, « La logique de la nomination : les représentations fluides et prosaïques de deux maladies au Niger », *Sc. Soc. & Santé*, vol. XII, n° 3, pp. 15-45.

OLIVIER DE SARDAN (Jean-Pierre), 1995a, Anthropologie *et développement : essai en socio-anthropologie du changement social*, APAD - 221 p.

OLIVIER DE SARDAN (Jean-Pierre), 1995b, « La politique du terrain : sur la production des données en anthropologie », *Enquête*, l, pp. 71-109.

OLIVIER DE SARDAN (Jean-Pierre), 1996, « La violence faite aux données : de quelques figures de la surinterprétation en anthropologie », *Enquête*, nº 3, pp. 31-59.

OLIVIER DE SARDAN (Jean-Pierre), 1997, « L'économie morale et la corruption en Afrique », *Politique Africaine*, n° 63, pp. 97-116.

OLIVIER DE SARDAN (Jean-Pierre), 1998, Emique, *L'Homme*, 147 : 151-156.

OLIVIER DE SARDAN (Jean-Pierre), 1999a, « Les représentations des maladies : des modules ? », in *La construction sociale des maladies*, JAFFRÉ et OLIVIER DE SARDAN (dir.), pp. 15-40.

OLIVIER DE SARDAN (Jean-Pierre), 1999b, « Les entités nosologiques populaires internes : quelques logiques représentationnelles », in *La construction sociale des maladies*, JAFFRÉ et OLIVIER DE SARDAN (dir.), pp. 71-87.

OLIVIER DE SARDAN (Jean-Pierre), 1999c, « Les représentations fluides et prosaïques de *weyno* et *yeini* », in *La construction sociale des maladies : les entités nosologiques populaires en Afrique de l'Ouest*, JAFFRÉ et OLIVIER DE SARDAN (dir.), pp. 249-272.

OLIVIER DE SARDAN (Jean-Pierre), 1999d, « Editorial », *Btin APAD*, n° 17, pp. 1-2.

OLIVIER DE SARDAN (Jean-Pierre), 2000, « L'espoir toujours repoussé : dramatique déliquescence des Etats en Afrique », in *Le Monde diplomatique*, 12 février.

OLIVIER DE SARDAN (Jean-Pierre), 2000, *La sage-femme et le douanier : cultures professionnelles locales et culture bureaucratique privatisée*, Réseau Anthropologie de la Santé, Btin n° 2, pp. 195-210.

OLIVIER DE SARDAN (Jean-Pierre), DIARRA (Aissa), MOHA (Mahaman), 2017, «Travelling models and the challenge of pragmatic contexts and practical norms: the case of maternal health», *Health Research Policy and Systems*, 15 (Suppl. 1): 60.

Organisation Mondiale de la Santé (OMS), 1978, *Les soins de santé primaires*, rapport de la Conférence internationale sur les soins de santé primaires (Alma-Ata), 88 p.

ORSTOM, 1983, *Le développement : idéologies et pratiques*, Actes du séminaire interdisciplinaire de [ORSTOM (1978-1981), ORSTOM, Paris, 246 p.

OTAYEK (René), SAWADOGO (Filiga Michel), GUINGANE (Jean-Pierre), dir., ;1996, *Le Burkina entre révolution et démocratie (1983-1993)*, Paris, Karthala, 387 p.

OUATTARA (Fatoumata), 1999a, « Kaliya : une entité nosologique du changement social chez les senufo du Burkina Faso », in *La construction sociale des maladies : les entités nosologiques populaires en Afrique de l'Ouest*, JAFFRÉ et OLIVIER DE SARDAN (dir.), pp. 187-205.

OUATTARA (Fatoumata), 2000, *Interactions entre populations et personnels de santé lors des consultations prénatales dans une maternité rurale (Burkina Faso)*, Réseau Anthropologie de la Santé en Afrique, Btin n° l, pp. 1 11-124.

OUATTARA (Fatoumata), 2001, *Conscience professionnelle, clientélisme et corruption pratiques et justifications des personnels de santé du centre médical d'Orodara (Burkina Faso)*, Réseau Anthropologie de la Santé, Btin n° 2, pp. 63-95.

OUÉDRAOGO (Jean-Bernard), 1993, *Systèmes de santé et changement social dans le Boulgou : configurations et participations*, com. pers., 15 p

OUÉDRAOGO (Salimata), 1993, *Comportements des professionnels de la santé et utilisation des services prénataux au Burkina Faso (cas de la consultation pré-natale dans la ville de Ouaga)*, mémoire, Montréal, 105 p.

OUÉDRAOGO (Boureima), 1996, « Ce que "la médecine traditionnelle" veut dire », *Tradition et modernité*, n° 3, pp. 23-36.

OUÉDRAOGO (Christine), 1996, « Pluralité des soins aux petits enfants le cas des moose de la ville de Ouagadougou (Burkina Faso) », *Les Travaux de l'UERD*, n° 6, 28 p.

PAIRAULT (Claude), 1993, « A propos d'efficacité médicale en Afrique noire », in *Se soigner au Mali : une contribution des sciences sociales*, BRUNET-JAILLY (dir.), pp. 319-330.

PASSERON (Jean-Claude), 1992, *Le raisonnement sociologique : l'espace non poppérien du raisonnement naturel*, Paris, Nathan, 408 p

PAULIAT (Paul), 1995, « Le Père Jean-Louis Goarnisson (1897-1981) », in *La Haute-Volta coloniale*, MASSA et MADIÉGA (dir.), pp. 537-546.

PAULME (Denise), 1960, « Structures sociales traditionnelles en Afrique noire », in *Cah. d'Et. Afr.*, n° 1, pp. 15-27.

PÉGARD (Odette, Sœur Jean Bernard), 1965, « Structures et relations sociales en pays *bisa* (Haute-Volta) », *Cah. d'Ét. Afr.*, vol. 5, n° 18, pp. 161-267.

PIRES (Alvaro), 1990, « Analyse causale et récits de vie », *Anthropologie et Sociétés*, Université Laval (Québec), vol. 13, n° 3, pp. 37-57.

POTTIER (Richard), 1983, « Réhabilitation de la médecine traditionnelle et soins de santé primaires : deux idéologies d'encadrement des masses rurales », in *Une anthropologie médicale en France*, éd. CNRS, 164 p.

POUYA (André-Marie), 1996, « Des comportements du milieu traditionnel en temps d'épidémie (entretien avec Paul Tennoaga OUÉDRAOGO) », *Tradition et modemité*, n° 2, pp. 35-37.

PRESS (Irwin), 1980, «Problems in the definition and classification of medical systems», *Soc. Sci. & Med.*, vol. 14B, pp. 45-57.

PROST (André, Révérend Père), 1945, « Notes sur les Boussancé », *Btin IFAN*, 7 (1-4), pp. 47-53.

PROST (André), 1950, « La langue *bisa* : grammaire et dictionnaire », "Etudes Voltaïques", n° l, Ouagadougou, Centre IFAN, 198 p.

PROST (André), .1970, *Services de santé en pays africain : leur place dans des structures socioéconomiques en voie de développement*, Masson & Cie (Ed.), 159 p.

RAYNAUT (Claude), 1996, « L'Afrique et le Sida : traditions ou changement », *Sciences Sociales et Santé*, vol. 14, n° 2, 107-112.

République de Haute-Volta, 1967, *Plan Cadre 1967-1970*, vol. l, 332 p.

ROBINEAU (Claude), 1987, « Le développement comme objet scientifique ? », in *Terrains et perspectives : l'anthropologie face aux transformations des sociétés rurales, aux politiques et aux idéologies du développement*, GESCHIERE et SCHLEMMER (éds), pp. 401-412.

ROGER-PETITJEAN (Myriam), 1996, « Représentations populaires de la malnutrition au Burkina Faso », *Sciences Sociales et Santé*, vol. XIV, n° 1, pp. 17-40.

ROLLAND (A), BALAY (R), 1985, *L'onchocercose dans le foyer Bissa*, OMS / OCP, Ouagadougou (l^e^ édition en 1969).

ROUAMBA (Etienne-Goama), 1995, « La vie d'un infirmier du service des grandes endémies », in *La Haute-Volta coloniale*, MASSA et MADIÉGA (dir.), pp. 385-393.

SABELLI (Fabrizio), 1987, « Le développement et enjeux de pouvoir : réflexions sur le rôle de l'anthropologie sociale dans la mise en place des programmes de développement rural », in *Terrains et perspectives : l'anthropologie face aux transformations des sociétés rurales, aux politiques et aux idéologies du développement*, GESCHERE et SCHLEMMER (éds), pp. 107-116.

SABELLI (Fabrizio), 1993, *Recherche anthropologique et développement : éléments pour une méthode*, Neuchâtel, Ed. de l'Institut d'Ethnologie - Paris, Ed. de la Maison des Sciences de l'homme, 176 p.

SALIBA (Jacques), 1994, « Les paradigmes des professions de santé », in *Les métiers de la santé*, AIACH et FASSIN (dir.), pp. 43-85.

SANOU (Fernand), 1989, « Science et culture », Annales *de l'Université de Ouagadougou / série Sciences Humaines et Sociales*, vol. II, pp. 125-147.

SANOU (Fernand), 1992, « Développement ou paix », *Annales de l'Université de Ouagadougou / série Sciences Humaines et Sociales*, vol. V, pp. 71-98.

SANOU (Fernand), 1996, « Tradition et modernité : de la guerre à la paix », *Tradition et modernité*, n° 0, pp. 23-30.

SANOU (Alain), BOUDA (Pierre), KI-ZERBO (Lazare), JACOB (Jean-Pierre), 2001, *Morale et corruption dans les sociétés anciennes du Burkina (Bobo, Moaga, San et Winye)*, REN-LAC, Ouagadougou, 92 p.

SCHLEMMER (Bernard), 1987, « L'anthropologue face au développement ou le savant face au politique ? », in *Terrains et perspectives : l'anthropologie face aux transformations des sociétés rurales, aux politiques et aux idéologies du développement*, GESCHIERE et SCHLEMMER (éds), pp. 15-22.

SCHUERKENS (Ulrike), 1995, *Le développement social en Afrique contemporaine : une perspective de recherche inter et intrasociétale*, Paris, Harmattan, 174 p.

SCHWARTZ (Alfred), 1995, « La politique coloniale de mise en valeur agricole de la Haute-Volta (1919-1960) », in *La Haute-Volta coloniale*, MASSA et MADIÉGA (dir.), pp. 263-291.

SCRIMSHAW (S.), HURTADO (E.), 1987, *Rapid Assessment Procedures for Nutrition and Primary Health Care, Anthropological approaches 10 improving program effectiveness*, Los Angeles, UCLA Latin American Center Publications, University of California.

SIB (Sié Faustin), 1975, « Contribution à I 'étude de l'impact de la médecine traditionnelle en milieu rural cas de la région de Pissila », *Notes et Documents Voltaïques*, 14 (3-4), Ouagadougou, CVRS, pp. 68-76.

SIMPORE (Lassina), 1996, « Le rituel de l'accouchement dans le Moogo précolonial », *Tradition et modernité*, n° 5, pp. 43-44.

SINDZNGRE (Nicole), 1983, « L'interprétation de l'infortune : un itinéraire Senufo (Côte-d'Ivoire) », *Sciences Sociales et Santé*, n° 34, pp. 7-36.

SINDZINGRE (Nicole), 1985, « Tradition et biomédecine », *Sciences Sociales et Santé*, vol. III, n° 3-4, pp. 926.

SINDZINGRE (Nicole), 1985, « La nécessité du sens », in *Le sens du mal : anthropologie, histoire et sociologie de la maladie*, AUGÉ et HERZLICH (dir.), pp. 93-122.

SOUBEIGA (André), 1992, *Les stratégies des soins de santé primaires au Burkina : mobilisation communautaire et logiques paysannes (l'exemple de la Sissili)*, thèse doctorat en Sociologie (nouveau régime), Université Bordeaux II, 374 p.

SOURWEMA (Issaka), 1996, « Africanité et monde moderne : une difficile mais nécessaire synthèse », *Tradition et modernité*, n° O, pp. 31-34.

SPERBER (Dan), 1991, « L'étude anthropologique des représentations : problèmes et perspectives » in *Les représentations sociales*, JODELET (dir.), pp. 115-130.

STRAUSS (Anselm), 1992, *Miroirs et masques*, Paris, Ed. Métailié, 192 p.

STRAUSS (Anselm), 1993, *La trame de la négociation sociologie qualitative et interactionnisme*, Paris, Harmattan (Logiques sociales), 311 p.

STURZENEGGER (Odina), 1992, *Penser la maladie au Chaco*, thèse de doctorat en Anthropologie, Université Aix Marseille 111, vol. 1, 211 p.

TAMNI (Jean-Roger), 1986, *L'identité professionnelle de l'infirmier au Burkina Faso, recherche autour des mutations actuelles des activités infirmières*, mémoire, Université Lyon II, 216 p. (annexes).

TAVERNE (Bernard), 1990, « Le travail de terrain en anthropologie médicale : une clinique du social ? », *La Revue du Praticien - Médecine générale*, n° 99, pp. 95-98.

TAVERNE (Bernard), 1991, *Un "Docteur-feuille" à Cayenne : Santé, culture et société chez les immigrés haïtiens de Guyane Française*, thèse de doctorat nouveau régime en Anthropologie, Université Aix-en-Provence, 579 p.

TAVERNE (Bernard), 1994, « Ethique et stratégie de communication : excision et sida au Burkina Faso », *Sociétés d'Afrique et Sida*, n° 6, pp. 5-6.

TAVERNE (Bernard), 1996a, « Stratégie de communication et stigmatisation des femmes : lévirat et Sida au Burkina Faso », *Sciences Sociales et Santé*, vol. 14, n° 2, pp. 87-106.

TAVERNE (Bernard), 1996b, « La construction sociale de l'efficacité thérapeutique, l'exemple guyanais », in *Soigner au pluriel*, BENOIST et DESCLAUX (dir.), pp. 19-35.

TAUXIER (Louis), 1924, *Nouvelles notes sur le Mossi et le Gourounsi*, Paris, Larose (Etudes soudanaises), 206 p.

THEULET (Xavier), 1994, « Quand un programme de santé vient au secours de l'économie », in *Jeune Afrique Economie*, n° 1 76, pp. 100-101.

TINTA (Sidiki), 1997, « Innover dans la participation : des mots aux actes », in *Innover dans les systèmes de santé : expériences d'Afrique de l'Ouest*, BRUNET-JAILLY (dir.), pp. 85-99.

TINTA (Sidiki), 1999b, « Projets de santé et prévention en milieu dogon au Mali », *Btin APAD*, n° 17 (Anthropologie de la santé), pp. 41-61.

TOE (Patrice), 1994, *Contribution à l'étude des transformations socio-agraires en Afrique tropicale : une approche anthropologique des politiques d'innovation dans l'agriculture en pays san méridional*, thèse de doctorat (Anthropologie sociale et ethnologie), Paris, EHESS, 420 p.

TRAORÉ (Abdoulaye), SONDO (Blaise), 1997, « La santé publique et le système sanitaire au Burkina Faso », *Les Études et Documents de l'UERD*, n° 3, 43 p.

TROGNON (Alain), 1988, « Les représentations sociales dans la conversation », *Connexions*, n° 51, pp. 51-69.

VANGEENDERHUYSEN (Charles), OLIVIER DE SARDAN (Jean-Pierre), MOUMOUNI (Adamou), 1997, « A propos de quelques pratiques obstrétricales populaires au Niger », *Cahiers Santé*, n° 8, pp. 265-268.

VAUGELADE (Jacques), 1991, *Consommation médicale et itinéraires thérapeutiques en milieu rural mossi au Burkina*, Colloque Sciences sociales et santé, Bamako, 14 p.

VERSAT (Xavier), 1987, *L'installation des migrants sur un périmètre rizicole : l'exemple de Bagré au Burkina Faso (1980-1986)*, SOGREAH, coll. "Documents systèmes agraires", n° 6, pp. 203-208.

WEBER (Max), 1978, *Economy and society*, Berkeley, University of California Press (le édition allemande 1921).

WERNER (Jean-François), 1996, « D'un itinéraire à l'autre ou les incertitudes du savoir ethnographique », in *Soigner au pluriel*, BENOIST et DESCLAUX (dir.), pp. 363-392.

WERNER (Jean-François), 1993, *Sexe, marges et drogues à Dakar : enquête ethnographique*, Paris, Kathala-ORSTOM, 292 p.

YAMEOGO (L.), 2000, *Pratiques agricoles et risque sanitaire dans les périmètres irrigués de Bagré*, mémoire de maîtrise, Université de Ouagadougou (Département de géographie), 137 p.

YAOGO (Maurice), 1991, *Partager la parole : essai d'approche d'interactions verbales culturellement référencées*, mémoire de Maîtrise, Université de Nancy II, 111 p.

YAOGO (Maurice), 1997, « Santé et développement au Burkina : quelles perspectives ? », *Tradition et Modernité*, n° 9, pp. 43-49.

YAOGO (Maurice), 1997, « Les pratiques de soins dans la zone de Bagré », in *Etude de l'impact du barrage de Bagré sur l'état de santé des populations*, Ministère de la Santé - MOB, Ouagadougou, pp. 247-261.

YAOGO (Maurice), 1997, « Les maladies du ventre et du bas-ventre en bisa et en moore », in *La construction sociale des maladies : les entités nosologiques populaires en Afrique de l'Ouest*, JAFFRÉ et OLIVER DE SARDAN (dir.), pp. 227-247.

YAOGO (Maurice), 1997, *Fécondité, contraception et accouchement quelques matériaux en zone linguistique moore*, Réseau Anthropologie de la Santé en Afrique, Btin n° 1, pp. 67-72.

YAOGO (Maurice), 2004, « La mobilisation physique et fonancière dans le cadre du développement local : exemples pris dans les Provinces du Bazéga, du Boulgou et du Zoundwéogo (Centre-Sud du Burkina Faso) », Ouagadougou, *Etudes RECIT*, n° 3, Septembre, 51 p.

YAOGO (Maurice), BARRO (Mamadou), TAMINI/SANOU (Cécile), SOMBIE (Issiaka), 2010a, « Améliorer le système d'information sanitaire sur les décès maternels dans quatre hôpitaux du Burkina Faso : le point de vue des soignants », *Global Health Promotion*, Vol. 17, 1, pp. 86-94.

YAOGO (Maurice), 2010b, « Dissémination des résultats de recherche dans les pays en développement : cas d'une expérience en santé maternelle au Burkina Faso », in *Bulletin Amades* [Online], 82 | 2010 [www.amades.revues.org/index1160.html]

YAOGO (Maurice), SANNI YAYA (Hachimi), 2010c, « Problématique de l'accès aux soins et de l'équité en santé : émergence et enjeux autour de la mise en pratique », in *Les maux et les choses de la santé : acteurs, pratiques et systèmes de santé dans le Tiers-Monde*, Sanni Yaya H. (dir.), Presses de l'Université de Laval, pp. 123-146.

YAOGO (Maurice), SOME (Télesphore), OUEDRAOGO (Moctar), MEDA (Nicolas), 2012, « Cultures locales et mortalité maternelle : contribution d'une approche qualitative à l'identification des causes de décès maternel par autopsie verbale », *Recherches qualitatives*, 31(1) : 89-113.

YAOGO (Maurice), RIDDE (Valéry), KAFANDO (Yamba), KADIO (Kadidiatou), 2012, « Enjeux disciplinaires, éthiques et politiques d'une recherche-action sur l'accès aux soins de santé des indigents au Burkina Faso », in *La recherche en contexte de vulnérabilité : engagement du chercheur et enjeux éthiques*, Mondain N., Bologo E. (dir.), Paris, Harmattan, p. 65-85.

YAOGO (Maurice), KAGAMBEGA (Aline), DABIRE (Der), 2014, « Emergence et formulation de l'exemption du paiement des services liés au paludisme au Burkina Faso », in *Une politique de santé et ses contradictions : la gratuité des soins au Burkina Faso, au Mali et au Niger*, Olivier de Sardan et Ridde (eds), Paris, Karthala, pp. 87-99.

YAOGO (Maurice), 2017, «Free versus subsidized healthcare: options for fee exemptions, access to care for vulnerable groups, and effects on the health system in Burkina Faso», *Health Research Policy and Systems*, 15 (Suppl. 1): 21-39.

YOUNG (Allan), 1976, «Some implications of Medical Beliefs and Practices for Social Anthropology», *American Anthropologist*, vol. 78, n° 1, pp. 5-24.

YOUNG (James), 1981, «Non-use of physicians: methodological approaches, policy implications, and the utility ofdecision models», *Soc., Sci. & Med.*, vol. 15B, pp. 499-507.

YOUNG (James), 1981, *Medical Choice in Pichataro: Medical choice in a mexican village*, New Jersey, Rudgers University Press, pp. 167-180.

ZACSONGO (Félix), 1995, « Un dispensaire de brousse en Haute-Volta durant la période coloniale », in *La Haute-Volta coloniale*, MASSA et MADIÉGA (dir.), pp. 395-399.

ZEMPLENI (Andras), 1982, « Anciens et nouveaux usages sociaux de la maladie en Afrique », in *Archives de Sc. Soc. des Religions*, vol. 27, pp. 5-19.

ZEMPLENI (Andras), 1985-2, « La "maladie " et ses "causes" », *L'Ethnographie*, pp. 13-44.

ZEMPLENI (Andras), 1988, « Entre 'sickness' et 'illness' : de la socialisation à l'individualisation de la maladie », *Soc. Sci. Med.*, vol. 27, nª 11, pp. 1 172-1182.

ZOUBGA (Alain), TRAORE (Abdoulaye), SOME (Léopold), ZINA (Yacouba), 1997, *Actes du premier symposium sur la recherche essentielle en santé au Burkina Faso*, Min. Sant., symposium RNES (3-7 février 1997), Ouagadougou, 206 p.

ZOUNGRANA (Tanga), 2001, « Quelques aspects du risque sanitaire lié à l'aménagement hydro-agricole de Bagré (Burkina Faso) », *Annales Série Sc. Hum. et Soc.*, Université de Ouagadougou, vol. XIII, pp. 131-153.

Sources documentaires :

* Burkina Faso
- Centre de documentation de l'IRD (ex-ORSTOM, Ouagadougou)
- Ex Centre d'Information sur le Développement (CID, Ouagadougou)
- Bibliothèque du Centre national de la recherche scientifique et technologique (CNRST, Ouagadougou)
- Fonds documentaire burkinabé du Centre culturel Georges Meliès (Ouagadougou)
- Service de documentation de la DEP / Ministère de la Santé (Ouagadougou)
- Bibliothèque de l'Ecole nationale de santé publique (Ouagadougou)
- Journal officiel du Burkina Faso
- Documentation du Programme de lutte contre l'onchocercose (OCP. Ouagadougou)

* France : Centre de documentation EHESS/CNRS (Centre de la Vieille Charité, Marseille), Centre des archives d'Outre-Mer (Aix-en-Provence), Bibliothèque de la Maison des Sciences de l'Homme (Paris)

* Autres sources privées

Principaux informateurs sollicités dans tous les sites d'enquête

1°)- *Interactions en situation ordinaire d'entretien ou de causerie*

1.1. Province du Bazéga

Informateur	Localité	Profil socioprofessionnel
BONKOUNGOU I.	Bonsrima	Agriculteur
OUEDRAOGO P.	Bonsrima	Commerçant
ZONGO M.	Bonsrima	Agriculteur
Filles et femmes	Bonsrima	Ménagères
Jeunes du village	Bonsrima	Agriculteurs
BONKOUNGOU J.	Kombissiri	Animatrice / projet
Hamado	Koussala	Sourcier
Chef de village	Kuilpélé	Agriculteur
Marata (2e épouse du chef)	Kuilpélé	Ménagère
Pascal	Kuilpélé	Agriculteur
Fati	Kuilpélé	Ménagère
Mamounata	Kuilpélé	Ménagère
Thérapeute goitre	Lélékom	Thérapeute
ZONGO L.	Lilbouré	Agriculteur
ZONGO M.	Lilbouré	Agriculteur
El Hadj M.	Timboué	Agriculteur

Autres : groupement de femmes à Timboué et groupe de femmes à Bonsrima (entretien collectif) respectivement sur la place publique et à domicile ; plusieurs entretiens en duo (Bonsrima, Kuilpélé, Lilbouré)

1.2. Provinces du Boulgours et du Zoundweogo

Informateur	Localité	Profil socioprofessionnel
Chef de village	Bagré	Exploitant agricole
KERE J.	Bagré	Directeur école
SORCHO L.	Bagré	Secteur informel

Thérapeute *waafo*	agré	Thérapeute
WARE B.	agré	Thérapeute
KERE l.	Bagré	Vendeur ambulant
Chef de village	Dirzé	Agriculteur
ZOURE L.	Dirzé	Thérapeute
MASSIMBO A.	Dirzé	ACD
Guérisseur musulman	Dirzé	Thérapeute
Instituteur école coranique	Dirzé	Educateur
BANSE F.	Dirzé	Ménagère
Chef de village	Goyinga	Thérapeute
Imam	Goyinga	Responsable religieux
GUENE P. (le épouse du chef	Goyinga	Ménagère
GUENE P. (2e épouse du chef)	Goyinga	Ménagère
COMPAORE A.	Goyinga	ACD
El Hadj DABRE S.	Dassanga	Thérapeute et marabout

2°)- *Interactions en situation de maladie*

2.l. en contexte de soins

Informateur	Localité	Profil socioprofessionnel
SORGHO L.	Bagré	Secteur informel
B1DlGA O.	Dassanga	Agriculteur
GUENE H. (15 ans)	Goyinga	Agriculteur

2.2. hors contexte de soins

Informateur	Localité	Profil socioprofessionnel
WARE A.	Bagré	Pêcheur
Fils Waré A. (13 ans)	Bagré	Ecolier
GUEBRE S.	Dirzé	Agriculteur
ZONGO H.	Toécé	Agriculteur

2.3. quelques-unes des femmes rencontrées au CSPS (consultations SMI)

Informateur	Localité	Profil socioprofessionnel
ILBOUDO R.	Bonsrima	Accoucheuse

COMPAORE F.	Bonsrima	Ménagère
OUEDRAOGO K.	Bonsrima	Ménagère
Elève enceinte	Pamtoré	Elève
Pascaline	Bonsrima	Ménagère
Alimata	Sincéné	Ménagère
Rihanata	Nayalgué	Ménagère

3°)- *Interactions avec des agents de santé en activité ou non*

Informateur	**Localité**	**Profil socioprofessionnel**
Infirmier retraité	Lilbouré	Agent de santé retraité
Miss ABUGRI	Bawku (Ghana)	Mission chrétienne
Sœur Colette	Koubri	Mission chrétienne
COMPAORE H.	Garango	Médecin (secteurs public et privé)
KAMB1RE C.	Ouagadougou	Médecin (déléguée PEV)
BADIEL O.	Ouagadougou	Cadre infirmier
OUIBGA P.	Dassanga	Infirmier
TIENDREBEOGO E.	Tenkodogo	Infirmier (administration)
KABORE E.	Bonsrima, Tampinko	Infirmier
BELEM B.	Dassanga	Infirmier (formé à Cuba)
OUEDRAOGO H.		Infirmier
SAWADOGO I.	Bagré	Infirmier
Mme CONGO T.	Bagré	Infirmière
WANGRAWA N.	Bagré	AIS
OUEDRAOGO A.	Bonsrima	Aide de soins
DABRE Fati	Dassanga	Gérante pharmacie
BANDAOGO S.	Bagré	Gérant pharmacie
Matrone	Dassanga	"Accoucheuse auxiliaire"
Matrone	Tampinko	"Accoucheuse auxiliaire"

TABLE DES MATIERES

PREMIERE PARTIE
DU PASSÉ AU PRÉSENT : REPÈRES CONTEXTUELS ET THÉMATIQUES POUR LE TRAVAIL DE RECHERCHE 57

Structures éditoriales du groupe L'Harmattan

L'Harmattan Italie
Via degli Artisti, 15
10124 Torino
harmattan.italia@gmail.com

L'Harmattan Hongrie
Kossuth l. u. 14-16.
1053 Budapest
harmattan@harmattan.hu

L'Harmattan Sénégal
10 VDN en face Mermoz
BP 45034 Dakar-Fann
senharmattan@gmail.com

L'Harmattan Cameroun
TSINGA/FECAFOOT
BP 11486 Yaoundé
inkoukam@gmail.com

L'Harmattan Burkina Faso
Achille Somé – tengnule@hotmail.fr

L'Harmattan Guinée
Almamya, rue KA 028 OKB Agency
BP 3470 Conakry
harmattanguinee@yahoo.fr

L'Harmattan RDC
185, avenue Nyangwe
Commune de Lingwala – Kinshasa
matangilamusadila@yahoo.fr

L'Harmattan Congo
67, boulevard Denis-Sassou-N'Guesso
BP 2874 Brazzaville
harmattan.congo@yahoo.fr

L'Harmattan Mali
ACI 2000 - Immeuble Mgr Jean Marie Cisse
Bureau 10
BP 145 Bamako-Mali
mali@harmattan.fr

L'Harmattan Togo
Djidjole – Lomé
Maison Amela
face EPP BATOME
ddamela@aol.com

L'Harmattan Côte d'Ivoire
Résidence Karl – Cité des Arts
Abidjan-Cocody
03 BP 1588 Abidjan
espace_harmattan.ci@hotmail.fr

Nos librairies en France

Librairie internationale
16, rue des Écoles
75005 Paris
librairie.internationale@harmattan.fr
01 40 46 79 11
www.librairieharmattan.com

Librairie des savoirs
21, rue des Écoles
75005 Paris
librairie.sh@harmattan.fr
01 46 34 13 71
www.librairieharmattansh.com

Librairie Le Lucernaire
53, rue Notre-Dame-des-Champs
75006 Paris
librairie@lucernaire.fr
01 42 22 67 13

www.ingramcontent.com/pod-product-compliance
Lightning Source LLC
LaVergne TN
LVHW050634051026
849532LV00002B/391
* 9 7 8 2 3 4 3 2 4 6 0 0 0 *